U0294858

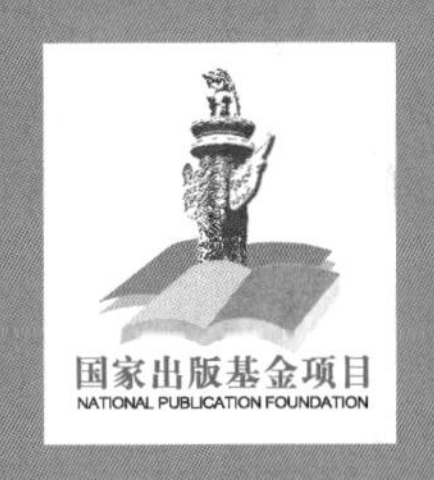

Precision Medicine | 精准医学出版工程
精准医学基础系列
总主编 詹启敏

"十三五"国家重点图书出版规划项目

新技术与精准医学

New Technology and Precision Medicine

陈超 等
编著

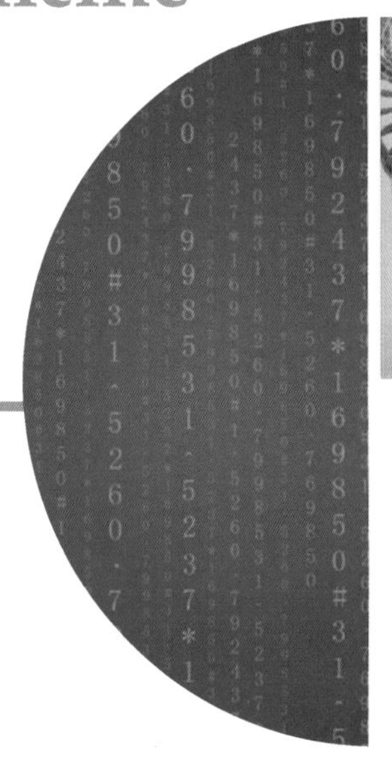
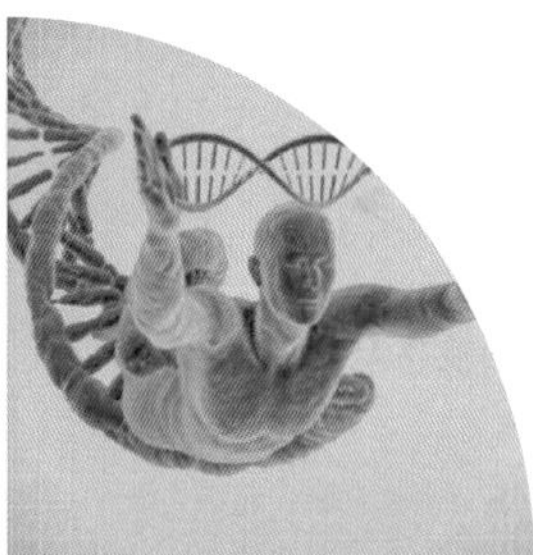
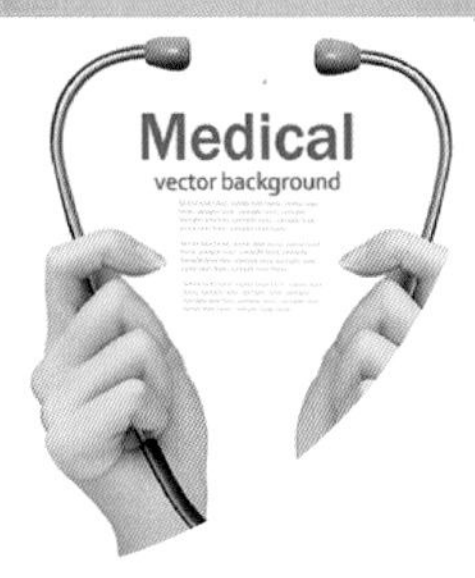

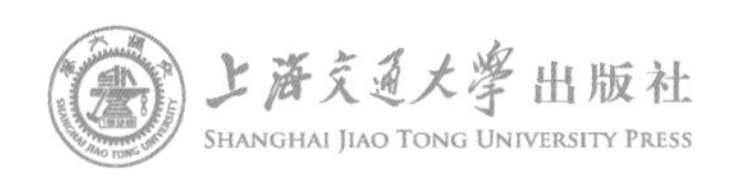

内容提要

精准医学以疾病相关分子标志物的精准检测为基础，以循证医学的研究结果为依据，为疾病病因诊断和完全合理用药提供个性化的医疗服务，目前已经成为重大疾病治疗的趋势和方向。随着技术的不断发展，疾病精准治疗的技术和手段日益成熟并在临床得到应用。本书系统介绍了目前用于精准医学临床检测的各种新技术，内容包括双脱氧链终止法测序技术、焦磷酸测序技术、扩增受阻突变系统、高分辨率熔解曲线分析技术、荧光原位杂交技术、免疫组织化学技术、实时定量反转录 PCR 技术、生物芯片技术、下一代测序技术、单细胞基因组测序技术、数字 PCR 技术、循环肿瘤细胞检测技术、液态芯片技术、基因组编辑技术等的原理、方法和特点及其在精准医学临床检测中的实践与应用。

本书将为应用相关技术方法从事科学研究和临床检测的科研人员及临床医生提供指导和帮助。

图书在版编目(CIP)数据

新技术与精准医学/陈超等编著. —上海:上海交通大学出版社,2017

(精准医学出版工程)

ISBN 978-7-313-18399-6

Ⅰ.①新… Ⅱ.①陈… Ⅲ.①高技术—应用—临床医学—医学检验 Ⅳ.①R446.1

中国版本图书馆 CIP 数据核字(2017)第 278596 号

新技术与精准医学

编　　著：陈　超等
出版发行：上海交通大学出版社
地　　址：上海市番禺路 951 号
邮政编码：200030
电　　话：021-64071208
出 版 人：谈　毅
印　　制：苏州市越洋印刷有限公司
经　　销：全国新华书店
开　　本：787mm×1092mm　1/16
印　　张：15.25
字　　数：254 千字
版　　次：2017 年 12 月第 1 版
印　　次：2017 年 12 月第 1 次印刷
书　　号：ISBN 978-7-313-18399-6/R
定　　价：158.00 元

精准医学出版工程·精准医学基础系列

编 委 会

《新技术与精准医学》
编　委　会

主编简介

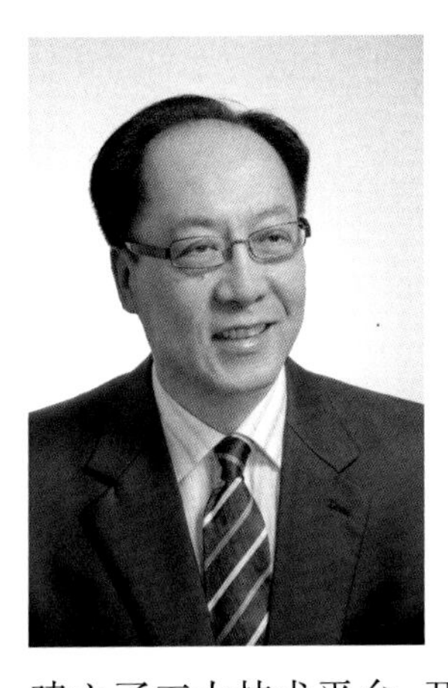

陈超，1958年出生。美国哥伦比亚大学分子生物学博士，现任西北大学副校长、国家微检测系统工程技术研究中心主任，教授、博士生导师。主要研究方向包括围绕个体化用药的药物基因组学、分子诊疗及分型技术，以及现代生物技术和生物医药领域创新技术的开发及产业化等。2002年组建国家微检测系统工程技术研究中心，积极引领和推动我国基因芯片领域的发展，在国内率先开发出全球种类最全、数量最多、国际领先的药物代谢酶个体化新药筛选技术体系和产品。领导建立了三大技术平台，开发出60多个产品并已投入使用。连续担任国家"863"计划、"十五"、"十一五"和"十二五"生物医药领域专家组成员，是该领域唯一获此殊荣的专家。还多次受邀担任"千人计划"评审专家。主持和参与国家、地方科技项目20余项。获得陕西省科技进步奖3项。先后发表论文200余篇，其中SCI收录111篇，获授权专利77项，其中包括国防专利6项。

总序

“精准”是医学发展的客观追求和最终目标，也是公众对健康的必然需求。“精准医学”是生物技术、信息技术和多种前沿技术在医学临床实践的交汇融合应用，是医学科技发展的前沿方向，实施精准医学已经成为推动全民健康的国家发展战略。因此，发展精准医学，系统加强精准医学研究布局，对于我国重大疾病防控和促进全民健康，对于我国占据未来医学制高点及相关产业发展主导权，对于推动我国生命健康产业发展具有重要意义。

2015 年初，我国开始制定“精准医学”发展战略规划，并安排中央财政经费给予专项支持，这为我国加入全球医学发展浪潮、增强我国在医学前沿领域的研究实力、提升国家竞争力提供了巨大的驱动力。国家科技部在国家“十三五”规划期间启动了“精准医学研究”重点研发专项，以我国常见高发、危害重大的疾病及若干流行率相对较高的罕见病为切入点，将建立多层次精准医学知识库体系和生物医学大数据共享平台，形成重大疾病的风险评估、预测预警、早期筛查、分型分类、个体化治疗、疗效和安全性预测及监控等精准预防诊治方案和临床决策系统，建设中国人群典型疾病精准医学临床方案的示范、应用和推广体系等。目前，精准医学已呈现快速和健康发展态势，极大地推动了我国卫生健康事业的发展。

精准医学几乎覆盖了所有医学门类，是一个复杂和综合的科技创新系统。为了迎接新形势下医学理论、技术和临床等方面的需求和挑战，迫切需要及时总结精准医学前沿研究成果，编著一套以“精准医学”为主题的丛书，从而助力我国精准医学的进程，带动医学科学整体发展，并能加快相关学科紧缺人才的培养和健康大产业的发展。

2015 年 6 月，上海交通大学出版社以此为契机，启动了“精准医学出版工程”系列图书项目。这套丛书紧扣国家健康事业发展战略，配合精准医学快速发展的态势，拟出版一系列精准医学前沿领域的学术专著，这是一项非常适合国家精准医学发展时宜的事业。我本人作为精准医学国家规划制定的参与者，见证了我国精准医学的规划和发展，欣然接受上海交通大学出版社的邀请担任该丛书的总主编，希望为我国的精准医学发展及医学发展出一份力。出版社同时也邀请了刘彤华院士、贺福初院士、刘昌效院士、周宏灏院士、赵国屏院士、王红阳院士、曹雪涛院士、陈志南院士、陈润生院士、陈香美院士、金力院士、周琪院士、徐国良院士、董家鸿院士、卞修武院士、陆林院士、乔杰院士、黄荷凤院士等医学领域专家撰写专著、承担审校等工作，邀请的编委和撰写专家均为活跃在精准医学研究最前沿的、在各自领域有突出贡献的科学家、临床专家、生物信息学家，以确保这套"精准医学出版工程"丛书具有高品质和重大的社会价值，为我国的精准医学发展提供参考和智力支持。

编著这套丛书，一是总结整理国内外精准医学的重要成果及宝贵经验；二是更新医学知识体系，为精准医学科研与临床人员培养提供一套系统、全面的参考书，满足人才培养对教材的迫切需求；三是为精准医学实施提供有力的理论和技术支撑；四是将许多专家、教授、学者广博的学识见解和丰富的实践经验总结传承下来，旨在从系统性、完整性和实用性角度出发，把丰富的实践经验和实验室研究进一步理论化、科学化，形成具有我国特色的精准医学理论与实践相结合的知识体系。

"精准医学出版工程"丛书是国内外第一套系统总结精准医学前沿性研究成果的系列专著，内容包括"精准医学基础""精准预防""精准诊断""精准治疗""精准医学药物研发"以及"精准医学的疾病诊疗共识、标准与指南"等多个系列，旨在服务于全生命周期、全人群、健康全过程的国家大健康战略。

预计这套丛书的总规模会达到 60 种以上。随着学科的发展，数量还会有所增加。这套丛书首先包括"精准医学基础系列"的 11 种图书，其中 1 种为总论。从精准医学覆盖的医学全过程链条考虑，这套丛书还将包括和预防医学、临床诊断（如分子诊断、分子影像、分子病理等）及治疗相关（如细胞治疗、生物治疗、靶向治疗、机器人、手术导航、内镜等）的内容，以及一些通过精准医学现代手段对传统治疗优化后的精准治疗。此外，这套丛书还包括药物研发，临床诊疗路径、标准、规范、指南等内容。"精准医学出版工程"将紧密结合国家"十三五"重大战略规划，聚焦"精准医学"目标，贯穿"十三五"始终，力求打造一个总体量超过 60 本的学术著作群，从而形成一个医学学术出版的高峰。

本套丛书得到国家出版基金资助，并入选了“十三五”国家重点图书出版规划项目，体现了国家对“精准医学”项目以及“精准医学出版工程”这套丛书的高度重视。这套丛书承担着记载与弘扬科技成就、积累和传播科技知识的使命，凝结了国内外精准医学领域专业人士的智慧和成果，具有较强的系统性、完整性、实用性和前瞻性，既可作为实际工作的指导用书，也可作为相关专业人员的学习参考用书。期望这套丛书能够有益于精准医学领域人才的培养，有益于精准医学的发展，有益于医学的发展。

此次集束出版的“精准医学基础系列”系统总结了我国精准医学基础研究各领域取得的前沿成果和突破，内容涵盖精准医学总论、生物样本库、基因组学、转录组学、蛋白质组学、表观遗传学、微生物组学、代谢组学、生物大数据、新技术等新兴领域和新兴学科，旨在为我国精准医学的发展和实施提供理论和科学依据，为培养和建设我国高水平的具有精准医学专业知识和先进理念的基础和临床人才队伍提供理论支撑。

希望这套丛书能在国家医学发展史上留下浓重的一笔！

北京大学副校长

北京大学医学部主任

中国工程院院士

2017 年 11 月 16 日

前言

近年来，精准医学的发展显示出蓬勃的朝气，最为引人瞩目且最为成熟的是肿瘤领域的相关研究，如肿瘤靶向药物有效性的预测、化疗药物不良反应的评估；另外，心血管药物有效性、安全性的检测也为疾病的个体化治疗提供了重要的依据。如今，精准医学在很多领域已经完成从基础研究到临床应用的转化，新技术的发展，尤其是高通量测序技术的发展使人们离精准医学更近一步。

国家微检测系统工程技术研究中心长期从事精准医学新技术的研发和临床应用，在此领域积累了丰富的经验。为了适应快速发展的精准医学基础研究和临床检测的迫切需求，受“精准医学出版工程·精准医学基础系列”编委会的邀请，我们编写了《新技术与精准医学》这本书。本书涵盖了精准医学近年来发展的新技术方法，还涵盖了临床检测中常用的部分经典技术，同时提供了临床检测样本的制备方法。希望通过本书，向科研工作者系统介绍精准医学新技术的技术原理、实验设计策略及应用范围；向医疗工作者展现新技术在精准医学临床实践中的应用，努力推动新技术的临床转化和应用，同时推动新技术的规范化和标准化，提高精准医学的检测质量。

本书分为三个部分，共计 16 章。第一部分为临床检测样本的制备，为第 1 章，主要内容包括痕量样本核酸的制备、液体活检样本的制备、石蜡包埋样本的制备等。第二部分为经典的检测方法和目前临床中使用的“金标准”方法，为第 2～9 章，内容涵盖了国家卫生计生委个体化医学检测技术专家委员会制定的《肿瘤个体化治疗检测技术指南(试行)》的全部经典技术，包括双脱氧链终止法测序技术、焦磷酸测序技术、扩增受阻突变系统、高分辨率熔解曲线分析技术、荧光原位杂交技术、免疫组织化学技术、实时定量反转录 PCR 技术、生物芯片技术，该部分主要介绍了各种检测技术的发展过程、原理、实验设计策略及各种技术在临床实践中的应用。第三部分为近年来新发展的精准医学相关技术，为第10～16章，包括下一代测序技术、单细胞基因组测序技术、数字PCR技术、循环肿瘤细胞检测技术、液态芯片技术、患者源性直观抗癌药物筛选及基因组编辑技术。

新技术的开发与临床应用需要经过严格的临床验证和规范化、标准化研究，本书的写作既是探索，也是尝试。在创新性基础上，我们努力强调技术的特点及实用性，突出理论与实践相结合；在检测方法选择上，应优先选择国际和国内“金标准”的检测方法，同类方法中优先选择检测结果稳定性和重复性好、特异性高的技术，同时也应考虑样本量、检测项目的多少等。希望本书能为正在或者将要从事检测技术和精准医学工作的科研人员、研究生和高年级本科生以及有兴趣了解这些研究内容的其他人员提供参考。

本书由西北大学国家微检测系统工程技术研究中心陈超主任、戴鹏高教授主持编著。编著工作得到诸多科研院所、高等院校和医疗机构的大力支持和帮助，包括西北大学、西安交通大学医学部、陕西佰美基因股份有限公司、星阵（广州）基因科技有限公司、陕西省干细胞应用工程研究中心等。其中第1章由戴鹏高、李斌、吴劲松执笔，第2章由陈超、蒲俊毅、戴鹏高执笔，第3章由王旬、刘金辉、戴鹏高、陈超执笔，第4章由申剑峰、陈超执笔，第5章由王亚敏、戴鹏高、刘金辉执笔，第6章由王浩、许义松、戴鹏高执笔，第7章由李斌、戴鹏高执笔，第8章由文少佳、王会娟、陈超执笔，第9章由王会娟、韩敏执笔，第10章由吴劲松、王会娟执笔，第11章由吴劲松、王会娟执笔，第12章由康星、王会娟执笔，第13章由刘正斌、王会娟、梁慧执笔，第14章由梁慧、戴鹏高执笔，第15章由吴劲松、王会娟执笔，第16章由戴博、陈超、戴鹏高执笔。李斌对本书文字进行了校对。在此衷心感谢各位专家的辛苦和付出！

本书引用了一些作者的论著及其研究成果，在此向他们表示衷心的感谢！

临床检测新技术与精准医学的发展都极为迅速，目前涉及内容已极为宽泛。作为精准医学基础系列图书，本书虽试图在写作内容上涵盖相关领域的各个方面，但是也难免管中窥豹、挂一漏万，书中如有错谬之处，还期待得到广大读者的反馈信息，以使本书臻于完善。

编著者
2017年11月

目录

1 临床检测样本的制备

在核酸分析中，核酸样本的质量是决定研究成功与否的关键因素。对于新兴的高技术手段，如下一代DNA测序、数字PCR等，核酸样本的前处理同样至关重要。目前，临床上有许多痕量物质，如血液及尿液中的微生物、代谢产物，指纹，毛发等。这类痕量样本的前处理仍然是一个巨大的挑战，得到的核酸数量少，质量低，结果重复性差，因此难以广泛应用于临床。本章主要介绍高通量测序前的样本制备，附带介绍其他新兴技术的样本制备。

核酸提取的难易程度通常取决于样本的细胞组成。从样本类型看，核酸分离从难到易依次是植物、真菌、微生物和动物。植物细胞具有细胞壁和(或)多糖、多酚、单宁、色素等次生代谢产物，提取的DNA可能被多酚氧化成棕褐色，或者与多糖、单宁等物质结合成黏稠的胶状物，获得的DNA通常产量低、质量差、易降解。微生物中，低等真菌的细胞壁成分以纤维素为主，酵母菌的细胞壁成分以葡聚糖为主，而高等真菌的细胞壁成分则以几丁质为主，有的真菌还含有甘露聚糖等多糖。这些多糖结构致密、机械强度高，难以被化学降解，细胞壁含有多糖的微生物细胞需要通过特殊试剂和(或)剧烈条件处理，才能释放DNA。细菌可以分为革兰阳性菌和革兰阴性菌两大类，它们细胞壁的主要成分都是肽聚糖，肽聚糖中N-乙酰葡糖胺和N-乙酰胞壁酸之间β-1,4糖苷键的联结能被溶菌酶切断，导致肽聚糖支架被破坏，引起细菌裂解。革兰阳性菌细胞壁中肽聚糖占90%，因此细胞壁较厚。革兰阴性菌细胞壁中肽聚糖含量少，其核酸的提取比革兰阳性菌容易。病毒成分与动物细胞相同，并且病毒主要聚积在细胞内，对其进行核酸提取时会同时得到动物细胞的核酸。动物细胞没有细胞壁，也没有太多的次生代谢类物质，因此其细胞基因组(包括人类细胞基因组)的核酸提取相对容易。

以一个简单的公式描述核酸终产物质量如下：基因组质量/细胞×细胞数量×纯化效率＝核酸终产物质量。研究者通常知道某一实验需要的核酸起始量，根据这个公式，可以倒推出所需要的细胞数量，以及最终纯化得到的核酸质量所在范围。

研究者很少有机会直接测量样本中的细胞数量，通常根据样本体积估算细胞的数量。以人的白细胞为例，正常人的白细胞浓度为 $2\times10^{6}\sim1\times10^{7}$ 个/ml。对于组织来说，先假定其完全由细胞组成，不含有细胞外基质；再假定单个细胞的质量为1～1.5 ng，体积为 500～4 000 μm^{3}，根据样本的质量或者体积，就可以估算出细胞的数量。

样本的细胞数量是核酸纯化策略和方法需要考虑的一个重要因素。医学中需要分析的细胞数量范围在一个到几十万个之间，根据细胞数量不同采取的纯化策略是完全不同的。对于几千和几万个细胞，商品化试剂盒都能胜任；对于几百个细胞，商品化试剂盒依然能用于分离核酸；但是，如果样本中含有稀有细胞类型或者稀有突变，纯化过程导致的细胞损失，会给后续的基因分析带来假阴性结果。对少于 100 个细胞的样本，通常采用单细胞核酸提取方法。对于病原微生物，由于其数量随时间变化，也有个体差异，因此给纯化策略带来了不确定性。常用的商品化试剂盒都不能满足少量微生物样本纯化的需要，因此造成临床检测的灵敏度不高。

研究者应该事先估计单个细胞基因组的质量。人体一个细胞内含有 46 条染色体，约 60 亿个碱基对，质量为 6～10 pg。对于其他物种单个细胞基因组的质量，可以以此类推。例如，大肠杆菌细胞的拟核有 1 个 DNA 分子，长度约为 4 700 000 个碱基对，据此估算其基因组质量为几飞克(fg)，其余细菌可以以此类推。对同等数量的细胞来说，单个细胞基因组质量越大，纯化效率越高。

研究者还应该估计各种纯化方法的纯化效率。通常，各种核酸纯化方法的纯化效率在 10%～30%。具体测量每种纯化方法的效率，可以选择一系列已知细胞数量的样本作为标准品，通过测定终产物质量，推算出平均纯化效率。但要注意，各种方法的最佳纯化效率，是指在一定的细胞数量范围内。样本细胞数量高于此值或低于此值，其纯化效率都会下降，甚至导致纯化失败。纯化失败的原因在于样本的损失量在某些步骤是恒定的。比如，离心柱中的硅胶膜会非特异地吸附一定量的核酸，无法被洗脱下来。如果过柱前核酸的量已经接近这个值，过柱后就无法回收到核酸。因此，对于痕量样本来说，首先要判断该纯化方法能否用于该样本，其次应考虑回收过程的损失，最后计算该方法的纯化效率。

综上，根据"基因组质量/细胞×细胞数量×纯化效率=终产物质量"这个公式推算出所需样本的体积后，采取5～10倍的样本进行试验，能够提高成功率。

1.1 痕量样本核酸的制备

1.1.1 感染中微生物核酸混合样本前处理的重要性

目前，对于微生物感染的病原鉴定，微生物培养仍然是"金标准"。但是目前微生物分离培养的阳性率不到20%，加上用实时荧光定量PCR(quantitative real-time PCR, qPCR)等核酸序列分析方法，病原鉴定的成功率也不到40%。大量病例的病原微生物无法鉴定，造成了抗生素的滥用及无效治疗。目前，通过下一代测序、数字PCR等技术从血液、脑脊液、尿液中鉴定未知的病原微生物，日益引起医学研究者的重视并且研究人员已经成功地从各种体液样本中分离鉴定出多种病原微生物[1]。

微生物的富集和最大限度地去除人源基因是高通量测序的关键。临床上检测血液样本时，患者往往已经使用了抗生素，而且免疫系统也对外源微生物进行了清除，样本中病原微生物的含量甚微。而且，血液中存在大量的白细胞，不仅数量多，而且白细胞基因组远远大于微生物基因组。脑脊液样本中白细胞数量较少，但是脑脊液的取样量有限，只能有几百微升到几毫升。尿液和胸腔积液等样本取样方便，含有人的细胞少，但微生物数量也少，目前研究不多。总之，在痕量样本检测中，人源性基因组的去除极其重要。因为人类基因组远远大于微生物基因组，高通量测序中的扩增过程具有偏倚性，主要扩增占有优势的人源基因组，而微生物基因组的信息被掩盖。尽管目前的方法都尽量去除人源基因组，但最终高通量测序得到的读取数据90%以上仍是人源基因的信息。

1.1.2 方案的确定

针对不同的病原微生物，前处理有不同的方案。原则上分为选择血清和选择白细胞2种。病毒一部分寄生在细胞内并在细胞内复制，一部分游离在细胞外，通用方案是分离血清中的病毒壳粒，放弃游离病毒核酸和血细胞中的病毒核酸。对于细菌，要考虑是胞外菌还是胞内寄生菌，前者选择血清，后者选择细胞。目前，对于真菌鉴定的报道很少，由于真菌的基因组比较大，通常选用血清。

因此，样本制备方案的选择要根据医师先前临床诊断的结果，以及临床表现、影像学、血清学和生化检测结果。因此，高通量测序检测也分为未知病原微生物检测方法和定向病原微生物检测方法。对于未知病原微生物的检测，通常采用病毒学的样本前处理方案，因为病毒感染的临床症状不明显，而且即使是胞内寄生菌，也有一部分细菌在胞外，或者有细菌基因游离在细胞外。换言之，病毒的前处理方案更适用于所有微生物的鉴定。细胞的样本制备方案也不可忽视，除了胞内寄生菌外，胞外菌和很多真菌也特异或者非特异性吸附在细胞表面，在除去细胞的时候也会导致目标样本的损失。

1.1.3 未知病毒全基因组测序的样本前处理方案

未知病毒全基因组测序的样本前处理方案是目前最常用的方案，迄今为止已有几十篇文献发表。下面以此方案为基础，再讨论该方案的问题，以及各种样本的变通策略。

1.1.3.1 体液中病毒壳粒的分离

以血液中病毒壳粒的分离为例描述其基本过程。如前所述，目前病毒的鉴定主要是从体液中分离病毒壳粒进行后续分析。其基本实验方案为分离血清，用0.22 μm 滤膜过滤血清，在 37℃使用 DNase Ⅰ和(或)RNase 作用 2 h，去除游离的人源核酸和其他核酸。然后用商品化的微量核酸提取试剂盒提取病毒核酸。

脑脊液中白细胞数目比较少，往往通过离心无法得到白细胞沉淀并将其去除，所以目前的方案仍然是采用血清中病毒壳粒的分离方法。但是病毒核酸提取过程中，白细胞的基因组被一并提取，造成最终测序读取数目中，人源基因数目过高，有可能降低甚至掩盖病毒的读取数。

对于尿液、胸腔积液，目前尚无病毒分离后进行高通量测序的研究。

1.1.3.2 体液中病毒鉴定的主要问题

1）人源细胞的去除

如何去除脑脊液中的白细胞，可行的方法是采用核孔膜过滤。实验室过滤常用的0.45 μm 和 0.22 μm 的纤维素膜不适用于少量白细胞的去除。这些滤膜会非特异性吸附微生物和其他生物，会降低病毒回收率。

目前，常用核孔膜作为过滤材料。核孔膜是由聚碳酸酯制备的，又称核径迹蚀刻微孔膜。它的形成是利用核反应堆中的热中子使^{235}U(铀-235)裂变,裂变产生的碎片穿透有机高分子塑料薄膜,在裂变碎片经过的路径上留下一条辐射损伤通道。通道氧化后,再用适当的化学试剂蚀刻,最后形成圆柱状微孔。控制辐照条件和蚀刻条件可以得到不同孔密度和孔径的核孔膜。

核孔膜的几何形状规则,孔径大小均匀,基本呈圆柱状直通孔;表面平整光滑,可以直接在显微镜下观察细胞;非特异性吸附低,能够有效地将截留细胞转移到其他容器中;没有粒子、纤维等脱落。核孔膜制备常用的材料是聚碳酸酯,它是碳酸的聚酯类。聚碳酸酯耐弱酸,耐弱碱,耐中性油,但不耐紫外光,不耐强碱。

样本浓缩后,细胞留在核孔膜上。笔者认为,对血清样本的过滤采用核孔膜效果可能更好,但目前尚无报道。

在脑脊液、胸腔积液中可能有部分白细胞,如果未经过核孔膜过滤,白细胞会残留,在后续的反应中释放出 DNA。为了对这部分细胞进行处理,可以加入曲拉通 X-100(Triton X-100)至终浓度 0.1%~0.5%,反复冻融 3 次。曲拉通 X-100 是一种常用的非离子性去垢剂,具亲水端和疏水端,可将膜蛋白从细胞膜上解离下来,破碎细胞膜。反复冻融可以加强细胞膜的破碎。其他的细胞裂解方法还有超声裂解、微波裂解等物理裂解方法,是用机械力使细胞破碎。物理裂解方法导致的细胞裂解程度容易出现变异,并且可能引起病毒染色体 DNA 的破碎,不能保证实验的重复性,所以在痕量核酸提取中很少采用。

2) 人源基因组的酶切降解

目前,通常采用 DNase Ⅰ在 37℃作用 2 h,消化人源 DNA,也可以加上 RNase。进行 qPCR 分析,在此条件下可以去除 80%~90%的人源 DNA。延长反应时间和增加酶的用量,结果无显著差异。因此,可以考虑加入其他的核酸水解酶,使用多个酶增加人源 DNA 的降解。考虑到人类基因组与病毒基因组的差异,通常还可以加入其他的酶,如双链 DNA 特异的核酸酶、甲基化特异的 DNase。

大多数游离 DNA 与组蛋白结合,能部分抵抗核酸酶的降解。因此,在这一步使用蛋白酶 K 有助于降解组蛋白保护的游离 DNA。

3) 病毒核酸提取方法的改进

商品化的微量核酸提取试剂盒对微量样本提取的效果往往不尽如人意,因为商品化试剂盒实验步骤多,样本损失比较大。目前,大多数医学检验实验室都在使用商品化试剂盒提取核酸，这可能是目前临床上病毒感染检出率偏低的原因之一。

4）谨防系统污染

有报道使用硅胶膜吸附柱提取基因组后，在感染患者和健康人群中都检测到了某种病毒的基因。事后分析是因为吸附柱上的硅胶膜来自某种硅藻，而这种硅藻与该病毒在自然界有共存现象。

1.1.4 未知细菌 16S rDNA 测序的样本前处理方案

细菌可能寄生在细胞内，也可能游离在细胞外，所以需要对整个样本进行核酸提取。通常使用 0.22 μm 的核孔膜，将体液样本过滤后，将核孔膜转移到离心管内，进行全基因组提取。基因组提取可以采用多步法，有时也可以采取一步法。多步法得到的产物比较纯，但相对损失比较大。

由于人类基因组不含有 16S rDNA，提取产物经过全基因组扩增后，再用 16S rDNA 扩增，得到的最终测序产物不含有人源基因。因此，无须通过特别的步骤去除人源基因组。至于选择 16S rDNA 的哪一个可变区进行扩增，研究者可以根据自己的实验确定。

对于真菌 18S rDNA 测序的样本前处理，可以采取类似的方案。

1.1.5 未知细菌全基因组测序的样本前处理方案

通常使用 0.22 μm 的核孔膜，将体液样本过滤后，将核孔膜转移到离心管内。加入 200 μl 含有 Tris（10 mmol）、EDTA（5 mmol）、SDS（0.5%～1%）、曲拉通 X-100（0.5%～1%）的缓冲液，反复冻融 3 次后，加入蛋白酶 K（10 mg/ml）、DNase Ⅰ（10 mg/ml）和 RNase（10 mg/ml）在 37℃作用 2 h。再加入细菌裂解液，采取一步法裂解细菌后，用随机引物进行全基因组扩增。

本方法先使用的是温和去垢剂，只裂解细胞而不裂解细菌，进一步除去细胞的大部分基因组，从而降低最终的测序背景。

对于进行全基因组测序的真菌，样本前处理可以采取类似的方案。

1.1.6 实验硬件的控制

痕量样本的核酸提取过程，应该在合格的实验室内进行。空气中存在的气溶胶、操作中来自实验人员体内及环境中的痕量微生物，都有可能带来污染，引起假阳性结果。

1.2 液体活检样本的制备

在癌症诊断和治疗过程中，组织活检技术有一定的局限性。这些局限性主要表现在：某些肿瘤位于组织和器官深处，组织活检取样极度困难，估计有 1/3 的肺癌患者无法实现组织活检取样；而且肿瘤组织具有异质性，仅仅对肿瘤组织局部进行取样，并不能反映肿瘤的整体情况；对于多发性转移肿瘤，更不可能对所有肿瘤病灶取样；某些患者因年纪大、身体耐受性差，不能承受组织活检；在肿瘤的创面进行组织取样，有加速转移的风险。因此，液体活检受到青睐。

液体活检是通过血液或者尿液，分析肿瘤相关的活性物质、基因和细胞等，对癌症等疾病进行辅助诊断。液体活检的优势在于不仅能通过非侵入性取样降低活检的危害，而且能有效延长患者的生存期，同时还比局部的组织活检更全面，更具代表性。目前，液体活检的主要检测物包括血液中游离的循环肿瘤细胞（circulating tumor cells，CTC）、循环肿瘤 DNA（circulating tumor DNA，ctDNA）、循环 RNA（circulating RNA）和外泌体（exosome）。

1.2.1 循环肿瘤 DNA

血浆中存在的游离 DNA，主要来自白细胞和淋巴细胞凋亡后所释放的基因组 DNA 被细胞内外的核酸酶消化后产生的单链或双链 DNA 片段。大部分游离 DNA 是参与核小体形成的部分，有一小部分 DNA 会与组蛋白紧密结合，避免了核酸被酶切降解，称为细胞游离 DNA（cell free DNA，cfDNA）。cfDNA 的片段在 120～200 bp 之间，主要集中在160 bp左右。肿瘤细胞死亡或凋亡后，也会因为类似的机制，在体液中产生游离 DNA，即 ctDNA。早期研究表明，ctDNA 具有许多与癌症相关的分子特性，如单核苷酸突变、甲基化的变化和病毒癌基因，因此成为液体活检的样本[2]。

《非小细胞肺癌血液 *EGFR* 基因突变检测中国专家共识》对 ctDNA 的提取已经给出一些原则性的建议。全血中血浆和血清均能分离出 ctDNA，但通过和匹配的血清样本相比较，血浆中的 ctDNA 有更高的检出率。血浆 ctDNA 片段通常较短，并且在血液中浓度非常低。抽血后延迟血浆分离会导致血细胞裂解，释放出基因组 DNA 至血浆中；大量增加的基因组 DNA 会稀释肿瘤来源的 ctDNA，使得突变难以检出。因此，在样本的采集、运输及储存过程中，防止游离 DNA 的降解是首先要考虑的因素；其次，也应防止血液中白细胞的裂解，避免因野生型 DNA 背景的增加导致 ctDNA 中的 *EGFR* 基因突变无法检测。

为了采集到最佳的血浆样本用于后续游离 DNA 的提取及 *EGFR* 基因突变的检测，建议采用如下两种方法之一采集 10 ml 全血并进一步分离血浆。

(1) 用含有游离 DNA 保护剂及防细胞裂解保护剂的专用常温采血管采集全血后轻摇混匀，常温(6～30℃)放置不超过 3 d；将全血充分离心 2 次，分离出不含细胞成分的血浆，放置于－70℃冻存直至 DNA 抽提，或直接进入 DNA 抽提步骤。

(2) 用常规 EDTA 抗凝管(严禁使用肝素抗凝管)采集全血后，2 h 内将全血充分低温离心 2 次，分离出不含细胞成分的血浆，放置于－70℃冻存直至 DNA 抽提，或直接进入 DNA 抽提步骤。

结合研究结果，该专家共识的细节需要补充和修正。一般认为，正常人血浆中的 cfDNA 主要来源于白细胞和淋巴细胞，每微升血浆中 cfDNA 的拷贝数为 5 000～10 000个；ctDNA 占 cfDNA 的一小部分(0.01%～5%)，所以 ctDNA 的纯化需要 10 ml 甚至更多的外周血。

该共识可能低估了 cfDNA 的稳定性。一般来说，EDTA 管内的全血样本中，白细胞的数量在几个小时内是稳定的，随着放置时间的延长，细胞的降解会加速。如果使用 qPCR 检测肌动蛋白(actin)等管家基因，室温放置 24 h，cfDNA 的浓度无明显变化；48 h 后，cfDNA 的浓度开始升高。此外，分离的血浆在 EDTA 抗凝管中 4℃保存 4 d 后，浓度测定和 qPCR 结果显示 cfDNA 的总量相当稳定。这种稳定并不是因为生成 cfDNA 的核酸酶失去了活性，更可能是因为 cfDNA 达到了平衡浓度等原因。

专用的常温采血管，含有多种防腐剂、稳定剂等，对细胞膜有固定效果，使得细胞的降解速度明显减慢。有文献报道 cfDNA 的浓度可以在室温保存 7 d 以上无变化。但是在实践中发现，专用常温采血管内的血浆在室温放置 3 d 后提取的 cfDNA，后续实验效果变差。更重要的是，使用常温采血管分离的血浆，经低温冷冻后，会有明显的白色沉淀产生(EDTA 抗凝管无此现象或沉淀较少)。其原因是防腐剂使血浆中的某些蛋白质变性，变性蛋白质经低温冷冻后会形成絮状沉淀，从而非特异性吸附 cfDNA，降低血浆中 cfDNA 的量。所以使用常温采血管时，分离的血浆最好不经冷冻直接进行 cfDNA 的纯化。

1.2.2 循环肿瘤细胞的样本制备

1869 年，澳大利亚籍医师 Ashworth 首次提出 CTC 的概念。1976 年，Nowell 将 CTC 的定义修正为来源于原发肿瘤或转移肿瘤，获得脱离基底膜的能力并通过组织基质进入血管的肿瘤细胞。目前，CTC 是指存在于外周血中的各类肿瘤细胞的统称。CTC 以不同形态存在于外周血中，既有游离的单个 CTC，也有聚集成团的细胞团——循环肿瘤微栓（circulating tumor microemboli，CTM）。现在认为，肿瘤细胞进入血液的数目和肿瘤表面积的大小呈正相关。进入血液的肿瘤细胞会被免疫系统攻击或者被其他机制降解，通常只有 0.01%会存活。因此，和白细胞数目相比，CTC 的数目为前者的 $1/(1\times10^7)\sim1/(10\times10^5)$，具体取决于肿瘤的病理分期和类型。CTC 在血浆中的存活时间目前尚无定论，通常认为不超过 4 d。

CTC 的纯化方法分为抗原依赖性和非抗原依赖性，在本书第 13 章有专门介绍，这里不再赘述。值得一提的是，目前唯一获得美国食品药品监督管理局（Food and Drug Administration，FDA）和中国国家食品药品监督管理总局（China Food and Drug Administration，CFDA）批准用于诊断的 CellSearch 系统，采用的是抗原依赖的分离方法，即用肿瘤细胞特有抗原的抗体去捕获细胞，再进行相应的免疫荧光染色[3]。在临床研究中发现，CellSearch 系统的纯化效率相当低。有研究人员报道，对 100 多名研究对象进行测试，使用 CellSearch 系统检测到 8 例阳性样本，而采用同样抗体染色的流式细胞仪分析能多检出 37 例阳性样本。CellSearch 系统假阴性较高的原因可能包括：CTC 相对白细胞比例太低，与抗体接触的机会降低；在裂解红细胞时 CTC 受到影响；洗脱过程中会有部分 CTC 损失；免疫荧光方法本身的灵敏度不高；多个 CTC 形成细胞团，其荧光信号聚集在一起，难以分离，所以通常记为 1 个。

有学者建议，利用 1 个以上 CTC 与白细胞差异的性质对 CTC 进行分离，比根据单一性质分离的效果会更好。目前，非抗原依赖的分离方法，尤其是利用微流控芯片的方法更为研究人员看好。有数据表明，用 CellSearch 系统检测不到或者只检测到几个 CTC 的样本，用 ISET 或光纤阵列扫描术等新方法可能检测到几十到几百个细胞。目前，全世界有上百家公司和实验室在进行 CTC 分离系统的开发，但是都缺乏大规模的临床试验数据，都未获得 FDA 的批准。

1.2.3 外泌体的纯化

外泌体是细胞内溶酶体微粒内陷形成多囊泡体，经多囊泡体外膜与细胞膜融合后释放到胞外基质中的大小为 40～100 nm 的盘状囊泡，其中包含 RNA、蛋白质、微 RNA (microRNA)、DNA 片段等多种成分，在血液、唾液、尿液、脑脊液和母乳等多种体液中均有分布。其实，外泌体从发现至今已有 30 多年，最初被认为是细胞的“垃圾”，此后发现，外泌体是具有功能活性并可进行细胞间信息传递的分泌微囊泡。

外泌体的体积远远小于正常血细胞，所以外泌体的分离相对简单。几家生物公司已经推出了分离外泌体的商品化试剂盒，分离的原理也比较简单。但是目前还没有公认的最佳分离外泌体的方法。另外，正常细胞也大量分泌外泌体，所以是否有必要单独分离肿瘤细胞的外泌体，还是将外泌体共同分离，用随后的分析鉴定和肿瘤相关的性质，还需要进一步研究。

1.3 石蜡包埋样本的制备

35%～40%的甲醛溶液(福尔马林)固定的石蜡包埋组织切片取样不易，样本珍贵又被广泛使用。从这类样本中提取 DNA、RNA 和蛋白质的时候，应该充分考虑其独特性，尽可能避免在固定包埋过程中引起质量下降，并应高效地从石蜡包埋样本中回收可分析的生物分子。

1.3.1 制备石蜡包埋样本的考虑因素

从患者麻醉到组织固定这段时间内，应尽快完成组织切除和固定。收获后组织的生物分子会发生降解、诱导或修饰，具体速度因组织类型而异；收获后组织中的基因表达也可能发生变化，且可能发生组织自溶。因此，组织固定前的操作时间应当越短越好，以避免 RNA 转录本和蛋白质表达谱发生明显改变。

组织固定通常使用 4%的甲醛溶液(10%的福尔马林溶液)。中性缓冲液可减缓甲醛的氧化。通常认为，甲醛的氧化产物会损害核酸的质量，产生的化学反应可导致生物分子之间的交联，包括核酸之间、蛋白质之间以及核酸和蛋白质之间的交联。甲醛大约以 1 mm/h 的速率渗透进组织，组织的固定时间不应超过 24 h，以避免过度固定。过度固定导致更密集的交联，让目标核酸和蛋白质的提取变得更加困难。此外，甲醛的渗透速率随组织厚度的增加而降低。组织过厚，会导致周边的过度固定和中间的固定不足。固定不足可导致组织样本中甲醛未渗入的较深区域的核酸和蛋白质降解，或基因表达发生改变。为了获得最佳的结果，通常建议固定最多 5 mm 厚的组织样本。通常在手术时，组织样本切成小块后 1 h 内固定。固定时间一般不超过 24 h，不宜过长。

石蜡包埋包括用乙醇脱水、用二甲苯透明、用石蜡浸蜡和包埋 4 个步骤。使用新鲜的醇类和二甲苯时，在浸蜡之前组织样本必须完全脱水，因为残留的水分可能导致样本降解。并且，整个包埋过程的持续时间和温度应当进行优化，以实现彻底的脱水。浸蜡和包埋甲醛固定组织中使用的石蜡的熔解温度和组分可能各异。

石蜡包埋样本最好在低温下保存，这样可减缓核酸和蛋白质的降解。通常用无切面存储，避免氧气、水及其他环境因素（如光侵扰、真菌、昆虫等）的影响，4℃保存。冷冻运输样本在实验使用前应准备 20 μm 4～5 片，放入 1.5 ml 离心管中，4℃保存。估计石蜡包埋样本保存在 4℃，RNA 在 1 年后仍保持基本完整。小分子 RNA（小 RNA）如 microRNA 的完整性高于较长的 RNA 如 mRNA。但解释小 RNA 的扩增结果要小心，因为残留的 DNA 分子和 mRNA 的降解，都会为小 RNA 的检测带来假阳性结果。

1.3.2 从石蜡包埋样本中提取核酸的考虑

从石蜡包埋样本中纯化核酸时遇到的主要困难有以下几点。第一，样本中蛋白质和核酸彼此交联，交联程度和不可逆交联的比例与甲醛固定的时间相关。固定过程中的化学修饰可能引入不需要的序列变化。第二，石蜡包埋样本的制备过程和保存条件多样，核酸常常严重片段化，片段化的基因不利于完整基因的克隆，也影响建库的效率。第三，由于石蜡包埋样本很珍贵，可用材料有限，必须有尽可能高的一次成功率。

脱蜡指先溶解并去除石蜡，用于后续裂解缓冲液和蛋白酶 K 的处理。多种溶剂适用于脱蜡，而溶剂的选择取决于后续开展的纯化步骤。各种疏水溶剂，包括二甲苯、庚烷和柠檬烯，可选择用于脱蜡。二甲苯是最常用的脱蜡试剂，二甲苯处理后，再用浓度逐步降低的乙醇（100%、90%、70%）进行洗涤，以去除二甲苯。二甲苯脱蜡有两个严重问题：第一是二甲苯对人体有害；第二是需要多次洗涤，其所导致的样本损失不可低估，对于稀少或珍贵的样本而言，这更是一个大问题。解决问题的方法可以采用更高效的脱蜡剂。比如，对于石蜡包埋样本的蛋白质纯化，二甲苯脱蜡适合于蛋白质的蛋白质印迹法(Western blotting)等下游应用,庚烷是更高效的脱蜡剂,适用于质谱、二维聚丙烯酰胺凝胶电泳(2D-PAGE)等更精密的分析。另外,可以考虑选用一些步骤较少的试剂盒。QIAGEN 公司也提供了一种新型脱蜡溶液,将其加入石蜡包埋样本之后,以溶液浸泡样本,同时用蛋白酶 K 进行消化。在加入脱蜡溶液后无须沉淀石蜡包埋样本,也无须去除含有石蜡的上清,因此避免了脱蜡过程中样本损失的风险。加热法也是常用的快速脱蜡方法。石蜡加热与石蜡包埋样本的分离方法如下:熔化后,冷却石蜡,石蜡粘在管壁上,还是在样本上形成一个固体层取决于其用量多少。

由于石蜡包埋样本包含的 DNA 分子会彼此交联,并与 RNA 和蛋白质分子交联,这些交联必须断裂才能释放出 DNA 用于后续纯化。如果可能,因交联引起的化学修饰也应当逆转,因为化学修饰的 DNA 不能在纯化过程中高效回收,而且在 PCR 或其他酶学分析中是一个不利于反应和分析的底物。然而,在断裂交联和逆转化学修饰时必须小心,因为剧烈的反应条件可能导致 DNA 进一步片段化。

在 DNA 提取过程中,最关键的步骤就是利用蛋白酶 K 消化蛋白质。蛋白酶 K 在 56℃消化交联蛋白质而释放 DNA,这个过程可以从几小时持续到几天。通常认为,交联蛋白质的充分降解能改善 DNA 的回收率及片段的平均长度。人们从不同方面进行了探索,在包括 DNA 提取液的改良、蛋白酶 K 的消化条件改进和 DNA 的纯化等问题上取得了进展[4]。DNA 提取液改良为含 SDS 和蛋白酶 K 的 TE 缓冲液(500 mmol/L Tris、20 mmol/L EDTA、10 mmol/L NaCl, pH8.0)。蛋白酶 K 的消化条件改进包括增加 SDS 与蛋白酶 K 的浓度和作用时间,SDS 可增至 1%~2%,蛋白酶 K 可多次加入,使酶与组织充分接触。尿素和胍是 DNA 自然交联和人工交联最有力的剥脱剂,2-巯基乙醇可干扰二硫键,促进蛋白质变性。因此,加入高浓度尿素和 2-巯基乙醇的 DNA 提取液可有效地从包埋组织中获得高质量的 DNA。DNA 释放的速度对于不同的组织类型是有差异的,取决于组织细胞的密度和细胞外间质的多少。对于细胞丰富、含有很少间质的组织(如脾脏),DNA 释放需要 24 h 左右;富含致密间质的组织中 DNA 的释放则需要数天。对不同类型组织的 DNA 进行提取,也可相应调整蛋白酶 K 的浓度和孵育时间。商业公司进一步优化了 DNA 提取液,使得孵育可以在 1 小时到数小时内完成。

此外,逆转交联也需重点考虑。有些公司使用优化的缓冲液在高温下孵育样本,使得氨基之间的亚甲基桥断裂,且释放出的甲醛分子与受体分子结合。

石蜡包埋样本的珍贵特性意味着只有少量DNA能够纯化，通常必须通过全基因组扩增(WGA)，获得足量的核酸用于下游分析。全基因组扩增使用从*Bacillus subtilis*噬菌体phi29中克隆出的嗜温DNA聚合酶，具有高效的DNA合成能力，可连续合成多达70 kb的DNA片段。同时，该酶具有3′→5′外切酶校读功能，保真性高，还具有特殊的链置换和连续合成特性。

但是全基因组扩增对扩增模板有严格的要求。基因组的完整性越高，浓度越高，扩增的成功率就越高。从石蜡包埋样本提取的核酸高度碎片化，因此扩增效率并不高。一种方法是将片段化DNA先随机连接，形成更高分子量的DNA分子，再开展全基因组扩增。

1.3.3 总RNA和microRNA的纯化

甲醛修饰会影响石蜡包埋样本中的DNA，这个问题也同样适用于RNA。DNA纯化过程中，石蜡包埋样本先用蛋白酶K消化后，可以采用优化的缓冲液条件在高温中逆转交联。但是RNA在热处理时更容易片段化，因此要求在更低的温度下进行类似操作。然而，在较低温度下孵育会导致RNA产量较低。为避免DNA污染，特别是去除有可能干扰下游分析的痕量DNA小片段，可以用DNA水解酶去除RNA中的DNA，最终得到总RNA。

鉴于RNA的片段化性质，从石蜡包埋样本尝试纯化单独的、富含小RNA的部分是不切实际的。事实上，对于所有标本量较小的样本，如几百微升血清、几毫克组织，进行小RNA的研究，都不必纯化出所谓的小RNA。因为通过过滤、吸附等方法进一步分离小RNA的时候，都会有损失，损失程度是随机的，在同一样本的多次试验中有显著差异。表现在试验上，microRNA的表达量测定结果是有波动的，重复性差。笔者强烈建议，尽量使用总RNA作为模板进行后续分析，可节省经费，提高试验的稳定性。

1.3.4 石蜡包埋样本的质量控制

1.3.4.1 DNA的质量控制

目前，最主要的核酸浓度测定仪以NanoDrop为代表，原理是核酸和蛋白质分别在260 nm和280 nm有吸收峰。NanoDrop用氙灯，可产生190～840 nm的光谱，只需要0.5～2 μl样本，检测吸收值可高达300 Abs(双链DNA浓度为2～15 000 ng/μl)，大部分纯化后的核酸几乎不需要稀释即可检测。要注意，230 nm 的吸收值偏高，或者 OD_{260}/OD_{230} 的比值偏小，说明纯化产物中各种残留杂质（主要是各种盐）的浓度较高。由于微量样本的浓度相对较低，一般不经过稀释，甚至还要浓缩后用于后续实验，杂质的存在会降低实验的效果甚至导致失败。

对于痕量样本的检测，Thermo Fisher Scientific 公司的 Qubit Fluorometric Quantitation 更为常用。其原理是使用特异性的探针，与 DNA、RNA 或者蛋白质特异结合后，在一定入射光激发下发出荧光，根据荧光的信号强度测算出 DNA、RNA 或者蛋白质的量。NanoDrop™ 测定双链 DNA 的最低检出限为 2 ng/μl，而 Qubit Fluorometric Quantitation 测定双链 DNA 的最低检出限为 0.01 ng/μl，测定 RNA 的最低检出限为 0.5 ng/μl。对于某些微量样本，只能使用 Qubit Fluorometric Quantitation 进行分析。

DNA 琼脂糖凝胶电泳用于 DNA 完整性的检测。在此不赘述。

管家基因的 qPCR 是另一种常用方法。在此不赘述。

1.3.4.2 RNA 的质量控制

RNA 琼脂糖凝胶电泳是分析 RNA 完整性的传统手段。由于 rRNA 占总 RNA 的 90%，RNA 电泳会得到 3 条带，分别是 28S rRNA、18S rRNA 和 5S rRNA。在 RNA 无降解的情况下，电泳条带上 28S rRNA 的亮度为 18S rRNA 的 2 倍。但 RNA 在纯化过程中肯定会发生降解，RNA 电泳会显示 28S rRNA 条带变暗，18S rRNA 变亮，但是无法定量地描述出 RNA 的降解程度。这是 RNA 琼脂糖凝胶电泳的一个缺点。该方法的另外一个缺点是，由于 RNA 不稳定，纯化后的 RNA 在液氮或 −80℃ 存储一段时间后，使用效果也会变差，所以纯化后的 RNA 最好立即使用。琼脂糖凝胶电泳大约需要 1 h，所以要防止 RNA 在电泳过程中的降解。该方法还有一个缺点是电泳所需要的 RNA 量较多，而 RNA 样本通常不易获得。安捷伦 2100 生物分析仪解决了这个问题。

安捷伦 2100 生物分析仪是在芯片上对 DNA、RNA、蛋白质和细胞进行毛细管电泳并产生分析结果。分析灵敏度高（皮克级），样本体积小（1～4 μl），时间短（10～30 min），分析范围广，并且可计算出 RNA 分子完整数（RNA integrity number, RIN）。当 RIN 为 10 表示 RNA 无降解，为 1 表示 RNA 严重降解。根据经验，RIN 高于 7，表示 RNA 质量高，适合大多数后续实验；RIN 为 4～7，表示 RNA 降解较多，后续实验成功率低；RNA 低于 4，不建议使用该样本进行后续实验。

安捷伦 2100 生物分析仪的一个缺点是使用的芯片价格昂贵且为一次性产品，限制了其使用范围。但其芯片可以通过清洗、再生，反复利用 10～20 次，极大降低了实验成本。同时，类似的国产产品也大幅度降低了使用成本。

参考文献

[1] Höper D, Mettenleiter T C, Beer M. Metagenomic approaches to identifying infectious agents [J]. Rev Sci Tech, 2016, 35(1): 83-93.
[2] Cheng F, Su L, Qian C. Circulating tumor DNA: a promising biomarker in the liquid biopsy of cancer [J]. Oncotarget, 2016, 7(30): 48832-48841.
[3] Alix-Panabières C, Pantel K. Clinical applications of circulating tumor cells and circulating tumor DNA as liquid biopsy [J]. Cancer Discov, 2016, 6(5): 479-491.
[4] Nada R, Kumar A, Kumar V G, et al. Unmasking of complements using proteinase-K in formalin fixed paraffin embedded renal biopsies [J]. Indian J Nephrol, 2016, 26(3): 182-187.

2 双脱氧链终止法测序技术与精准医学

DNA 测序是许多重组 DNA 实验进一步操作的前提，它同计算机分析相结合，是获得限制性内切酶谱最常用、最快的方法。本章将重点介绍 1977 年英国人 Frederick Sanger 创建的双脱氧链终止法(dideoxy chain-termination method)，又称为双脱氧法、链终止法、桑格-库森法。

2.1 双脱氧链终止法测序技术的原理及技术特点

双脱氧链终止法是以 dNTP 作为待测底物，以目的单链 DNA 作为待测模板，利用 DNA 聚合酶，建立相互独立的测序反应，并以双脱氧核苷三磷酸(ddNTP)作为延伸终止剂。以设计好的引物为指导，在碱基互补配对原则下进行延伸，之后通过聚丙烯酰胺凝胶电泳(PAGE)进行分离，自显影检测后从凝胶底部到顶部按 5′→3′方向得到新序列，由此获得模板链序列。

双脱氧链终止法的核心部分为以 ddNTP 作为反应的终止剂(原理见图 2-1)，以待测单链 DNA 为模板，利用 DNA 聚合酶，以 DNA 引物为向导，在反应体系中加入 4 种脱氧核苷酸(包括 dATP、dGTP、dCTP 和 dTTP，其中一种以放射性 ^{32}P 标记)所进行的独立反应。

双脱氧链终止法的大致原理为，在反应延伸过程中，当结合一个双脱氧核苷酸时，由于缺少 3′-OH，无法形成磷酸二酯键，使 DNA 链延伸终止，如果链端掺入单脱氧碱基片段则可以继续延长，产生不同长度的 DNA 片段。新的 DNA 片段变性后可以通过电泳将其区分开，可精确到 1 个碱基[1]。反应结束后，4 个泳道分别对应 4 种不同的

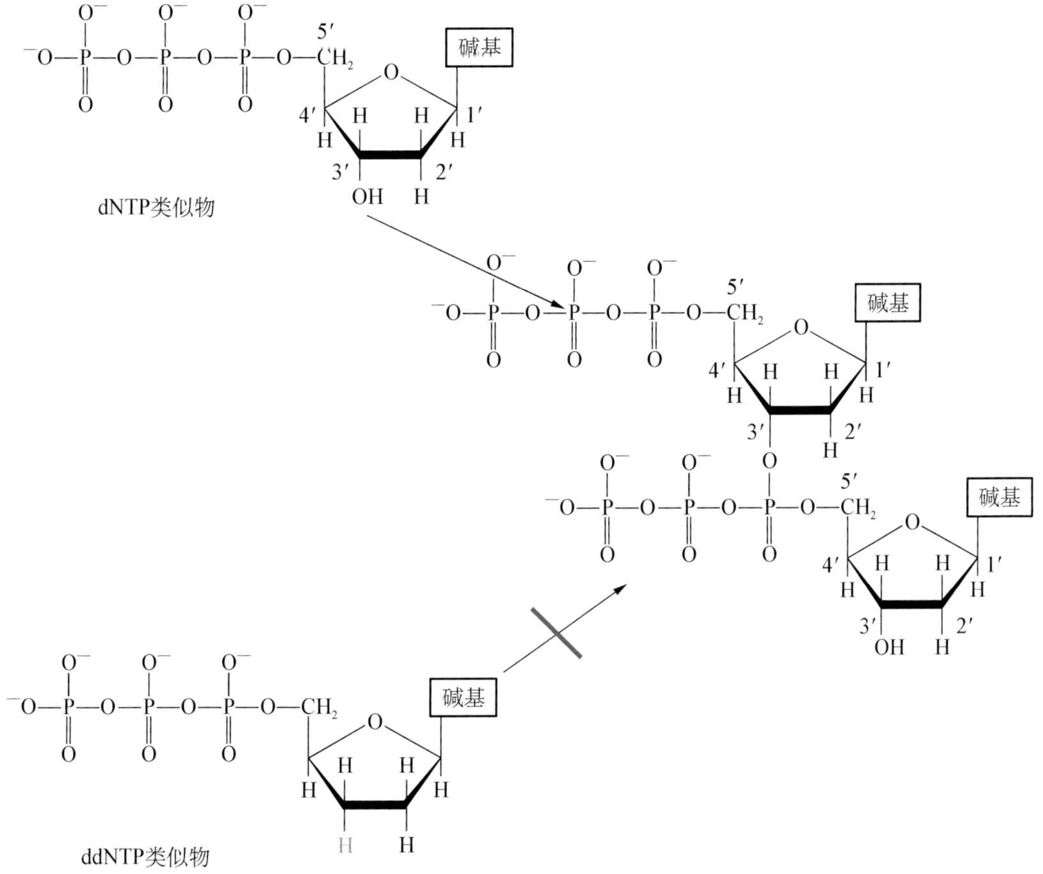

图 2-1 双脱氧核苷三磷酸(ddNTP)的分子结构及 DNA 链的终止反应

dNTP,相差 1 个碱基的片段可以通过电泳区分开,依据 3′端的双脱氧碱基,可依次读出合成片段的碱基顺序[2]。

利用放射自显影或紫外显影技术在电泳结束后可读出凝胶影像。在图像中,链终止后 DNA 片段的结果为一个暗带,不同暗带的相对位置(从底部到顶部)可以用来读取 DNA 序列,如图 2-2 所示。

双脱氧链终止法之所以被普遍应用主要是由于它的方法简便易行。以双脱氧链终止法测序的原理为基础,人们发明了荧光自动测序技术等新技术。

双脱氧链终止法用于 DNA 测序的试剂包括以下几种:引物、模板、DNA 聚合酶及放射性标记的 dNTP、dNTP 类似物[3]。

ddNTP 与普通 dNTP 的不同之处在于它们缺少一个 3′-OH。在扩增的 DNA 链

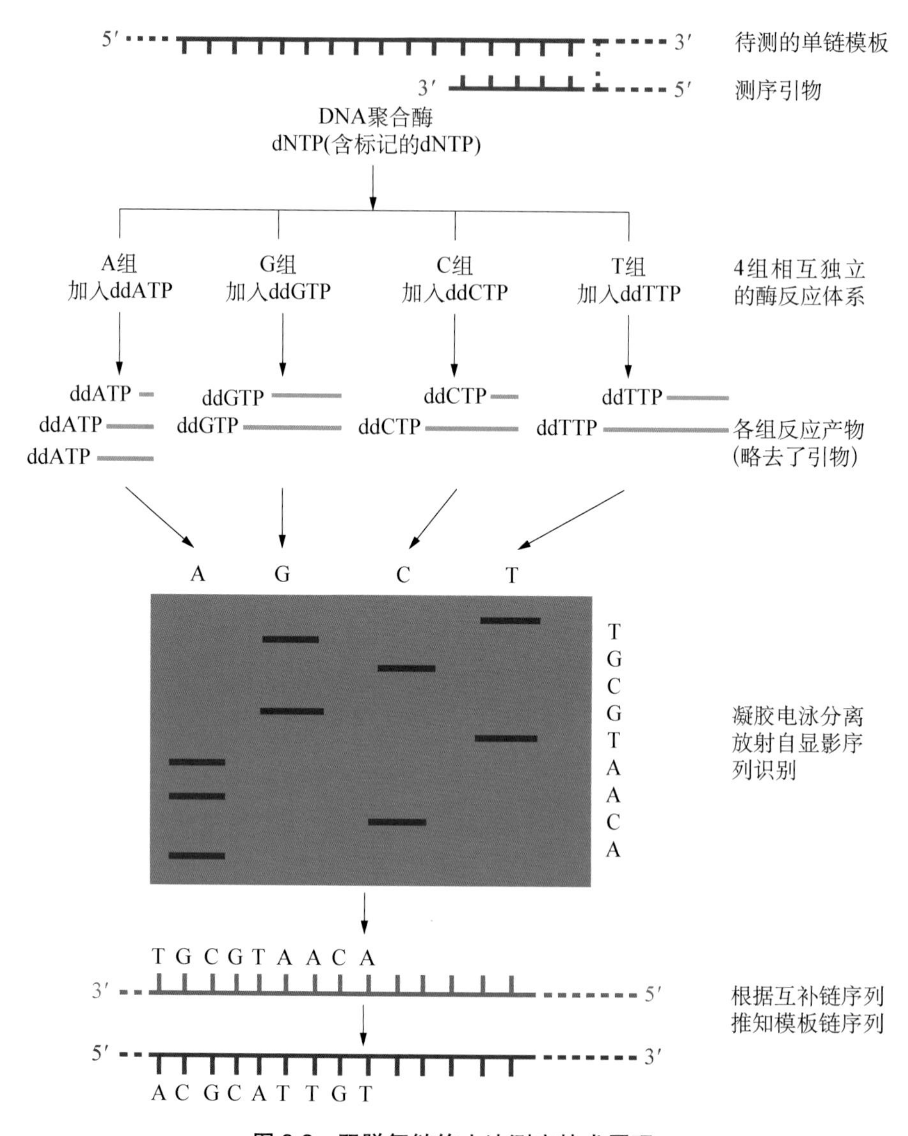

图 2-2 双脱氧链终止法测序技术原理

中，将 5′-三磷酸基团加入，在 DNA 聚合酶作用下，由于缺少 3′-OH，不能形成磷酸二酯键，因此 DNA 链无法延伸[4]。依据这种方法，在反应中加入少量的 ddNTP，DNA 链将特异地延伸，DNA 链的长度以引物合成末端到由于 ddNTP 的掺入致使 DNA 链延伸终止之间的长度为准。将 4 种不同的 ddNTP 加入反应中，4 组反应将在特异位置终止链延伸过程。

2.1.1 待测模板

单链模板 DNA

双脱氧链终止法使用的经典测序反应是将待测 DNA 片段克隆于 M13mp 载体中，得到单链的 DNA 模板后进行双脱氧链终止法测序。

双链模板 DNA

将待测的 DNA 片段克隆到质粒载体上，得到含待测 DNA 克隆片段的双链质粒，通过碱变性处理，再与寡核苷酸引物序列一起退火，然后按双脱氧链终止法进行测序。

2.1.2 引物

在 DNA 聚合酶催化的测序反应中需要测序引物。模板链无论是单链还是双链，在克隆位点附近都会有以碱基互补配对为原则所设计产生的一段 DNA 链，称为引物。通用引物的长度一般为 15～30 个核苷酸，可以对 PCR 产物直接测序，也可以用一端的 PCR 引物进行测序。

2.1.3 DNA 聚合酶

DNA 合成是以脱氧核苷三磷酸为底物，以相应的单链 DNA 为模板进行反应，故催化 DNA 新链合成的酶称为 DNA 聚合酶。现已发现，在大肠杆菌中存在 DNA 聚合酶Ⅰ、Ⅱ、Ⅲ、Ⅳ和Ⅴ。DNA 聚合酶Ⅰ是第 1 个被鉴定出来的 DNA 聚合酶，但它不是参与大肠杆菌染色体 DNA 复制的主要聚合酶。DNA 聚合酶Ⅱ具有 $5'\rightarrow3'$方向聚合酶活性，但酶活性很低。DNA 聚合酶Ⅲ包含 7 种不同的亚基，共 9 个，生物活性形式为二聚体，它既有 $5'\rightarrow3'$方向聚合酶活性，也有 $3'\rightarrow5'$方向核酸外切酶活性[5]。

2.1.4 放射性标记的 dNTP

新技术开发前，DNA 测序反应依靠的是[α-^{32}P]dNTP，然而^{32}P 发射的强 β 粒子会有以下两方面的问题：第一，由于有散射，自显影片上的 DNA 条带会比凝胶上的更加分散，这必然会影响序列读取的正确性(以放射自显影条带更为明显)，并且也会制约从单一凝胶上能读取的 DNA 的长度；第二，核酸的分解与放射性元素的衰变有关，这也是测序反应保存时间短的原因。[^{35}S]dNTP 的引入大大缓解了上述两方面的矛盾。原因是随着^{35}S衰变产生较弱的β粒子，其散射有所减弱，凝胶和放射自显影片之间的分辨率相差无几，因此，测序反应在分辨率不变的情况下，可在−20℃保存1周左右。这样，如果PAGE出现问题，只需对测序反应的结果进行重分析即可[6]。

2.2 双脱氧链终止法测序技术的实验方案

测序前期，双脱氧链终止法的主要操作是根据DNA复制及RNA反转录原理设计的。

(1) 通过热变性等处理方法，将双链核酸模板进行分离，形成单链(RNA也可以)。

(2) 在4支准备好的试管中分别加入DNA聚合酶(若RNA为模板，则用反转录酶)、设计好的引物及4种dNTP(如放射性^{32}P标记的dNTP)，最后在4支试管中加入一定量的双脱氧核苷酸。

(3) 其中的引物与单链模板结合，双链需提前做变性处理。在酶作用下，延伸反应由5′端向3′端进行，随着反应的进行，^{32}P掺入新合成链中。当双脱氧核苷酸掺入时，由于缺少3′-OH，不再进行DNA链的延伸，链延伸反应终止。双脱氧核苷酸在不同位置掺入，产生新的DNA链的长度也不同。

(4) 4支试管中的反应物用PAGE进行分离，不同试管中含有不同的双脱氧核苷酸，如为ddATP则该管中延伸至A便终止，所以凝胶电泳中该泳道不同的3′-OH都会有一种ddNTP。

(5) 电泳后进行放射自显影处理，根据每个泳道中核酸的位置直接从图谱上读出与模板链互补的新链序列。

双脱氧链终止法测序的试剂及实验操作步骤如下(以双链DNA测序为例)。

2.2.1 变性(双链)模板的制备

2.2.1.1 材料

葡萄糖缓冲液(10 mmol/L EDTA，20 mmol/L Tris-HCl，pH8.0，50 mmol/L葡萄糖)，2 mmol/L EDTA，1% SDS，0.2 mol/L NaOH，4 mol/L LiCl，冰冷75%乙醇和无水乙醇，2 mol/L NaOH，TE缓冲液(pH8.0)，异丙醇。

2.2.1.2 配制方法

(1) 取1.5 ml培养菌液(对数生长期最佳)，离心去上清液，用150 μl的葡萄糖缓冲液重悬，室温静置 5 min。

(2) 加入 0.2 mol/L 氢氧化钠、300 μl 的 1% SDS，颠倒混合 20 次左右，在室温下放置 15 min，再加入 225 μl 3 mol/L 的醋酸钠(pH4.5)，颠倒混合 20 次左右，在冰浴中放置 45 min，然后 12 000 g 离心 5 min。

(3) 将上清液转移至新的离心管中，加入等体积的异丙醇，混合后在室温下放置 10 min，然后 12 000 g 离心 5 min 后弃去上清液，空气干燥。

(4) 加入 125 μl TE(pH8.0)对 DNA 重新溶解，混入 375 μl 的 4 mol/L LiCl，在冰浴中放置 20 min 后，4℃ 12 000 g 离心 5 min。

(5) 将上清转移至新的离心管中，先用饱和苯酚抽提后，再用三氯甲烷抽提，加入等体积的异丙醇后在室温下沉淀 30 min，12 000 g 离心 5 min，弃去上清液。

(6) 用之前预冷过的 75%乙醇清洗沉淀，离心 5 min 后，空气中干燥 5～10 min。取 50 μl TE 缓冲液对沉淀进行重新溶解。使用紫外分光光度计对 DNA 含量进行测定。

(7) 取 0.2 mg 质粒 DNA，将体积调整到 9 ml，加入 1 ml 2 mol/L NaOH，2 mmol/L EDTA 的混合液，在室温下放置5 min，加入2 ml 30 mol/L醋酸钠(pH4.5)和 8 ml 水。

(8) 加入 6 ml 预冷无水乙醇，混合后在干冰/乙醇浴中放置 15 min，在 4℃下离心 5 min，弃去上清液，用预冷的 75%乙醇洗涤沉淀，离心 5 min 并弃去上清液，抽真空干燥并用 TE 缓冲液重新溶解沉淀。

2.2.2 延伸和终止反应

以利用 T7 DNA 聚合酶进行双脱氧链终止反应为例。

2.2.2.1 材料

变性的双链 DNA 模板(溶解在 TE 缓冲液中)，5×测序缓冲液(200 mmol/L Tris pH7.5，5 mmol/L $MgCl_2$，－20℃储存)，标准酶稀释溶液(20 mmol/L Tris-HCl pH7.5，0.5 mg/ml BSA，10 mmol/L 巯基乙醇，4℃储存)，0.5 pmol/ml 寡核苷酸引物(溶解在 TE 中，－20℃储存)，0.1 mol/L DTT(当月新配，－20℃储存)，1.5 mmol/L 3 种dNTP 混合物(缺 dATP)，甲酰胺上样缓冲液(0.2 ml 0.5 mol/L EDTA pH8.0，10 mg溴酚蓝，10 mg 二甲苯青，10 ml 甲酰胺)，1 000～1 500 Ci/mmol ^{32}P dATP(－20℃储存)，修饰的 T7 DNA 聚合酶，终止混合物(见表 2-1)。

表 2-1　T7 DNA 聚合酶终止反应混合物

反应成分	ddGTP(ml)	ddATP(ml)	ddTTP(ml)	ddCTP(ml)	最终浓度
H_2O	15	15	15	15	—
5×测序缓冲液	6	6	6	6	1 mmol/L
4 种 dNTP	6	6	6	6	200 μmol/L
1 mmol/L ddGTP	3	—	—	—	20 μmol/L
1 mmol/L ddATP	—	3	—	—	20 μmol/L
1 mmol/L ddTTP	—	—	3	—	20 μmol/L
1 mmol/L ddCTP	—	—	—	3	20 μmol/L

2.2.2.2　配制方法

(1) 取 0.5 ml 离心管 4 支(标上四种对应碱基 G、A、T、C),加入单链 DNA 模板(分别为 1 mg 和 2 mg), 2 μl 5×测序缓冲液,1 μl 寡核苷酸引物,混合,65℃保温 2 min 后在室温下冷却 30 min。

(2) 每管加入 1 μl 0.1 mol/L DTT, 2 μl 1.5 mmol/L 3 种 dNTP 混合物,0.5 μl ^{32}P dATP 和 2 μl 修饰的 T7 DNA 聚合酶混合物,在室温下放置 5 min。

(3) 按标记每管分别加入 3 μl 4 种 ddNTP 终止混合物的一种。

(4) 短促离心后,在 37℃下保温 5 min。

(5) 取 5 ml 甲酰胺上样缓冲液点样(注:上样前在 80℃加热 2 min),并迅速置于冰浴上,每个样品取 3 μl 进行电泳。

2.2.3　测序反应物电泳和序列读取

(1) 首先制作电泳所需要的凝胶,并按照顺序(G、A、T、C)点样,其中 C 泳道多加 0.5 ml,即其他孔加 1 ml, C 孔加 1.5 ml。

(2) 点样结束,加压 1 700 V 进行电泳,依据染料移动情况确定电泳时间。

(3) 电泳结束后,用醋酸钠洗去尿素。

(4) 高温干燥 30 min 后读取序列。

(5) 读取合成链的核苷酸序列时,应从上往下读取。因为电泳是从上向下进行的,即上为负极下为正极,DNA 带负电,从负极向正极移动。

2.3 双脱氧链终止法测序技术在精准医学临床检测中的应用

基因突变检测在个性化用药及临床监控给药等方面具有重要作用。随着测序技术的不断发展，DNA 突变的检测为病毒感染、血液病和实体瘤等疾病的个体化诊治等提供了重要参考。下面将结合各领域研究进展简要介绍双脱氧链终止法测序技术在精准医疗临床检测中的实践及应用。

PCR-Sanger 测序法是一种简单、有效且可靠的方法，用于对患者/携带者进行常规筛查。应用 PCR-Sanger 测序法可以在人群中进行 *FMR1* 基因的突变/预突变检测。通过 PCR-Sanger 测序法，研究人员检测出了 *FMR1* 基因的潜在全突变和前突变。近几年有报道将 PCR-Sanger 测序法用于检测非小细胞肺癌 *EGFR* 基因突变。PCR-Sanger 测序法是应用于 *EGFR* 突变检测比较早的技术之一，对已知和未知突变都可以检测到，缺点是敏感性差。目前，绝大多数非小细胞肺癌患者在初诊时已为中晚期，无手术机会。因此，疾病检测敏感性在临床上尤为重要。扩增受阻突变系统(amplification refractory mutation system，ARMS)技术利用特异引物对突变靶序列进行高精准的 PCR 扩增放大，与此同时，利用探针对扩增产物进行检测，在 qPCR 平台上实现对样本 DNA 中稀有突变的检测，以达到对基因突变检测的高特异性和高灵敏度。

双脱氧链终止法测序技术与基因芯片的联合可用于听力言语康复中心非综合征型聋患者的基因突变谱系及基因型分析，为基因诊断、遗传咨询及防聋治聋提供参考[7]。

参考文献

[1] Cheong P L，Caramins M. Approaches for classifying DNA variants found by Sanger sequencing in a medical genetics laboratory[J]. Methods Mol Biol，2014，1168:227-250.

[2] Walker S E，Lorsch J. Sanger dideoxy sequencing of DNA[J]. Methods Enzymol，2013，529：171-184.

[3] Ruan J，Jiang L，Chong Z，et al. Pseudo-Sanger sequencing：massively parallel production of long and near error-free reads using NGS technology[J]. BMC Genomics，2013，14:711.

[4] Slatko B E，Albright L M，Tabor S，et al. DNA sequencing by the dideoxy method[J]. Curr Protoc Mol Biol，2001，Chapter 7:Unit7. 4A.

[5] Timinskas K，Balvočiūtė M，Timinskas A，et al. Comprehensive analysis of DNA polymerase III α subunits and their homologs in bacterial genomes[J]. Nucleic Acids Res，2014，42(3)：

1393-1413.

[6] Gao J, Li Y Y, Sun P N, et al. Comparative analysis of dideoxy sequencing, the KRAS StripAssay and pyrosequencing for detection of KRAS mutation[J]. World J Gastroenterol, 2010, 16(38):4858-4864.

[7] Ellison G, Donald E, McWalter G, et al. A comparison of ARMS and DNA sequencing for mutation analysis in clinical biopsy samples[J]. J Exp Clin Cancer Res, 2010, 29:132.

3 焦磷酸测序技术与精准医学

焦磷酸测序技术(pyrosequencing)是一种新型的酶联级联测序技术。其特点是操作简便,具备同时对大量样本进行分析处理的能力,自动化程度高,适用于对大量样本进行快速检测,并且不需要进行电泳,DNA 序列无须荧光标记等。近年来,由于基因检测的迅速兴起,焦磷酸测序技术在单核苷酸多态性(SNP)研究、微生物鉴定分型及 DNA 甲基化等方面得到了广泛应用,而且在临床检验和诊断中焦磷酸测序技术作为一种非常理想的技术手段也得到大范围推广。

3.1 焦磷酸测序技术的原理

焦磷酸测序技术是 Ronaghi 等[1]基于单个碱基逐个延伸反应原理发明的测序技术,可以克服双脱氧链终止法测序技术的缺点,是双脱氧链终止法测序技术的重要补充。一般在焦磷酸测序的反应体系中有 4 种酶参与,包括 DNA 聚合酶(DNA polymerase)、ATP 硫酸化酶(ATP sulfurylase)、萤光素酶(luciferase)和腺苷三磷酸双磷酸酶(apyrase)。反应底物为 5′-磷酰硫酸(adenosine-5′-phosphosulfate, APS)及荧光素(luciferin)。另外,在反应体系中还存在 DNA 单链模板和引物。

在正式进入焦磷酸测序反应步骤后,1 个特异性的测序引物能和单链 DNA 模板结合,然后其再与萤光素酶、腺苷三磷酸双磷酸酶、DNA 聚合酶和 ATP 硫酸化酶,以及底物 APS 和萤光素酶一起反应。

向反应体系中加入 1 种 dNTP(dATP、dTTP、dCTP 或 dGTP),如果这种 dNTP 刚好能和 DNA 模板的下一个碱基配对,那么在 DNA 聚合酶的参与下,引物的 3′端就

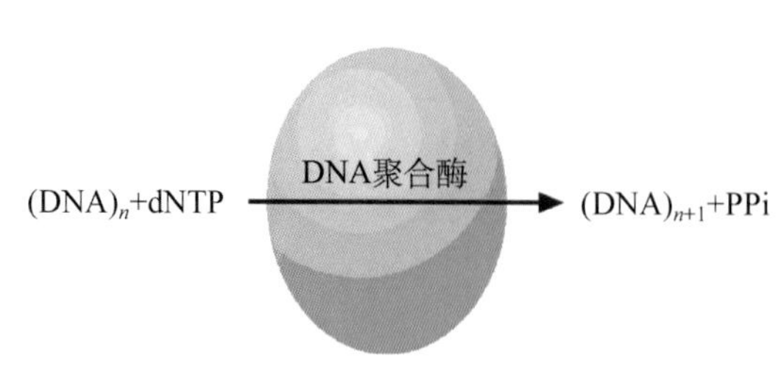

图 3-1 碱基延伸与焦磷酸(PPi)产生的关系

会添加上这种 dNTP，与此同时 dNTP 的焦磷酸基团(PPi)就会释放出来(见图 3-1)。并且，所释放的 PPi 的量会和与模板结合的 dNTP 的量成正比。需要解释的是，在焦磷酸测序过程中，萤光素酶能分解 dNTP，在后续荧光强度的测定中容易造成很大的误差，而脱氧腺苷-[α-硫代]三磷酸(deoxyadenosine alfathio triphosphate，dATPaS)对萤光素酶分析的影响比 dATP 低 500 倍，因此在焦磷酸测序中用 dATPaS 代替自然状态下的 dATP。

由于 ATP 硫酸化酶的存在，反应生成的 PPi 能够与 APS 相互作用形成 ATP；然后在萤光素酶的催化下，萤光素能够和生成的 ATP 结合形成氧化萤光素，同时释放出可见光。通过电荷耦合器件(charge-coupled device，CCD)光学系统就可获得一个特异的检测峰，峰值的高低和萤光素结合的碱基数成正比。反之，当 DNA 模板的下一个碱基不能和加入的 dNTP 配对，那么反应就不会往下进行，因此检测峰也就不会出现(见图 3-2)。

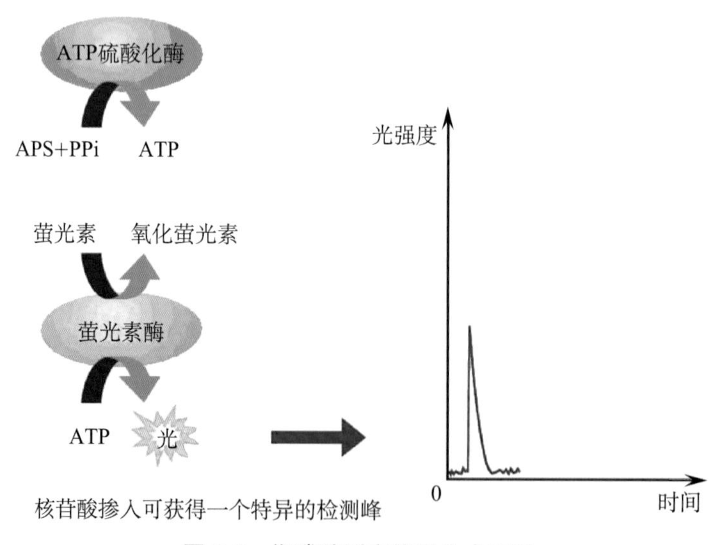

图 3-2 焦磷酸测序信号生成原理

淬灭光信号，再生反应体系(见图 3-3)。当反应体系中有多余的 dNTP 和残留的少量 ATP 存在时，它们就会在腺苷三磷酸双磷酸酶的作用下发生降解。等到第 1 轮反应全部结束后，再加入另外一种 dNTP，继而重复进行以上反应，DNA 序列信息就可以从获得的峰值图上准确读出。一般情况下，通过仪器中读得的信号峰的有无判断碱基的种类，通过信号峰的峰高判断碱基的数目。

$$\text{dNTP} \xrightarrow{\text{腺苷三磷酸双磷酸酶}} \text{dNDP+dNMP+磷酸}$$

$$\text{ATP} \xrightarrow{\text{腺苷三磷酸双磷酸酶}} \text{ADP+AMP+磷酸}$$

图 3-3　dNTP 和 ATP 降解原理

3.2 焦磷酸测序技术的实验方案

图 3-4 为焦磷酸测序技术检测从 PCR 产物合成到后期分析的流程图。

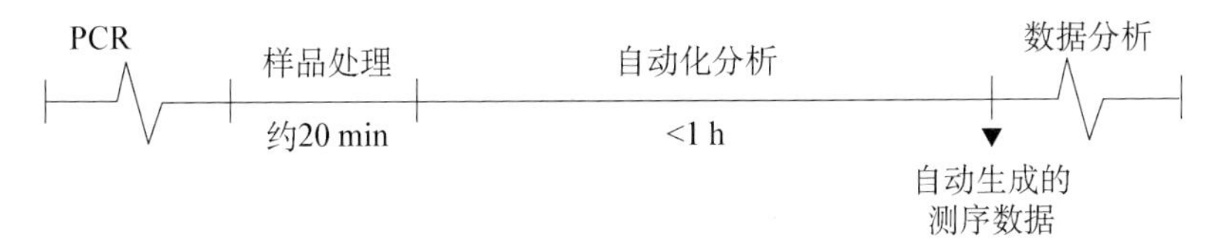

图 3-4　焦磷酸测序技术检测流程

3.2.1 焦磷酸测序技术的检测材料

样本 DNA，扩增引物和测序引物。

亚硫酸氢盐处理试剂盒(EpiTect Bisulfite Kits)，PCR 混合物(Hotstart Taq® PCR mix)，DL500 DNA 分子量标记(DL500 DNA marker)，核酸染色剂(4S Red Plus Nucleic Acid Stain)，6×上样缓冲液，琼脂糖，TE 缓冲液，结合缓冲液，链霉抗生物素蛋白琼脂糖微珠(Streptavidin Sepharose High Performance Beads, GE Healthcare)，变性液，延伸缓冲液，10×清洗缓冲液，焦磷酸测序试剂盒(PyroMark Gold Q24 Reagents)。

焦磷酸测序仪 PyroMark Q24，qPCR 仪，低温高速离心机，电热恒温水浴锅，样品混匀器，凝胶成像仪，电泳仪，移液器，振荡仪等。

3.2.2 微珠固定 PCR 产物

(1) 在链霉抗生物素蛋白包被的琼脂糖微珠上固定有生物素标记的 PCR 产物。轻轻摇晃琼脂糖微珠，获得均匀的溶液。

（2）在试管中混合琼脂糖微珠（总量为 2 μl/样品）（新的琼脂糖微珠浓度是原来的 2 倍，只要加 1 μl）与结合缓冲液（40 μl/样品）。加入高纯度水至 80 μl/孔的总体积——包含添加的 PCR 产物，纯水量根据所用 PCR 产物的量而定。例如，使用 15 μl PCR 产物、2 μl 琼脂糖微珠和 40 μl 结合缓冲液，那么就必须添加 23 μl 高纯度水。

（3）然后将上述制备的溶液添加到 PCR 24 孔板或联排管中。依据孔板的设置，将已经优化好的 5～20 μl 有生物素标记的 PCR 产物添加至 PCR 孔板的每个孔槽中。（注意：每个孔的总体积应为 80 μl）

（4）将 PCR 孔板（或联排管）用孔板条盖密封，保证孔槽之间没有泄漏。将 PCR 孔板（或联排管）放入振荡混合器（1 400 r/min）连续振荡 5～10 min（注意：微珠容易快速沉淀，因此震荡结束后最好在 1 min 内使用，即立刻捕获琼脂糖微珠）。

3.2.3 真空工作站的准备工作

（1）准备以下试剂：50 ml 乙醇（70%），40 ml 变性液，50 ml 1×清洗缓冲液，120 ml超纯水。

（2）打开真空泵。将真空开关打开，进行测试，确定过滤探针是否工作正常，每次使用前都要用超纯水检测过滤探针的通透性。将预先准备的装有超纯水的离心管插在 PCR 孔槽（PCR plant）上，然后将过滤探针降入超纯水里，如果在 20 s 内超纯水被抽空则证明过滤探针工作正常，否则过滤探针需要更换。

（3）取出 3.2.2（4）中振荡好的 PCR 孔板（注意：微珠极易沉淀，如果振荡后放置时间超过 1 min，那么在捕获微珠之前需要重新振荡 1 min），放入 PCR 孔槽，小心将过滤探针降入 PCR 孔板中，停留 15 s；保证溶液全部被吸走，以捕获微珠（注意：保证吸出所有离心管中的液体并且所有的微珠都已被捕获到探针的顶部）。

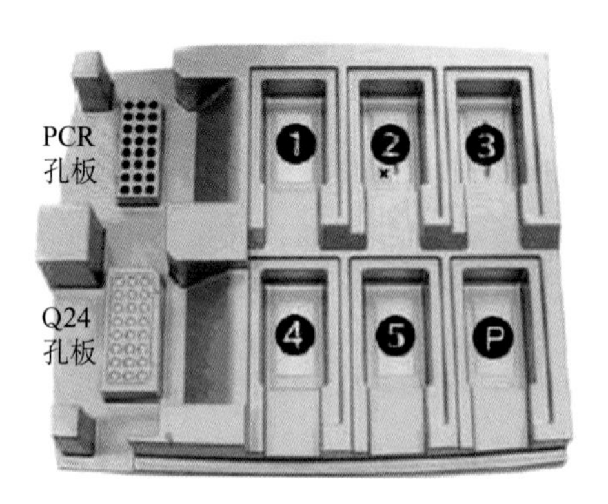

图 3-5 移动真空装置

（4）移动真空装置至含有 70%乙醇的试剂槽 1（见图 3-5），冲洗探针 5 s。移动真空装置至含有变性液的试剂槽 2，冲洗探针 5 s。移动真空装置至含有清洗缓冲液的试剂槽 3，然后清洗探针 10 s。将真空装置抬高超过 90°垂线 5 s，然后将液体从探针中排出。将真空装置握持至 Q24 孔板上，将装置上的真空开关关闭并悬空停留 5 s，散去负压。轻轻左右摇动真空装置，将珠子释放到含有测序引物的孔板中。关闭真空装置的情况下将真空装置移至含有超纯水的试剂槽 4，振荡 10 s。将探针降至含有超纯水的试剂槽 5 中并施加真空，清洗探针。再用 70 ml 超纯水对探针进行清洗。将真空装置抬高超过 90°垂线 5 s，将液体从探针中排出。将真空装置关闭，并置于静止(P)位。

3.2.4 分离 DNA 单链并将样本释放到 PyroMark Q24 孔板中

(1) 将 PyroMark Q24 孔板放置到预热的孔板底座上，80℃精确加热 2 min。

(2) 从底座上取下孔板，使样本在室温下冷却至少 5 min。

3.2.5 PyroMark Q24 试剂的准备

(1) 打开焦磷酸测序试剂盒，取出含有酶和底物的小瓶，以及装有核苷酸的试管。按照说明书用超纯水溶解酶和底物(溶解后的酶和底物要保存在－20℃，反复冻融最好不要超过 3 次，核苷酸保存在 4℃)，所有试剂需恢复到室温后再使用。

(2) 根据电脑程序计算出所需的体积，将酶、底物和核苷酸 A、T、G、C 加入试剂仓内(试剂仓最多使用 30 次，并且试剂仓在用前必须是干燥的)。

3.2.6 在 PyroMark Q24 仪器上的运行

(1) 打开 PyroMark Q24 软件，点击“new assay”→点击“new AQ assay”→在“sequence to analyze”中输入突变点序列，点击“generat pupensation or”，并保存；点击“new run”→点击“Instrument method”→点击“007”，然后点击需要测序的格子，点击“保存至 U 盘”。将 U 盘插入仪器前面的 USB 端口中。

(2) 将加热的孔板放到仪器上，将试剂仓(核苷酸、酶和底物)的标签面向自己放入仪器中，将支座架打开放入孔板，关闭孔板支座架和仪器盖。选择“Run”，并按“OK”。

(3) 进入“Run”之后，按“select”选择要运行的文件。运行结束并确认运行文件已保存到 U 盘后，按“close”，取出 U 盘。打开仪器，将试剂仓取出，反复清洗试剂仓(洗涤时一定要用高纯水，在满水的情况下用指腹按压各孔，检查加样孔是否通畅)，废弃孔板。当显示“It is now safe to turn off the instrument”时,即可关闭仪器(电源开关位于仪器后侧)。

(4) 洗涤试剂仓并确保其可用于分析。

3.3 焦磷酸测序技术在精准医学临床检测中的应用

在测序技术迅速发展的背景下,DNA 的突变检测与分析已经为肿瘤、白血病和各类感染性疾病等的个体化治疗提供了一个非常重要的参考。而焦磷酸测序技术由于用于 DNA 测序分析时不需要荧光标记和电泳,并且其定量性能好、结果准确、通量大、成本低、适时快速、容易实现自动化,因此在基因突变检测分析与肿瘤等各类疾病的个体化治疗中占有重要的地位。

3.3.1 焦磷酸测序技术在靶向分子个体化治疗中的应用与研究

3.3.1.1 指导结直肠癌基因突变检测的靶向治疗

伊立替康是第 1 种用于转移性结肠直肠癌治疗的药物。由于伊立替康是前药,它必须在肝脏中 UGT1A1 酶作用下转化为 SN-38 才具有相应的活性。由于 UGT1A1 酶基因中 TA 重复序列的数目不一样导致产生基因多态性,UGT1A1 酶的基因型与该药的代谢速率有很大的相关性。当 TA 重复序列数为 6(突变型)时,伊立替康会代谢非常快;当 TA 重复序列数为 7(野生型)时,伊立替康的代谢则会异常缓慢。因此,对突变型的患者如果采用一般的用药量,会产生不良反应,因此,对突变型的患者应适当降低用药量。然而由于 *UGT1A1* 野生型与突变型的序列非常相似,很难用普通的基因分型方法进行区分,采用定量性能更好、结果更准确的焦磷酸测序技术检测 UGT1A1 酶的基因型,可以很容易判断出野生型、突变型和杂合型的基因。

3.3.1.2 指导肺癌基因突变检测的靶向治疗

肺癌作为世界上发病率和病死率最高的恶性肿瘤之一,其中非小细胞肺癌(non-small-cell lung cancer, NSCLC)患者人数占肺癌患者总数的 80%左右。而大部分患者在发现病情时就已经处于晚期,往往错过了最佳的治疗时机。传统的手术和化疗已不见成效,分子个体化治疗已成为 NSCLC 治疗的重要手段。目前,可以明显延长 NSCLC 患者生存期的靶向治疗药物已有很多种,表皮生长因子受体酪氨酸激酶抑制剂

(EGFR-TKI)是最常用的一种,然而 *EGFR* 或 *KRAS* 的基因突变对 EGFR-TKI 的治疗效果有很大影响:*EGFR* 基因的 3 个外显子 18、19、21 发生突变,NSCLC 对 EGFR-TKI 表现出敏感性;然而,20 号外显子 T790M 的突变和 *KRAS* 基因的突变则会引起 NSCLC 对 EGFR-TKI 耐受。所以,在对患者进行 EGFR-TKI 治疗时,基因突变的检测是不可缺少的。

Tsiatis 等对 180 例肿瘤样本和 20 例正常结肠组织样本分别用双脱氧链终止法测序技术、焦磷酸测序技术和高分辨率熔解(high-resolution melting, HRM)曲线分析技术进行 *KRAS* 基因 12、13 号密码子的突变检测,结果显示,在所有的 180 个肿瘤样本中,基因发生突变的占 62.2%,没有发生突变的占 37.8%[2]。最后,用高分辨率熔解曲线分析技术进行检测时,其中 10%样本的检测结果并不清晰,但并不存在阴性或阳性的检测错误类事件;用双脱氧链终止法测序技术进行检测时,存在检测错误,包括 11.1%的假阳性和 6.1%的假阴性结果;然而用焦磷酸测序技术进行检测时,并没有发生阳性或阴性检测错误;并且研究可知,双脱氧链终止法测序技术、高分辨率熔解曲线分析技术和焦磷酸测序技术的检测灵敏度分别约为 6%、12%和 20%。

Kim 等使用焦磷酸测序技术检测了 200 例肺癌石蜡样本 *EGFR* 基因 18、19、20、21 号外显子的突变,结果显示,这些肺癌样本 *EGFR* 基因的突变率为 26.8%。*EGFR* 基因是否突变与 EGFR-TKI 的耐受性有很大的关系,未突变的患者和具有 *EGFR* 基因突变的患者对 EGFR-TKI 的敏感性分别为 6.1%和 82.5%;并且从临床表现可以看出,女性和不吸烟的患者在药物的疗效方面明显好于男性和吸烟的患者[3]。通过此项研究可以发现,*EGFR* 基因是否突变对疾病的预后预测和治疗有很大的指导作用。由此可见,焦磷酸测序技术不仅可以对石蜡包埋样本中的基因进行检测,还能很好预测临床诊疗过程中 EGFR-TKI 是否能对一个肺癌患者起到有效的治疗作用,是一个灵敏、便捷的基因检测技术。

3.3.2 焦磷酸测序技术在疾病诊断治疗中的应用与研究

3.3.2.1 焦磷酸测序技术用于线粒体疾病的诊断

作为一个环状 DNA 的人线粒体 DNA,主要编码呼吸链及与能量代谢有关的蛋白质。线粒体糖尿病,主要由线粒体 DNA 3243 位 A→G 的突变引起。然而,普通的双脱氧链终止法测序由于精度比较低,很难对这种突变进行准确的检测。Yan 等应用焦磷酸测序技术对收集到的82例无血缘关系的线粒体糖尿病患者白细胞线粒体DNA中A3243G突变进行检测。并且他们分别用焦磷酸测序技术、双脱氧链终止法测序技术和限制性片段长度多态性聚合酶链反应(PCR-RFLP)技术对收集的组织样本进行检测比对,以证明检测结果是否可靠[4]。结果显示,在准确性方面焦磷酸测序技术均高于其他两种方法,而且灵敏度能够达到2%。因此,线粒体DNA A3243G的突变检测有可能成为预测线粒体糖尿病发病的一个重要手段。

线粒体转移核糖核酸(mt-tRNA)突变是一种非常普遍的线粒体突变的子类型突变,与疾病的发生密切相关。其患病特征包括肌肉发生病变、脊髓运动失调、感音神经性听力损失、白内障和认知障碍等,大部分情况下是m.7539C→T突变。Lehmann等运用焦磷酸测序技术对mt-tRNA基因突变的异质性进行了证实[5]。

3.3.2.2 焦磷酸测序技术用于甲状腺癌的诊断

鉴别良性和恶性甲状腺肿瘤的传统手段是细针穿刺细胞学检查,然而由于其准确度低,在检测结果中有20%~40%是不确定的,需要通过其他方法进行再次确认。在目前的研究中,*RAS*基因突变已经成为一种标志物,为甲状腺癌的分型提供依据。Guerra等对37例甲状腺疾病患者(16例良性增生性结节,21例甲状腺滤泡癌)分别进行了*NRAS*和*KRAS*基因的突变检测。从得到的结果可以看出,*RAS*基因突变率在良性甲状腺肿瘤患者中为31%,在恶性甲状腺肿瘤患者中为62%[6]。由此可知,焦磷酸测序技术可以作为一个很好的辅助手段用于区分良性与恶性甲状腺肿瘤,并且在临床上对于甲状腺癌患者的诊治,起到重要的作用。

通过检测*BRAF V600E*的突变,可以检测出乳头状甲状腺癌。检测*BRAF V600E*突变的方法有很多种,如等位基因特异性PCR(AS-PCR)、直接测序法、定量PCR焦磷酸测序法等。直接测序法是检测突变的标准方法,但是需要进行PCR反应,并且需要纯化染料,灵敏度不高;AS-PCR虽然方便快捷,但是在电泳过程中,很容易出现污染现象,并且当电泳条带比较弱时通常难以读取结果。Kang等应用肽核酸引导下的PCR发夹技术[peptide nucleic acid(PNA)-mediated PCR clamping]、qPCR和焦磷酸测序技术3种方法分别检测100个乳头状甲状腺癌患者的石蜡包埋组织,探讨*BRAF V600E*突变对患者病情的影响[7]。研究结果显示,焦磷酸测序技术作为一种很好的检测工具,可以与qPCR和肽核酸引导下的PCR发夹技术一样用于测定*BRAF V600E*的基因突变,而且是一种方便快捷地检测*BRAF V600E*突变的可靠方法,对于临床上乳头状甲状腺癌的诊断和预后判断及合适诊疗对策的选择有着不可或缺的作用。

3.3.2.3 焦磷酸测序技术用于白血病的诊断

急性髓性白血病(AML)是由于骨髓造血干细胞发生积累性的获得性基因突变,造成细胞分裂、分化和死亡途径发生恶性改变的一种疾病。*NRAS* 基因突变作为 AML 患者最经常检测出的一种突变,往往能产生一个 NRAS 蛋白,而且这种蛋白质的活性非常稳定,能逃脱细胞周期如增殖和凋亡的影响,目前研究已经证实 AML 的发生与 *NRAS* 基因突变有密切关系。Jeong 等[8]检测分析了不同 AML 患者的 *NRAS* 基因突变情况,然后将应用焦磷酸测序技术和直接测序技术得到的结果进行了对比。结果显示,*NRAS* 基因突变的检出率达 7.2%,并且还发现,当患者存在 *NRAS* 基因突变时其细胞内的血红蛋白水平和 *FLT3* 基因突变发生的概率都有显著增加。用焦磷酸测序技术和直接测序技术得到的数据大致相同。研究发现,*NRAS* 基因突变与 AML 的治疗和预后有很大的相关性,可见其在临床诊断上的重要性,而焦磷酸测序技术能够对基因突变进行方便快捷的高通量检测,并且不需要电泳实验,其所给出的定量数据对于 AML 的诊治意义重大。

Gebauer 等使用焦磷酸测序技术分别对 14 位华氏巨球蛋白血症患者和 10 位多发性骨髓瘤患者的 *MYD88* 基因突变进行了检测,结果发现,在华氏巨球蛋白血症患者中 MYD88 p. L265P 突变的检出率为 78.6%[9]。为了证明焦磷酸测序技术的准确性,他们继续用双脱氧链终止法测序技术进行检测对照,结果显示,与其他的检测方法相比较,焦磷酸测序技术是一种高效、高灵敏度并且经济实惠的检测方法,能准确检测出存在于石蜡包埋组织中的 MYD88 p. L265P 基因突变;并且由于焦磷酸测序技术可以量化等位基因,它对于后续的疾病诊断至关重要。

3.3.3 焦磷酸测序技术在精准医学临床检测中的应用

目前,基因突变检测常采用的测序手段有双脱氧链终止法测序技术、焦磷酸测序技术和高通量测序技术(high-throughput sequencing, HTS)等。双脱氧链终止法测序技术在人类的基因检测领域得到了很大的应用,并获得了诸多成果,如精确完成人类基因组序列的测定。双脱氧链终止法测序技术作为目前“金标准”的测序方法,其优点在于几乎所有的基因突变都可以用双脱氧链终止法测序技术检测。但它也存在很多缺点:定量性能差;在检测少数基因的突变时,其灵敏度不高,用时长,步骤复杂,价格昂贵;在大量的测序中可以得到很好应用，而在单碱基的测定中并不适用等。另外，双脱氧链终止法测序技术起始模板的量直接决定反应的信号强度，如果在样本中突变的模板所占比例非常小，在其噪声影响下信号很难检测出来。因此，双脱氧链终止法测序技术在用于基因突变检测时，其最低检测灵敏度为10%左右，而当突变低于10%时，结果就不可信。然而高通量测序技术的检测灵敏度则可高达1‰，就目前而言，其检测成本还是相对较高，并且也很耗时，这就使其大规模应用受到很大的限制。焦磷酸测序技术无须凝胶电泳等步骤，无须对样本进行特殊的标记和染色处理，是边合成边测序的一种方法，工作效率可大大提高，而测序成本显著降低，并且自动化程度很高，在对基因突变进行检测时，最低灵敏度可达2%。在检测基因突变时，焦磷酸测序技术兼具双脱氧链终止法测序技术和高通量测序技术的优势，是一个非常适用于对大量样本进行快速检测的技术。现在焦磷酸测序技术作为一种重要手段用于基因突变的分析与研究，并且在临床各类遗传病、癌症的检测和诊治过程中应用广泛，而且焦磷酸测序技术在生物学研究中扮演着重要的角色，如分子诊断、遗传学分析、SNP分型分析、细菌与病毒的分型分析、甲基化分析等。

参考文献

[1] Ronaghi M, Uhlén M, Nyrén P. A sequencing method based on real-time pyrophosphate [J]. Science, 1998, 281(5375):363-365.

[2] Tsiatis A C, Norris-Kirby A, Rich R G, et al. Comparison of Sanger sequencing, pyrosequencing, and melting curve analysis for the detection of KRAS mutations: diagnostic and clinical implications[J]. J Mol Diagn, 2010, 12(4) : 425-432.

[3] Kim H J, Oh S Y, Kim W S, et al. Clinical investigation of EGFR mutation detection by pyrosequencing in lung cancer patients [J]. Oncol Lett, 2013, 5(1): 271-276.

[4] Yan J B, Zhang R, Xiong C, et al. Pyrosequencing is an accurate and reliable method for the analysis of heteroplasmy of the A3243G mutation in patients with mitochondrial diabetes [J]. J Mol Diagn, 2014, 16(4): 431-439.

[5] Lehmann D, Schubert K, Joshi P R, et al. A novel m. 7539C>T point mutation in the mt-tRNA (Asp) gene associated with multisystemic mitochondrial disease. [J]. Neuromuscul Disord, 2015, 25(1) :81-84.

[6] Guerra A, Carrano M, Angrisani E, et al. Detection of RAS mutation by pyrosequencing in thyroid cytology samples [J]. Int J Surg, 2014, 12(Suppl 1): S91-S94.

[7] Kang S H, Pyo J Y, Yang S W, et al. Detection of BRAF V600E mutation with thyroid tissue using pyrosequencing: comparison with PNA-clamping and real-time PCR [J]. Am J Clin Pathol, 2013, 139(6): 759-764.

[8] Jeong J H, Park S H, Park M J, et al. N-ras mutation detection by pyrosequencing in adult

patients with acute myeloid leukemia at a single institution [J]. Ann Lab Med, 2013, 33(3):159-166.

[9] Gebauer N, Bernard V, Röhner C, et al. Pyrosequencing as a fast and reliable method in detecting the MYD88 p. L265P mutation in decalcified formalin-fixed and paraffin-embedded tissues [J]. Ann Lab Med, 2014, 34(2): 170-173.

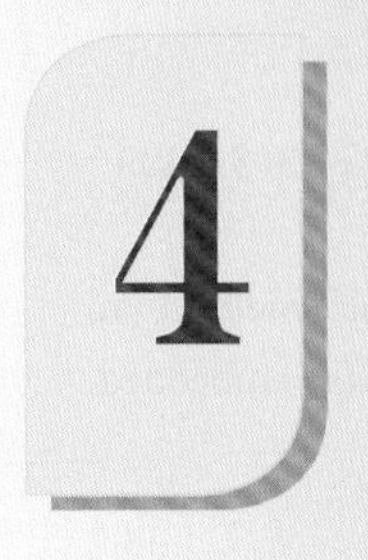

扩增受阻突变系统与精准医学

扩增受阻突变系统(amplification refractory mutation system, ARMS)是一种经典的点突变检测技术,它利用 DNA 聚合酶介导延伸反应的特性,通过人为调整引物 3′端末位碱基实现突变检测的目的。本项技术操作简便,检测灵敏度高,并且可与凝胶电泳或实时荧光定量 PCR(qPCR)技术完美结合,目前已广泛应用于点突变检测、SNP 分型及微生物鉴定等方面研究,并且在肿瘤个体化治疗的临床伴随诊断中发挥着不可替代的作用。

4.1 扩增受阻突变系统的原理

ARMS 又称等位基因特异性扩增(alleles specific amplification, ASA),利用 PCR 引物的 3′端末位碱基必须与其模板 DNA 互补才能有效扩增的原理,设计等位基因特异性 PCR 扩增引物,在严格的条件下,只有在引物 3′端末位碱基与模板配对时才能出现 PCR 扩增带,从而检测出突变。

优化的 ARMS 实验体系非常简单、可靠,关键在于选择合适的引物序列和反应条件。下面将详细介绍 ARMS 引物的使用及测试研发过程。

SYBR Green Ⅰ是一种能与双链 DNA 结合并发光的荧光染料。它与双链 DNA 结合后,荧光大大增强。因此,SYBR Green Ⅰ的荧光信号强度与双链 DNA 的数量相关,可以根据荧光信号检测出 PCR 体系存在的双链 DNA 数量。SYBR Green Ⅰ的最大吸收波长约为 497 nm,最大发射波长约为 520 nm。ARMS PCR 扩增完成后,可直接用琼脂糖凝胶电泳技术检测分析结果。

4.2 扩增受阻突变系统的引物设计策略及实验方案

4.2.1 引物设计策略

ARMS的引物设计符合一般引物设计的规律。游离引物的3′-OH和核苷酸以磷酸二酯键相连，按照从5′端到3′端的方向进行合成，合成DNA起始时一段一定长度的单链DNA或RNA。

4.2.2 ARMS引物设计

ARMS引物应该是含有大约30个或更多碱基的寡核苷酸。引物应该避免少于28个碱基。突变引物，ARMS引物3′端应与突变序列互补，T对应突变碱基A。正常引物，ARMS引物3′端应与正常序列互补，C对应碱基G。额外的故意不匹配碱基通常应该设计在ARMS引物的倒数第2个碱基位置，在ARMS引物的基础上增加了ARMS反应的特异性。不同的错配被发现有不同的不稳定效果，引物设计时需要同时考虑终端匹配和倒数第2位的不匹配。ARMS引物的其余部分应与模板互补。共用引物设计跟普通引物设计的策略和原则是一样的，引物长度大约为30 bp，GC含量大约为50%。3′端与ARMS引物序列互补，尽量避免碱基重复或回文结构。PCR产物长度控制在150～250 bp之间。

4.2.3 通过ARMS引物测试分析单个突变

一个典型的ARMS反应由两种互补的反应组成，使用相同的底物DNA。第1种反应含有一种正常ARMS引物，不能在特定的位点扩增突变DNA。同样，第2种反应含有一种特定于突变的引物，不能扩增正常的DNA。两种反应都含有相同的共用PCR引物和内参引物。

通过上面提到的方法设计ARMS引物进行PCR反应，基于这些PCR反应的结果，通过调整ARMS引物的序列和浓度可以对反应进行优化。

4.2.4 qPCR反应体系(20 μl反应体系)

50 μmol/L正常ARMS引物，50 μmol/L突变ARMS引物，50 μmol/L共用引物，

50 μmol/L 内参引物(如 *ACTB*、*GAPDH*);

10×PCR 扩增缓冲液(含 12 mmol/L $MgCl_2$);

已知基因型的 DNA 样本(10～50 ng/μl);

5 U/μl 的 Taq DNA 聚合酶。

4.2.5 ARMS PCR 反应的操作流程

按照 ARMS 引物设计的方法设计正常引物、突变引物和共用引物。一般用内参引物 A 和内参引物 B,具体序列如下:内参引物 A 5′-CCCACCTTCCCCTCTCTCCAGGCAAATGGG-3′,内参引物 B 5′-GGGCCTCAGTCCCAACATGGCTAAGAGGTG-3′。这一对引物扩增的是 *ATT* 基因,扩增的 PCR 产物长度为 360 bp。并按表 4-1 制备 PCR 预混液。

表 4-1 PCR 预混液

试 剂	野生 ARMS 引物反应(W)	突变 ARMS 引物反应(M)
50 μmol/L 共用 ARMS 引物	10 μl	10 μl
50 μmol/L 野生 ARMS 引物	10 μl	—
50 μmol/L 突变 ARMS 引物	—	10 μl
50 μmol/L 内参上游引物	10 μl	10 μl
50 μmol/L 内参下游引物	10 μl	10 μl
2.5 mmol/L dNTP Mix	40 μl	40 μl
Taq DNA 聚合酶(5 U/μl)	10 μl	10 μl
10×PCR 扩增缓冲液	50 μl	50 μl
H_2O	310 μl	310 μl

在室温下分别向预混液 W 和预混液 M 中加入 10～50 ng/μl DNA 5 μl。将混好的反应液分装在八联排管中,运行 PCR 扩增程序如下:

预变性 95℃ 5 min

35 个循环{变性 95℃ 1 min;退火 60℃ 35 s;扩增 72℃ 1 min}

1 个循环 扩增 72℃ 10 min

如果使用的是类似 Perkin-Elmer Cetus 9600 的 PCR 仪,请按照说明书的建议改变运行时间，以适应这种类型仪器的特点。扩增完的产物在室温下能保存 1 周。

4.2.6 优化 ARMS 反应的方法

针对反应中出现的非特异性扩增可以通过降低扩增引物浓度增强 PCR 反应的特异性。如果非特异性扩增仍出现，增加 ARMS 引物倒数第 2 位错配碱基的强度（见表 4-2），以及调整目的基因引物浓度和内参基因引物浓度的比例，可以改善反应的特异性。

表 4-2 ARMS 引物倒数第 2 位错配碱基的强度

不稳定程度	错配类型	不稳定程度	错配类型
最强	GA CT TT	弱	CA GT
强	CC	无	AT GC
中度	AA GG		

4.2.7 通过多重 ARMS 引物测试分析多重突变

研究过程中经常需要分析一个特定的基因是否存在不同的点突变。一对特异性的 ARMS 引物分析一个基因的单一突变位点，针对一个基因的多个突变位点，需要几对相对应的 ARMS 引物同时进行扩增。

这种方法与大多数情况下用于单次 ARMS 测试的方法是一样的。变量是标准化的，只有引物序列和浓度被改变以达到期望的结果。不同的是优化实验的过程中必须同时考虑多对 ARMS 引物的浓度，及其与内参引物之间的配比，寻找一个最优的组合。而针对这种复杂性，没有一个标准化的程序。

一般来说，在 ARMS 反应测试中使用不太稳定的错配引物作为多重 ARMS 反应的一部分而不是单个的 ARMS 引物反应。不同的 ARMS 反应产物根据长度不同区分开来，最好是大于 50 bp。

将多个 ARMS 引物放在两个多重 ARMS 反应体系中，两个 ARMS 反应体系分别含有正常的 ARMS 引物和突变的 ARMS 引物。

在对常染色体隐性遗传疾病基因的检测中，可以通过 PCR 反应条件控制反应。如果同时分析至少 4 种突变，反应管应包含至少 2 个正常的特定 ARMS 反应。

4.3 扩增受阻突变系统在精准医学临床检测中的应用

以 EGFR 为例。ARMS 引物及 TaqMan 探针的设计依据从美国国家生物技术信息中心(National Center of Biotechnology Information, NCBI)数据库下载的 EGFR 全基因序列[1]。通过之前的研究发现 *EGFR* 基因有 2 种重要的突变——Exon 19 E746_A750 del 和 Exon 21 L858R,具体的突变信息是 2235_2249 del 15 和 2573 T→G。以 Exon 21 L858R 点突变和 Exon 19 E746_A750 缺失突变为研究对象,设计引物和探针。

(1) qPCR 反应体系(20 μl 反应体系):上游引物 F(10 μmol/L) 1 μl,下游引物 R(10 μmol/L) 1 μl,探针(10 μmol/L) 0.5 μl, 2×TaqMan mix 10 μl, DNA 样本(1~10 ng/μl) 2 μl,加无菌水定容至 20 μl。

(2) PCR 反应程序:50℃, 5 min; 95℃, 10 min; 40 个循环(95℃, 15 s; 60℃, 45 s)。

(3) 灵敏性试验:将 Exon 19 E746_A750 del 和 Exon 21 L858R 突变型样本按 1×10^0 拷贝数/L、1×10^1 拷贝数/L、1×10^2 拷贝数/L、1×10^3 拷贝数/L、1×10^4 拷贝数/L、1×10^5 拷贝数/L 进行梯度稀释,根据之前设好的 PCR 反应程序进行扩增(见图 4-1、图 4-2)。

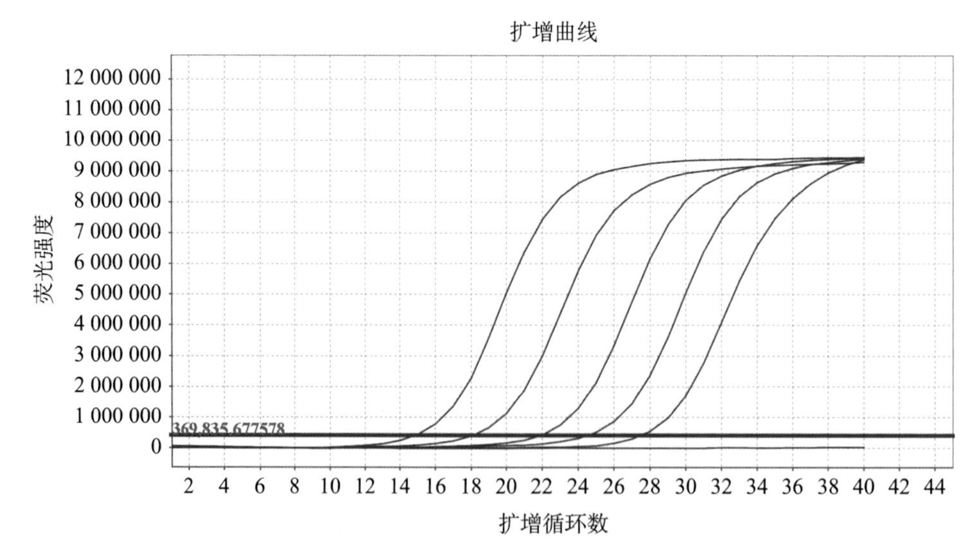

图 4-1 ARMS-TaqMan PCR 反应体系检测 *EGFR* 基因 Exon 19 E746_A750 del 突变

ARMS-TaqMan PCR 方法最低可检测到 1×10^1 拷贝数/μl

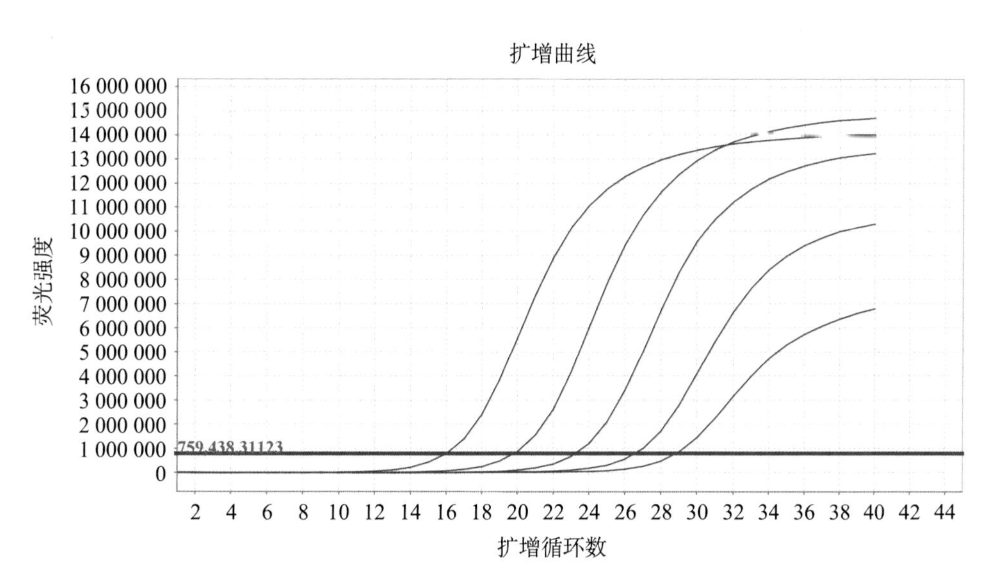

图 4-2 ARMS-TaqMan PCR 反应体系检测 *EGFR* 基因 Exon 21 L858R 突变

ARMS-TaqMan PCR 方法最低可检测到 1×10^1 拷贝数/μl

（4）敏感性实验：在 Exon 19 野生型样本中加入 Exon 19 E746_A750 del 突变型样本，突变率依次为 10%、5%、1%、0.5%、0.1%、0，进行 ARMS PCR 反应，并对 ARMS PCR 反应的敏感性进行评估。图 4-3 结果显示，对于 Exon 19 E746_A750 del 突变，在 500 拷贝数/μl 的野生型质粒背景下，可检出突变率为 1%；图 4-4 结果显示，在 500 拷贝数/μl 的野生型质粒背景下，Exon 21 L858R 可检出突变率为 1%。

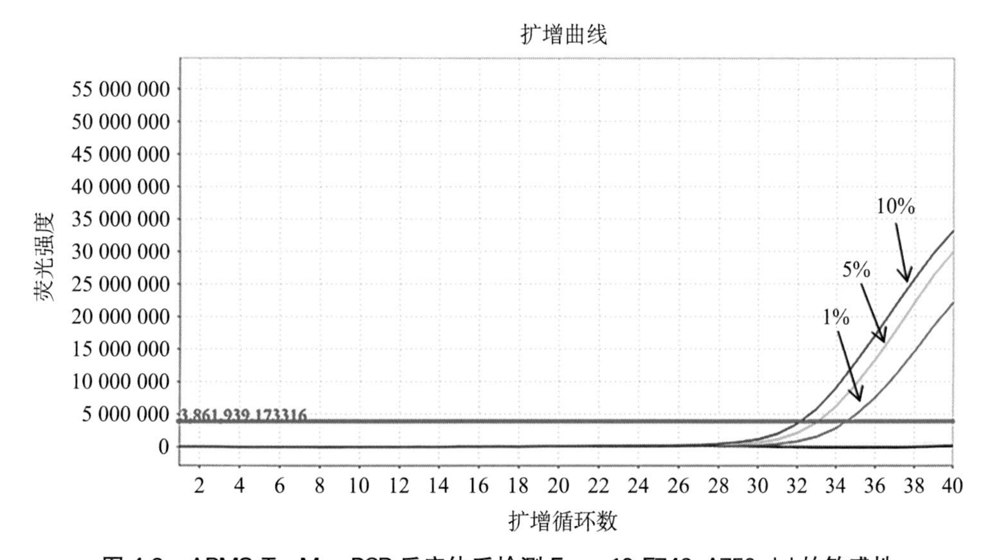

图 4-3 ARMS-TaqMan PCR 反应体系检测 Exon 19 E746_A750 del 的敏感性

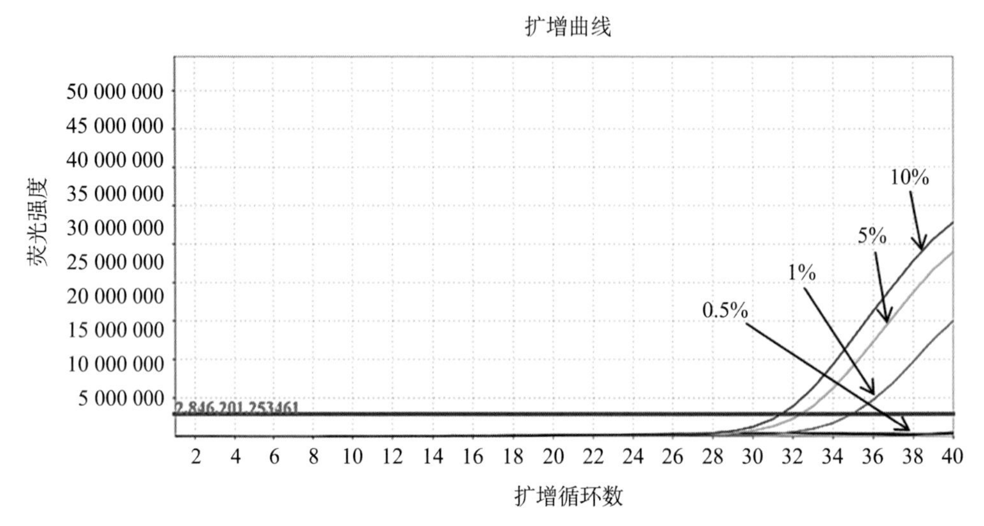

图 4-4　ARMS-TaqMan PCR 反应体系检测 Exon 21 L858R 的敏感性

***EGFR* 突变与标本类型**

不同类型非小细胞肺癌标本的 *EGFR* 突变检出率如表 4-3 所示。其中，微小标本的 *EGFR* 突变检出率为 39.8%，大体标本的 *EGFR* 突变检出率为 45.8%，两者差异无统计学意义 ($\chi^2=0.423$, $P=0.515$)。将不同类型微小标本的 *EGFR* 突变检出率与大体标本进行比较，结果显示：肺穿刺标本与大体标本的 *EGFR* 突变检出率之间的差异无统计学意义(38.8%和 45.8%，$\chi^2=0.331$, $P=0.565$)；超声内镜引导下的经支气管针吸活检(EBUS-TBNA)标本与大体标本的 *EGFR* 突变检出率之间的差异无统计学意义(47.6%和 45.8%，$\chi^2=0.014$, $P=0.905$)；淋巴结活检标本与大体标本的 *EGFR* 突变检出率之间的差异无统计学意义(34.8%和 45.8%，$\chi^2=0.596$, $P=0.440$)；胸腔积液与大体标本的 *EGFR* 突变检出率之间的差异无统计学意义(45.1%和 45.8%，$\chi^2=0.004$, $P=0.952$)；支气管镜活检标本的 *EGFR* 突变检出率为 7.7%，显著低于大体标本的 45.8%，Fisher 精确检验结果显示两者差异有统计学意义 ($P=0.027$)。

表 4-3　不同类型非小细胞肺癌微小标本的 *EGFR* 突变检出率　　(单位：例)

	野生型	*EGFR* 突变	*EGFR* 突变检出率(%)
肺穿刺	30	19	38.8
经支气管肺活检标本	11	10	47.6

（续表）

	野生型	*EGFR* 突变	*EGFR* 突变检出率(%)
淋巴结活检标本	15	8	34.8
支气管镜活检标本	12	1	7.7
胸腔积液	28	23	45.1
石蜡切片标本	13	11	45.8
总计	109	72	39.8

EGFR 突变与患者临床病理特征

表 4-4 是针对 181 位非小细胞肺癌患者 *EGFR* 突变的临床病理资料，从表中观察到不同临床病理特征患者的 EGFR 突变状态是不同的。从生活习惯来看，与吸烟患者相比，不吸烟患者的 *EGFR* 突变率较高(45.9%)，吸烟患者的 *EGFR* 突变率较低(30.0%)，差异有统计学意义 ($\chi^2 = 4.557$, $P = 0.033$)；从癌症类型来看，与非腺癌患者相比，腺癌患者的 *EGFR* 突变率明显较高(46.3%)，非腺癌患者较低(11.8%)，差异有统计学意义 ($\chi^2 = 13.715$, $P < 0.001$)；不同年龄、性别或临床分期的患者间的 *EGFR* 突变率差异无统计学意义 ($P > 0.05$)。在微小标本中 *EGFR* 的突变状态也有上述特点：不吸烟患者比吸烟患者的 *EGFR* 突变率高(46.7%和 28.4%, $\chi^2 = 5.419$, $P = 0.020$)，腺癌患者比非腺癌患者的 *EGFR* 突变率高(46.4%和 9.4%, $\chi^2 = 14.701$, $P < 0.001$)，*EGFR* 突变率在不同年龄、性别或临床分期的患者间差异无统计学意义 ($P > 0.05$)。大体标本中的 *EGFR* 突变率在不同年龄、性别、吸烟史、病理类型或临床分期的患者间差异均无统计学意义 ($P > 0.05$)。

表 4-4 具有不同临床病理特征非小细胞肺癌患者的 _EGFR_ 突变状态 （单位：例）

类型	样本(*n*=157)		穿刺样本(*n*=24)		总计(*n*=18)	
	样本	*EGFR* 突变［突变率(%)］	样本	*EGFR* 突变［突变率(%)］	样本	*EGFR* 突变［突变率(%)］
年龄/岁						
≤60	82	36(43.9)	13	5(38.5)	95	41(43.2)
>60	75	25(33.3)	11	6(54.6)	86	31(36.1)

（续表）

类型	样本(*n*=157)		穿刺样本(*n*=24)		总计(*n*=18)	
	样本	*EGFR* 突变［突变率(%)］	样本	*EGFR* 突变［突变率(%)］	样本	*EGFR* 突变［突变率(%)］
性别						
男	97	34(35.1)	14	8(57.2)	111	42(37.8)
女	60	27(45.0)	10	3(30.0)	70	30(42.9)
吸烟史						
吸烟	67	19(28.4)	3	2(66.7)	70	21(30.0)
不吸烟	90	42(46.7)	21	9(42.9)	111	51(45.9)
病理类型						
腺癌患者	125	58(46.4)	22	10(45.5)	147	68(46.3)
非腺癌患者	32	3(9.4)	2	1(50.0)	34	4(11.8)
临床分期						
Ⅰ期、Ⅱ期	7	2(28.6)	1	0(0)	8	2(25.0)
Ⅲ期、Ⅳ期	150	59(39.3)	23	11(47.8)	173	70(40.4)

参考文献

［1］赵静，赵金银，赵肖，等. ARMS 技术联合 Taqman 探针检测 100 例非小细胞肺癌 EGFR 基因突变[J]. 中国肺癌杂志，2013，16(1)：25-32.

5 高分辨率熔解曲线分析技术与精准医学

高分辨率熔解(high resolution melting，HRM)曲线分析技术是一种用于基因突变检测、基因分型及 SNP 检测等的遗传学分析方法，能够迅速检测出核酸片段中的单碱基突变。该技术因具有检测速度快、成本低、操作简便、通量高、特异性与灵敏性高、实现了真正的闭管操作等优点而被广泛应用于生命科学、农学、医学、畜牧业等多个领域的研究工作中。

5.1 高分辨率熔解曲线分析技术的原理

5.1.1 高分辨率熔解曲线分析技术的原理

罗氏的 LightCycler® PCR 仪最早将实时 PCR 与 PCR 产物熔解分析相结合。高分辨率熔解曲线分析方法是通过实时监测升温过程中双链 DNA 荧光染料与 PCR 扩增产物的结合情况实现的。常用的荧光染料为 SYBR Green Ⅰ，通过绘制荧光图像得到 DNA 熔解曲线。SYBR Green Ⅰ熔解曲线一般只能用于区分在 GC 含量和片段长度上差别较显著的 DNA 序列，尚无法精确区分 SNP。

众所周知，DNA 产物的主要区别在于熔解温度(T_m)和微妙的序列变化，然而这些都在荧光熔解曲线分析的范围之外。高分辨率熔解曲线分析是熔解曲线分析的一种延伸方法，它能将可提取的信息量最大化。因为每个双链 DNA 片段都有其熔解特异性，由 GC 含量、片段长度和序列组成决定，序列改变可以导致双链 DNA 片段的熔解特性变化。高分辨率熔解曲线分析是一种相对较新的 PCR 后分析方法，可用于鉴别核酸序列的差异。这种方法的核心是检测PCR熔解(解离)曲线上的微小差异。这是借助高亮度的双链DNA结合染料和实时荧光定量PCR(qPCR)仪实现,后者可精确控制温度变化,且具备高级数据采集功能。数据用专为高分辨率熔解曲线分析设计的软件进行分析和操作。

高分辨率熔解曲线分析是利用PCR实验中DNA饱和荧光染料与DNA结合,使DNA在解链过程中不会发生重排,所以熔解曲线有了更高的分辨率。常用的荧光染料有LC Green Ⅰ和LC Green Plus(LC Green家族)、Eva Green、SYTO9和Reso Light等。该方法具有以下优点。①低试剂消耗量,低废物率:仅需一个PCR反应体积(20 μl)即可分析单个样本,无须使用高效液相色谱(HPLC)溶剂或变性梯度凝胶电泳(DGGE)凝胶。②简单、快速的工作流程:PCR扩增后无须额外的仪器设备,在扩增结束时可添加高分辨率熔解曲线,并在完成后立即分析。③快速优化:与变性高效液相色谱(DHPLC)技术不同,它不需要热优化。④低样本消耗:后续分析中,PCR扩增产物可直接用于双脱氧链终止法测序反应。

5.1.2 高分辨率熔解曲线分析技术对仪器的要求

DNA熔解曲线取决于DNA碱基序列。理论上任何一个碱基的改变,都会造成T_m值的差异。但是单个碱基改变造成的差异极小,通常只有零点几度,如果仪器的分辨率不高,根本无法检测到这种差异。因此要精确检测T_m值的差异,就需要保证至少每0.1℃获取一次荧光信号。

常应用于高分辨率熔解曲线分析检测的仪器主要有以下几种:①HR-1,美国Idaho公司生产的第1种专门用于高分辨率熔解曲线分析的检测仪,主要用于基因预编筛查和SNP分析分型;②LightScanner,该仪器荧光采集迅速,温度控制和数据获取优势明显,因此适用于疾病筛查及测序前的大规模突变筛查和基因分型;③LightScanner32,LightCycler® PCR仪的功能增强版,其温度控制及荧光检测的均一性好,可显著降低实验误差;④LightCycler® 480,是瑞士罗氏(Roche)公司生产的具有高分辨率熔解曲线分析功能的板式全自动qPCR仪,可以进行多重PCR检测分析及多种探针研究模式分析;⑤Rotor-Gene 6000,是全球第1款成功将qPCR扩增与高分辨率熔解曲线分析结合在一起实现闭管操作的仪器[1]。

5.2 高分辨率熔解曲线分析技术的实验方案

5.2.1 高分辨率熔解曲线分析技术的操作流程

高分辨率熔解曲线分析技术只需要1个加入饱和荧光染料的PCR反应体系和1台熔解设备，操作非常简单。在PCR反应前将饱和荧光染料与PCR反应体系混合。高分辨率熔解曲线分析的实验操作流程分为4个步骤：①对样本进行PCR反应，需40～120 min，具体程序设置视情况而定；②通过熔解设备对PCR产物进行热变性并采集数据，需5～10 min；③通过专业数据分析软件分析，得出SNP的信息；④因为热变性不影响遗传信息，可以继续进行后续实验。

5.2.2 高分辨率熔解曲线分析技术的实验优化

高分辨率熔解曲线分析需要饱和双链DNA结合染料，因此在实验设计中要尽量减少引物二聚体的出现。可以从以下几方面进行高分辨率熔解曲线分析实验优化。

(1) 引物方面　首先，在设计引物时，要遵从几个原则，包括：引物退火温度大约在60℃；扩增片段的长度一般不超过250 bp，通常情况为100～150 bp；在设计引物时，最好选用专业的软件；并利用BLAST确保模板DNA与引物结合的特异性，减少二聚体和发夹结构的出现。其次，最好使用HPLC纯化级别的引物。最后，要采用合适的引物浓度进行PCR反应，避免浓度过高引发引物二聚体形成。

(2) 模板方面　首先，保证核酸提取的产量和质量，确保所有实验样本的提纯方法一致；在实验过程中，采用高质量的核酸提取方法，如商业化的核酸提取试剂盒及全自动核酸提取仪。其次，建议模板浓度在具体试验的合适范围。

(3) Mg^{2+}浓度　若在PCR反应后加入饱和荧光染料，通常不需要对反应条件做任何改变；若在PCR反应前加入染料，可以实现真正的闭管操作，避免污染，但此时需要对原来的反应条件做一定的改变，通常需要增加Mg^{2+}浓度为2～3 mmol/L，增加退火温度1℃～5℃。随着Mg^{2+}浓度增加，T_m值也会升高。当T_m值超过熔解设备所允许的最高温度时，还需要加入二甲基亚砜(10%)或甜菜碱(0.5 mol/L)降低T_m值。

5.3 高分辨率熔解曲线分析技术在精准医学临床检测中的应用

精准医学并不是一个陌生的话题。早在一个世纪以前，血型检测就被应用到输血过程中。有所不同的是，21 世纪，精准医疗依托于大规模发展的生物数据库（如人类基因组序列数据库）、其他强大的医疗技术（如蛋白质组学、代谢组学、基因组学、多样化细胞分析，甚至是移动卫生技术）和计算工具，用于大数据分析。

建立健全疾病风险评估，了解疾病的发生机制，及选择最优的治疗方案，是精准医疗最终要达到的目标。创新检测方法，把握大数据时代的各种生物学信息，使精准医疗的未来应用有无限的可能性。今天的血液计数可能被检测不同的免疫系统细胞所取代；移动设备可能会提供实时监测的血糖、血压和心脏节律数据；基因分型可能揭示特定基因变异并针对特定的疾病提供保护；粪便抽样可能识别模式肠道微生物；或者血液检测可以检测肿瘤细胞 DNA，允许早期检测预测癌症的复发。高分辨率熔解曲线分析技术作为一种分子生物学技术，必将在精准医疗的研究与应用中发挥重要作用。

5.3.1 高分辨率熔解曲线分析技术在基因分型中的应用

传统的基因分型方法需要购买价格昂贵的探针，而且耗时费力。相比之下，高分辨率熔解曲线分析技术有很多优势。高分辨率熔解曲线分析无须后续处理（如酶切、电泳等），而且闭管操作无污染，还能检测未知的变异体，这一点通过探针法无法实现。高分辨率熔解曲线分析技术采用饱和染料，PCR 产物全程都被标记，因此所有的熔解区域都能被检测到。对于同一扩增子内的不同杂合体，通过曲线形状的差异也能区分开。

生殖器疱疹可能由两种非常相似的病毒引起，即单纯疱疹病毒（HSV）-1 或HSV-2。这两种类型的 HSV 在临床上不易区分。对于 HSV 分型，qPCR 是首选的诊断方法。然而，商业 qPCR 方法需要使用昂贵的荧光标记探针进行检测。但是，大多数低成本方法又无法区分 HSV-1 和 HSV-2。目前，有研究开发了高分辨率熔融曲线分析技术，对敏感的 HSV-1 和 HSV-2 进行了分析检测和基因分型[2]。研究者一共使用了 46 个临床标本，通过高分辨率熔解曲线分析技术测定与两个商业 HSV 检测试剂盒测试进行比较，结果显示：高分辨率熔解曲线分析技术检测在所有23 个阳性样本中均检测到

HSV,没有假阳性结果出现。HSV 的高分辨率熔解曲线分析技术为传统的昂贵的分析方法提供了一种廉价的替代方法,并且可以用于常规临床标本的检测以及对 HSV-1 和 HSV-2 进行分型。

5.3.1.1 小扩增子法

PCR 产物小于 100 bp 可以被认为是“小扩增子”。大多数小扩增子中的单碱基变化可以很容易用高分辨率熔解曲线分析技术检测出来。不同基因型的 T_m 值的差别随着扩增片段长度减小而增大。与基因扫描相似,杂合子变异很容易通过曲线形状识别。然而,与基因扫描不同的是,纯合子基因分型更多依赖于 T_m 的位置而不是形状。首先,待分型的序列差别仅限于少数几个在正向和反向引物的 3′端之间的碱基,减少了其他无关紧要的可能干扰的突变体。其次,小扩增子的长度(40～90 bp)可以增加扩增效率,保证和促进 PCR 优化。再次,循环数可以达到最小化。因此,在某些情况下,小扩增子法必不可少。例如,在法医检验过程中 DNA 经常被降解在被细菌和真菌污染的环境中,或储存在固定剂如甲醛中的组织,其中残存的 DNA 片段可能小于 100 bp。很明显,在这些情况下,扩增子片段越小,检测到一个特定 SNP 的机会越大。

5.3.1.2 非标记探针法

传统上,通过熔解曲线分析进行基因分型需要用荧光染料共价标记一种或多种杂交探针。现利用饱和染料与标记探针能检测到杂合子,进行基因分型。非标记探针通常长度大约为 30 bp,同时在 3′端阻断延伸。使用不等量的引物进行不对称 PCR 反应,从而产生探针双链和 PCR 产物双链,它们都会与饱和荧光染料结合,并在高分辨率熔解曲线分析时产生各自相应的熔解区域,通过对 PCR 产物熔解区与探针熔解区的分析,对 PCR 产物进行鉴别。

5.3.2 高分辨率熔解曲线分析技术在基因突变扫描中的应用

PCR 产物的热稳定性由其序列决定。当 PCR 产物序列改变时,双链稳定性被改变,导致不同的熔解行为。通过高分辨率 DNA 熔融分析可以同时对 PCR 产物进行突变扫描和基因分型。这通过在饱和 DNA 荧光染料和未标记的寡核苷酸中应用不对称 PCR 实现。然后分析 PCR 扩增的荧光熔解曲线。PCR 扩增子熔解曲线的形状揭示是否有杂合子存在,而特定的基因分型通过非标记探针法实现。该技术可用于实验室和临床研究单核苷酸多态性及小的插入和缺失,并诊断相关的遗传疾病。高分辨率熔解曲线分析在一定时间内完成同步基因扫描和突变基因分型时，可同时保持一个闭管环境。PCR 反应需要不到 30 min（毛细管）或 1.5 h（96 或 384 孔板），熔解信号采集需要每只毛细管 1～2 min，每板 5 min。

目前，研究突变有以下几类方法。第 1 类是以荧光共振能量传递为基础的检测方法，如 TaqMan 探针法。该方法只能检测已知的 SNP，且价格昂贵。第 2 类是酶切法，该方法步骤烦琐，检测的结果不稳定。第 3 类方法包括测序、焦磷酸测序等。利用测序和焦磷酸测序对突变检测的方法存在一些弱点，在筛选已知和未知突变过程中，成本高，灵敏度低。

高分辨率熔解曲线分析是快速检测突变的一种替代工具。该方法能检测到单碱基突变、插入和缺失。尽管高分辨率熔解曲线分析技术是为检测杂合体（一个等位基因发生突变）而设计，但它也能检测纯合体（两个等位基因都有突变）。对于半合子变异体（X 连锁或 Y 染色体），最好将未知样本与已知野生型的样本混合。高分辨率熔解曲线分析技术通过饱和染料监控熔解曲线的变化，仅利用核酸的物理性质对基因序列进行精确分析。因此，高分辨率熔解曲线分析技术可以不受碱基突变位点和种类的局限，不仅能够对已知突变进行分析，而且对未知突变的筛查、扫描和短片段重复序列的分析也有理想的检测效果。突变扫描运用饱和染料，通过对比杂交双链与野生型基因曲线形状差异分析检测位点的突变情况，这种曲线形状的不同是由极微小的 T_m 值变化实现的。对比纯合子的标准熔解曲线进行基因突变检测，就可以比较出突变位点所在的位置。

氯菊酯作为一种局部杀菌剂，广泛用于治疗疥疮。该药在临床中会产生一定的耐药性。拟除虫菊酯的耐药性与 *Vssc* 基因的特异性突变有关。研究者采用高分辨率熔解曲线分析技术检测了 SNP。该分析提供了一种有效的方法筛选与氯菊酯抗性相关的突变，从而促进杀螨剂耐药性的监测[3]。

在癌症中，DNA 结合区域的突变通常不会激活 *TP53* 基因。*TP53* 基因突变通常影响治疗效果，利用有效、快速的方法扫描 *TP53* 基因的突变可能具有临床价值。Krypuy 等评估了高分辨率熔解曲线分析技术作为 *TP53* 基因快速突变扫描工具在肿瘤样本中的应用。他们从杂合或纯合的已知突变的细胞系中提取 DNA，进而采用 PCR 扩增对 *TP53* 外显子 5～8 突变进行高分辨率熔解曲线分析扫描。他们使用稀释的具有野生型 DNA 的正常细胞系对 PCR 反应体系灵敏度进行评估。然后对已经完成 *TP53* 突变测序的卵巢肿瘤 DNA 样本再进行盲性评估，以评估高分辨率熔解曲线分析技术的敏感性和阳性预测值。同时对 *TP53* 突变状态未知的乳腺肿瘤 DNA 样本进行高分辨率熔解曲线分析检测。结果表明,当外显子 5 被扩增时,一个细胞系的突变不容易被观察到。高分辨率熔解曲线分析结果与测序结果比较揭示了每个突变在正确的外显子中被高分辨率熔解曲线分析检测到。对于乳腺肿瘤,通过高分辨率熔解曲线分析检测发现 7 个异常熔解曲线,随后被测序证实,该外显子没有其他突变发生。实验证明高分辨率熔解曲线分析是一种简单快速扫描 *TP53* 突变的有效技术,可显著降低 *TP53* 突变研究需要的测序量[4]。

有研究者对 2008 年 2 月到 2012 年 5 月间 Mehr 医院的 1 000 名转移性结直肠癌患者是否具有 *KRAS* 突变进行了检查,并从中随机抽取 242 名患者检测 *BRAF* 突变。为确保结果的灵敏度和特异性,通过焦磷酸测序验证高分辨率熔解曲线分析结果[5]。结果表明,1 000 名参与者中有 664 人(66.4%)为野生型,336 人(33.6%)携带 *KRAS* 基因突变第 12 和(或)13 密码子。在 242 个样本中随机检查 *BRAF* 基因,结果均为野生型。焦磷酸测序验证结果与高分辨率熔解曲线分析的结果一致。在这方面,对高分辨率熔解曲线分析的敏感性和特异性评价为 100%。与 DNA 测序相比,高分辨率熔解曲线分析是更适合对 *KRAS* 和 *BRAF* 突变进行精确扫描的方法。因此,高分辨率熔解曲线分析是一种检测基因突变的很有前景的技术。

5.3.3 高分辨率熔解曲线分析技术在物种、品种鉴定中的应用

随着生物学理论和技术的发展,物种鉴定方法也随之进步。物种鉴定与分类运用形态学、细胞学、生物化学、免疫学、分子生物学等知识。现阶段,物种鉴定与分类越来越重视生理、生化、遗传等方面特征的检测,如 DNA 的含量比较、蛋白质的成分分析、染色体的核型分析等。应用高分辨率熔解曲线分析能很好地对动物、植物、微生物进行快速鉴定与分类。

蒿属植物的许多种是具有药用价值的中药。通常,市场上出售的中药都是经过加工的,因此很难进行种属鉴定。中药的常规检测和鉴定可以确保它们使用的原材料适合后期用药。有研究者对 5 种常用的蒿属植物进行了高分辨率熔解曲线分析[6]。该分析基于核糖体 DNA 第二内部转录间隔区(ITS2)序列。同属的中药植物 ITS2 扩增产物的熔解曲线明显分离,因此可以用高分辨率熔解曲线分析方法对其进行区分。该方法可以进一步应用于鉴定粉状的商业产品。因此,在市场上可以用高分辨率熔解曲线

分析方法提供一种高效、可靠的蒿属植物鉴定系统，为药品供应链中的药品质量控制提供技术参考。

Rozej-Bielicka 等设计实验从人类、犬、啮齿动物、鹿和蜱虫样本中分离出 DNA 进行了 PCR 试验，通过高分辨率熔解曲线分析鉴别巴贝虫的种属。PCR 检测扩增了巴贝虫 18S rRNA 的一段约 400 bp 的区域基因。常规的引物是为匹配多种 DNA 而设计的，与其他胞内原生动物和巴贝虫宿主的序列具有较低的 DNA 相似度。他们首次基于高分辨率熔解曲线分析检测对该物种进行分类，体现生化实验在医学和兽医研究和应用中的重要性。研究结果表明，该方法对巴贝虫进行鉴别是一种既可行又廉价的诊断和筛选工具[7]。

5.3.4　高分辨率熔解曲线分析技术在甲基化研究中的应用

DNA 甲基化是发生在 DNA 碱基序列上的一种共价修饰。DNA 甲基化状态在基因组中呈现出一定的分布模式，90％的甲基胞嘧啶位于重复序列上。CpG 岛广泛分布于启动子区域以及编码基因的第 1 外显子区。

靶序列上甲基基团的存在可以影响转录因子的结合，引起转录抑制，从而使该基因表达受到抑制。启动子区 CpG 岛的甲基化常常可以抑制该基因的转录，尤其是对于抑癌基因、凋亡相关基因、DNA 修复基因等，启动子区域发生甲基化会影响基因功能的发挥。

目前，甲基化检测的方法很多，如甲基化特异性 PCR、RNA 印迹法、蛋白质印迹法、免疫细胞化学法等。这些检测方法由于需要花费大量时间、成本高等原因，在临床推广应用时均存在一定的困难。最新报道了一种基于熔解曲线的高分辨率熔解的新方法，为甲基化的检测带来了新的曙光。

高分辨率熔解是一种最新的遗传学分析方法，主要是根据 DNA 序列的长度、GC 含量及碱基互补性差异，应用高分辨率的熔解曲线对样品进行分析，其分辨精度可以达到对单个碱基差异的区分。高分辨率熔解方法具有操作简单、灵敏度高、重复性好、成本低、不受检测位点的局限等优势，将为遗传学、肿瘤学等方面的研究和临床应用提供更大的帮助。

过去 30 年的研究显示，这种基因启动子高甲基化导致的基因低表达有助于癌症的分子标志物研究，甲基化对转录的调控在其他疾病中也逐渐被发现。

在临床样本检测中，需要一种可靠的启动子甲基化分析方法。现有的检测方法包括限制性内切酶法、亚硫酸氢盐法和PCR法等。高分辨率熔解曲线分析技术最初是为区分SNP基因分型而开发，由于其精确性高也被应用于甲基化的定性研究。利用亚硫酸氢盐把未甲基化的DNA中的胞嘧啶转换成尿嘧啶，经过处理的DNA产物的T_m值将比甲基化的DNA产物低，因此产生不同的熔解曲线。

*SEPT9*基因启动子甲基化是结直肠癌的早期诊断分子标志物之一。有研究者利用甲基化敏感高分辨率熔解曲线分析方法(MS-HRM)建立了检验游离甲基化*SEPT9*的方法[8]。另有研究者建立了检验甲基化*MGMT*基因的方法，并用于检测临床样本[9]。

5.3.5 高分辨率熔解曲线分析技术在序列匹配中的作用

在不需要知道完整的基因型，而只需知道DNA序列是否匹配的研究中，如组织移植、亲子鉴定、法医鉴别等，通过1∶1混合样品进行高分辨率熔解曲线分析。如果样品完全匹配，那么两条熔解曲线在绝大多数重要参考位点应完全吻合；如果样品不完全匹配，就将形成不同杂合子而改变熔解曲线。由此，可以通过高分辨率熔解曲线分析验证样品的基因一致性。

法医鉴定通常是基于短串联重复序列(STR)对核DNA进行分析。但是在实际应用中STR分析是一种费时费力的方法。其替代方法如高通量测序，价格昂贵，对发展中国家并不适用。高分辨率熔解曲线分析技术作为高效快捷的筛选工具，简化了STR分析对样本的选择。高分辨率熔解曲线分析在PCR产物检测中可识别出SNP。高分辨率熔解曲线分析检测到的最小DNA熔解温度差异可达0.1℃。除对核DNA进行分析之外，法医科学家也会对线粒体DNA(mtDNA)进行分析。由于mtDNA的抵抗降解性和每个细胞的拷贝数特征，它可用于取证并用于当DNA获得量非常低(如头发、骨头和牙齿)时的法医鉴定。

参考文献

[1] 鞠亚菲，宋明全，姜相君. 高分辨率熔解曲线技术在胃及结直肠癌甲基化中的应用[J]. 国际消化病杂志，2013，33(5):335-336.

[2] Lieveld M, Carregosa A, Benoy I, et al. A high resolution melting (HRM) technology-based assay for cost-efficient clinical detection and genotyping of herpes simplex virus (HSV)-1 and

HSV-2[J]. J Virol Methods, 2017, 248:181-186.

[3] Pasay C, Arlian L, Morgan M, et al. High-resolution melt analysis for the detection of a mutation associated with permethrin resistance in a population of scabies mites[J]. Med Vet Entomol, 2008, 22(1):82-88.

[4] Krypuy M, Ahmed A A, Etemadmoghadam D, et al. High resolution melting for mutation scanning of TP53 exons 5-8[J]. BMC Cancer, 2007, 7:168.

[5] Karbalaie Niya M H, Basi A, Koochak A, et al. Sensitive high-resolution melting analysis for screening of KRAS and BRAF mutations in Iranian human metastatic colorectal cancers[J]. Asian Pac J Cancer Prev, 2016, 17(12):5147-5152.

[6] Song M, Li J, Xiong C, et al. Applying high-resolution melting (HRM) technology to identify five commonly used Artemisia species[J]. Sci Rep, 2016, 6:34133.

[7] Rozej-Bielicka W, Masny A, Golab E. High-resolution melting PCR assay, applicable for diagnostics and screening studies, allowing detection and differentiation of several Babesia spp. infecting humans and animals[J]. Parasitol Res, 2017, 116(10):2671-2681.

[8] 王侦，陈嘉昌，何琼，等. MS-HRM检测游离甲基化SEPT9在结直肠癌早期诊断中的应用[J]. 广东医学，2012，33(12):1732-1734.

[9] Wojdacz T K, Dobrovic A. Methylation-sensitive high resolution melting (MS-HRM): a new approach for sensitive and high-throughput assessment of methylation[J]. Nucleic Acids Res, 2007, 35(6):e41.

6 荧光原位杂交技术与精准医学

荧光原位杂交(fluorescence *in situ* hybridization, FISH)技术作为生物医学研究及临床诊断领域的传统分子生物学技术,是目前应用最广泛的基因结构和拷贝数变异的检测手段。FISH技术基于荧光标记核酸探针与细胞内的目标序列进行杂交,在电子荧光显微镜及数字成像设备的辅助下,观察和分析组织细胞中的各种荧光信号,从而了解细胞中染色体及染色体上的基因状态。这一技术已广泛用于癌症、生殖药物、遗传与发育、诊断和预后、微生物生态学及进化等研究领域。

6.1 荧光原位杂交技术的原理

6.1.1 荧光原位杂交技术概述

荧光原位杂交技术是基于核酸碱基互补配对原则,在退火的过程中使被标记的单链DNA或RNA探针与其互补的DNA链相结合,然后在电子荧光显微镜及数字成像系统的辅助下对目标染色体上的基因及特定基因组区域进行定位,从而观察到基因在细胞中的分布情况并对其进行分析。这种基因定位在细胞分裂间期和细胞分裂中期都可以实现。常见的信号产生方法有两种:一种是使DNA或者RNA探针携带可用于后期检测的半抗原,然后与单链核酸序列进行杂交,最后用带有荧光基团的抗体识别和结合带有半抗原的DNA和RNA探针,从而对靶序列进行检测;另一种是直接将带有荧光基团的碱基对所要制备探针的核酸序列进行标记,而后利用该探针检测细胞中靶序列的状态。

FISH技术中常用来标记探针的荧光基团有异硫氰酸荧光素(fluorescein isothiocyanate, FITC)、花青染料(cyanine dye, Cy3/Cy5)和罗丹明(rhodamine)等,常用的半抗原标记物有生物素(biotin-16-dUTP)和地高辛(digoxigenin-14-dUTP)。

6.1.2 荧光原位杂交技术的发展历程

由于染色体的异常变化非常微小和复杂,普通的染色体显带技术无法准确地将这种变化检测出来。原位杂交技术的出现很好地解决了这个问题。它能够更敏感、更精确地检测出染色体的异常变化状态,它是唯一一种能够在分子水平和细胞水平同时显现出染色体上DNA序列情况的技术,即在其自身的生物微环境下将染色体上的特异DNA序列可视化。1969年,Pardue和Gall及John等第1次使用放射性同位素标记的核酸检测细胞内目标DNA,但是标记的核酸只限于一些微卫星DNA和核糖体RNA[1, 2]。随后通过对RNA探针的改进,原位杂交技术也逐渐应用于细胞内mRNA拷贝数的检测[3, 4]。但由于该探针携带放射性同位素,探针的安全性不能保证,所有该时期的探针主要用于科学研究而未在临床上广泛应用。1981年,Langer通过缺口平移的方法用携带生物素标记的核苷酸探针,即将脱氧胞苷三磷酸替换为标记有生物素的核苷酸类似物,成功进行了染色体原位杂交。探针与目标序列杂交后通过标记有荧光的链霉抗生物素蛋白将信号放大,从而实现了杂交序列的可视化。该方法的进步对FISH技术进入日常的科学研究中起到重要的推动作用。随着依赖抗体和化学报告基团分子的三明治技术的发展,FISH技术的检测敏感性也逐渐提高。另外,半抗原标记方法的引入,推动了多色杂交系统的发展。同一时期,光学系统及摄影和荧光过滤系统的快速发展也对FISH技术的可视化进程起到重要的推动作用,如落射荧光显微镜(epi-illumination fluorescence microscope)、反射对比显微镜(reflection contrast microscopy)、共聚焦显微镜、电荷耦合器件(charge-coupled device, CCD)和滤光片。因此,FISH技术敏感度高、信号强、背景低、快速等优点使其应用范围进一步扩大,从最初的科研领域走向临床诊断领域。

随着科学家们对FISH技术研究的深入,该技术在科研及临床上的应用越来越广泛,加上现今在精准医疗的推动下,研究及诊断目的不同,所依赖的检测技术也不尽相同。例如,在临床上为寻找引起患者疾病的原因可以将该检测技术根据检测范围划分为全基因组检测和特定基因检测两大类。更进一步,可以将其定位在DNA和RNA水平上进行检测。因此，以 FISH 技术为基础衍生出许多与其相似的检测技术，如多色荧光原位杂交（M-FISH）[5]、光谱核型分析（SKY-FISH）[6]、比较基因组原位杂交（comparative genome hybridization，CGH）[7]、RNA-FISH[8]和特异性位置荧光原位杂交(locus-specific FISH)技术，以及后面出现的三维荧光原位杂交(3D-FISH)技术和四维荧光原位杂交(4D-FISH)技术[9]。另外，基于 CGH-FISH 技术的检测方法，研究人员还研发出 CGH 芯片技术和 SNP 芯片技术，然后结合数字化信号采集，使 FISH 技术变成了高通量的检测技术[10, 11]。近年来，FISH 技术与免疫组织化学及其他多学科的交流合作，如物理、化学等，使其更加成熟、稳定，也促使其广泛应用于科研和临床。

6.2 荧光原位杂交技术的探针设计及实验方案

6.2.1 荧光原位杂交探针的类型

在荧光原位杂交探针设计中，首先要考虑设计探针所属的类型。目前，随着荧光原位杂交技术的使用越来越广泛，相应出现了多种类型的探针，探针长度从几百个碱基到几兆个碱基。探针的获得方法分为以下几类：①先通过克隆获得目标序列，然后利用不同的标记方法制备探针，目前通过此类方式获取探针应用较为广泛；②酶法扩增，如通过 PCR 的方法，利用随机引物获得与靶序列互补的带荧光的探针序列；③化学合成法，即直接利用化学方法合成探针。不同的探针类型所采用的最适标记方法可能也会有差异。探针标记方法的多样性及多种类型探针的联合使用使得 FISH 技术成为原位研究 DNA 和 RNA 结构及功能的经典且可靠的方法。下面简单介绍几种主要的探针类型。

6.2.1.1 染色体特异的着丝粒探针

染色体特异的着丝粒探针包括卫星 α 类探针和卫星 γ 类探针等。卫星 α 类探针可以特异地区分开除染色体 13 和 21 以外的所有染色体，并且这些卫星 α 类探针的序列可以在 1～2 h 内被检测出来。这些探针能够杂交到 1 Mb 以上的目标序列上，特异性和敏感性高，信号强，容易检测，主要用于细胞非整倍体和微小标志染色体的检测。该类探针的标记方法很简单，主要采用 PCR 法。

6.2.1.2 特异性位置探针

特异性位置探针(specific locus probe)主要用于对细胞分裂中期的目标染色体及基

因进行定位，并对特异染色体的易位、倒位、扩增及缺失等变化进行检测和可视化。但是该探针不适用于检测染色体上微小的异常变化，不过可以通过PCR的方法解决。该探针主要采用缺口平移法(nick translation)进行标记(参见6.2.2.1)。

6.2.1.3 染色体涂染探针

全染色体涂染探针(whole chromosome painting probe, WCP)是针对整条染色体的结构设计相对应的探针。涂染探针主要用于检测在肿瘤和遗传性疾病中的染色体异常，如检测复杂的染色体重排。应用该探针解决了以前显带技术检测不出来的问题。但是，全染色体涂染探针也存在一定的局限性，它只能检测整个染色体的变化而不能针对特定位置的变化进行检测。因此，该技术不能区分一些染色体结构上的异常，如不能分辨同一染色体中短臂或长臂间的易位及其倒位。利用涂染探针研究复杂染色体畸变可节省时间，结果容易判读[12]。

6.2.1.4 RNA探针

RNA探针可以检测细胞中RNA的表达情况，包括单链反义RNA(ssRNA)探针和寡核苷酸RNA探针两种。其中，单链反义RNA探针广泛应用于4%甲醛固定的石蜡包埋组织切片和其他方式制备的样本上(如固定的细胞滴片)。寡核苷酸RNA探针相较于DNA探针表现出更高的优越性，它与靶序列杂交后形成的复合体比DNA探针形成的复合体更紧密。而且寡核苷酸RNA探针短小，敏感度高，杂交背景低，通透性强，能够很快进入细胞核。寡核苷酸RNA探针可以通过核酸自动合成仪较容易地制备，因此该探针越来越广泛地应用在科研和临床上。

6.2.2 荧光原位杂交探针的标记与制备

目前常用的FISH探针主要是一段长度为几百个至几兆个碱基、标记了荧光素或半抗原的RNA、DNA或肽核酸序列。临床上使用的检测试剂盒中的探针主要以DNA为主。由于RNA在环境中不稳定、易降解并且不易保存，以及肽核酸合成不易、成本高等原因，只能制备一些长度较短的FISH探针。现今常用来制备探针的序列主要通过克隆[如质粒、黏粒、酵母人工染色体(yeast artificial chromosome, YAC)克隆、细菌人工染色体(bacterial artificial chromosome, BAC)克隆]或酶法扩增(如PCR法)获得。探针标记的方法主要有两种：一是直接标记法，就是通过一些化学合成方法将荧光素或发光染料直接标记到核酸序列中的相关碱基上；二是间接标记法，就是把地高辛或生物素等半抗原或是一些荧光染料连接到核酸碱基序列上，然后在杂交过后的观察阶段，加入标记有荧光素的相应半抗原的抗体参与反应进行观察，或是利用合适标记方法标记出的探针与靶序列进行杂交观察。这两种标记方法各有优点和缺点。直接法步骤简便、易操作并且背景相对较低，但其成本高且信号强度比间接法弱；而间接法可以将荧光信号放大，从而加强了检测信号及检测灵敏度，但是间接法操作步骤比较烦琐，最终可导致结果中背景信号强[13, 14]。在临床上，直接标记法步骤简单，信号强度可以反映样本的真实情况，背景信号低，因而临床上检测用的探针多由直接标记法标记。目前，市场上常用的探针标记方法主要有缺口平移法、随机引物法和 PCR 标记法等[15-18]。下面介绍几种常用的探针标记方法。

6.2.2.1 缺口平移法

缺口平移法（nick translation）是常用的标记双链 DNA 探针的方法之一。该方法利用 DNA 聚合酶Ⅰ将标记的脱氧核苷三磷酸（dNTP）掺入新合成的 DNA 链中，从而合成特异性强且均匀标记的 DNA 探针。该方法主要分 3 步进行：①打开缺口，用适当浓度的 DNA 聚合酶Ⅰ在目标 DNA 的一条链上打开缺口（nick），使缺口处暴露出 3′端；②在大肠杆菌 DNA 聚合酶Ⅰ的 5′→3′聚合酶活性作用下，以一条 DNA 链为模板，以 dNTP 及标记有荧光染料的 dUTP 为原料，依次将 dNTP 连接到切口的 3′-OH 上，最终从 5′端向 3′端方向重新合成一条长度为几百个碱基的互补链；③利用大肠杆菌 DNA 聚合酶Ⅰ的 5′→3′方向外切酶活性，将缺口处 5′端核苷酸逐步切除。第 2 步和第 3 步是同时进行的，在缺口的 3′端添加 dNTP 时，缺口 5′端的核苷酸不断被水解，这种边合成边降解的过程推动着缺口处新合成的带有荧光的链沿着互补的 DNA 链移动，最终形成几百个碱基的探针。原料中含有的荧光标记 dUTP，替代原 DNA 分子上的部分 dTTP 而插入新合成的 DNA 链中，即合成了所需要的探针，其原理如图 6-1 所示。

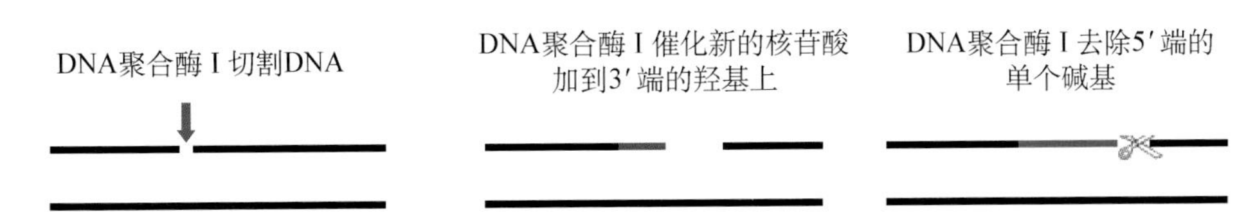

图 6-1 FISH 探针缺口平移法标记原理

在制备探针过程中应该注意，标记体系的作用时间不能过长或过短，否则会造成探针片段过小或过大，探针片段过小会引起细胞核内非特异性核酸的杂交，而探针片段过大会导致片段不易进入细胞核内，从而降低杂交效率。一般情况下，探针长度在 200～500 bp 为宜。缺口平移法在大多数的探针标记中都在使用，如 BAC 克隆、基因组 DNA 的标记等。常用的商品化标记试剂盒有 Abbott 公司的 Nick Translation Kit，其标记体系主要包括模板 DNA、荧光基团-dUTP、1 mmol/L dTTP，0.1 mmol/L dNTP 混合物，10×缺口平移缓冲液。将配置好的反应体系混匀离心，放于 PCR 仪上 15℃，12 h。标记好之后将反应体系放于 70℃，10 min，之后立即冰上放置 10 min，然后进行乙醇-醋酸钠探针沉淀，沉淀过程中，要向探针中加入一些含有重复片段的竞争 DNA 片段，以达到在杂交过程中降低非特异性荧光杂交信号的目的。

6.2.2.2 ULYSIS 核酸标记方法

Thermo Fisher Scientific 公司开发了一种非酶催化的标记方法。该方法将荧光基团偶联到铂原子上形成"铂-荧光基团"复合体，该复合体可以通过铂原子直接与 DNA、RNA 分子中的鸟嘌呤以及少量腺嘌呤发生连接，从而直接将荧光基团标记到 DNA、RNA 分子上，标记原理如图 6-2 所示。

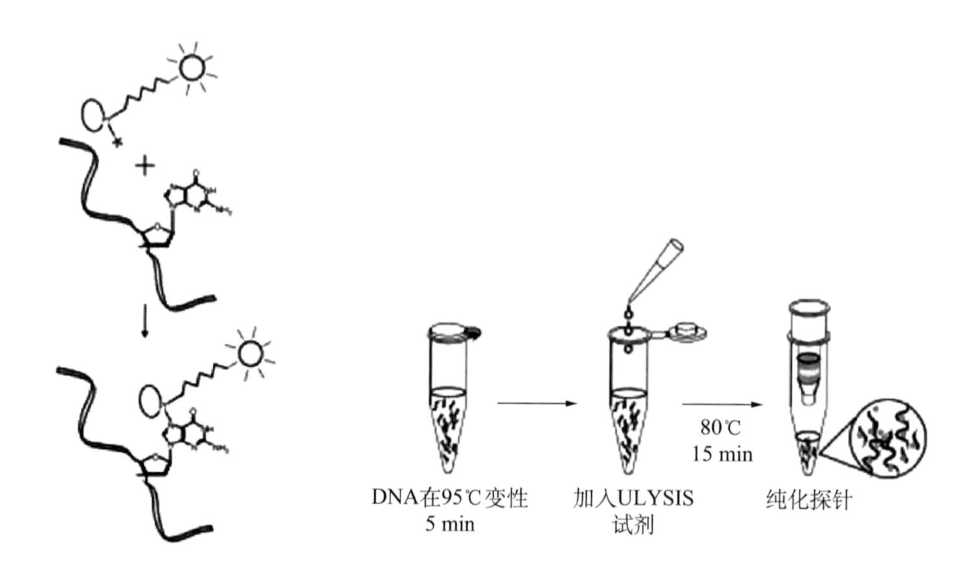

图 6-2 ULYSIS 核酸标记方法原理及步骤

该方法的简要操作步骤如下：①用 PCR 扩增出探针片段，向 1 μg 产物 DNA 中加入 18.7 μl 标记缓冲液，95℃孵育 5 min，即刻冰浴 5 min；②短时离心后，加入 5 μl 标记试剂，80℃孵育 15 min，即刻冰浴 5 min；③完成探针标记后，通过纯化柱纯化即可得到探针。

6.2.2.3 PCR 标记法

对于一些序列已知的短探针及着丝粒探针常采用 PCR 标记法。此方法的标记过程和常规 PCR 步骤基本一致，在反应过程中只需加入适量荧光标记的 dUTP 分子。在 PCR 过程中，随着模板的合成，荧光标记的 dUTP 会掺入新合成的链中，从而实现探针的标记。

6.2.2.4 随机引物法

随机引物法的原理是将 6 个核苷酸长度的随机引物(random primer)加入反应体系中，以标记的 dNTP 为原料，在退火过程中随机引物与单链 DNA 随机互补配对结合，在无 5′→3′外切酶活性的 DNA 聚合酶作用下，在引物的 3′端进行延伸，通过逐个加上标记的核苷酸直至遇到下一个随机引物。然后，通过变性将标记的探针与模板序列分开，最后经过纯化及沉淀获得单链的 DNA 探针。6 个核苷酸长度的随机引物可以和所有可能的模板序列结合，标记的探针均匀覆盖 DNA 全长。当以 RNA 为模板时，首先必须利用反转录酶将 RNA 反转录为 cDNA，产生的探针是单链 cDNA 探针。随机引物法标记的探针特异性及敏感性高，但其最终可用的标记好的探针量比缺口平移法低，原理如图 6-3 所示。

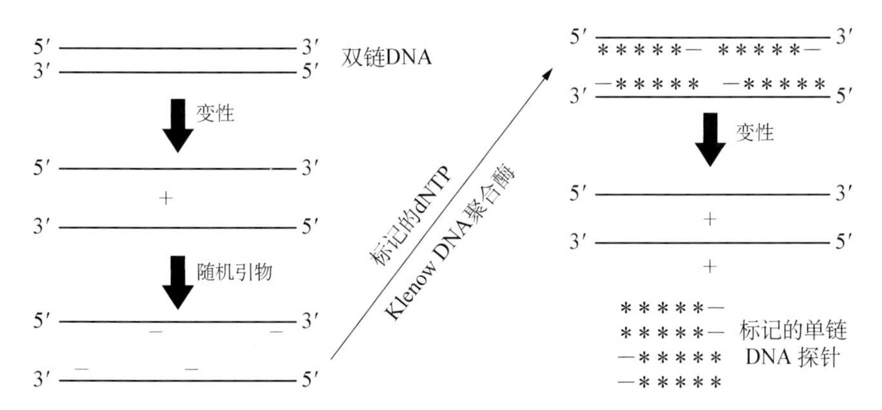

图 6-3 随机引物法标记原理

多种 DNA 模板可以用于探针标记，如 DNA 片段(较长的 PCR 产物)、线性化的质粒或黏粒、超螺旋 DNA 等。一个最小体积标准反应体系中的模板用量为 50 ng～1 μg，通常用量为 100～500 ng。具体应根据实际使用的试剂盒说明书及实验需要进行调整，需要考虑待检测基因的丰度、样品量及其后探针沉淀步骤的回收率等。

关于模板的变性时间，一般建议为 5～10 min，变性时间应该根据模板的大小及是否存在二级结构进行调整。如果模板为 PCR 产物，可能 5 min 已足够使模板变性；但如果模板较长或为较大的质粒(如 BAC 克隆)，则需要延长变性时间以使模板充分变性，使随机引物与模板结合更加充分，能涵盖更多的模板 DNA，提高标记效率。

随机引物法的探针标记主要包含以下几个步骤：

(1) 模板 DNA 片段的制备。通过 PCR、质粒酶解等，分离纯化模板 DNA，总量应达 1 μg。

(2) 建立标记反应。在离心管中将模板 DNA 和随机引物混匀。95℃变性 5 min。迅速置于冰上，放置 5 min。瞬时离心后，加入 10×缓冲液、dNTP 混合物、荧光标记的 dNTP、Klenow DNA 聚合酶，混匀后，瞬时离心，于 37℃下反应 30～60 min。

(3) 65℃加热 10 min，使酶失活。

(4) 探针的纯化。制备好的探针由于大量标记核苷酸的掺入，可直接用于杂交，但由于游离的未标记前体的存在，杂交背景往往很高，因此有必要对探针进行纯化。可用乙醇和醋酸铵选择性沉淀，除去未掺入的 dNTP，或用葡聚糖凝胶 G-50(Sephadex G-50)直接离心层析。

6.3 荧光原位杂交技术在精准医学临床检测中的应用

6.3.1 荧光原位杂交技术在产前诊断中的应用

产前诊断是在妊娠期内预防胎儿遗传性疾病和出生缺陷的重要举措。目前，核型分析已成为最常用的产前诊断方法，是诊断胎儿染色体异常的“金标准”。核型分析的主要优点是可以直观地显示出染色体结构和数目的异常，其检测错误率低于 0.5%；主要缺点是核型分析需要对胎儿细胞进行体外培养以便获得中期分裂象，然后进行 G 显带，时间需要 2～4 d，检测周期长且效率低，会给妊娠期妇女带来经济及相应的精神负担，而且核型分析只局限于对染色体大片段异常的检测，结果判读困难且受人的主观因素影响。因此，亟须研发出快速检测染色体异常的方法满足科研及临床的需要。

1922 年以后,FISH 技术、实时荧光定量 PCR(qPCR)和多重连接探针扩增(MLPA)等快速检测染色体非整倍体的技术陆续应用于临床,可以在 1 d 内得出检测结果,大大缩减了出具检测报告的时间。并且,FISH 技术相较于其他两种技术更为直观,可以通过直接计数荧光信号获得检测结果。

FISH 技术最早在美国被用于产前诊断。早在 1993 年,FISH 技术就被美国医学遗传学与基因组学学会(ACMG)批准用于辅助核型分析进行产前诊断。随后几年,FISH 技术日益成熟,并且其敏感性和特异性也得到提高。美国遗传学会宣布,FISH 技术可以用于一些常见常染色体和性染色体数目异常及自身结构异常的诊断,而在临床中它也不仅是一种辅助性检测手段。后来,Tepperberg 等[19]收集了大量临床样本,将 FISH 技术所检测的产前诊断结果与核型分析结果进行了大样本比较分析。最后在 47 312 份可用样本中,得出应用 FISH 技术检测的假阳性率为 0.019%(9 例),假阴性率为 0.049%(32 例)。从此,FISH 技术便被一些发达国家广泛应用于快速产前诊断。由于 13、18 和 21 号染色体以及 X 和 Y 染色体数目异常占胎儿染色体异常的比例非常大(接近 65%),几乎出现在所有胎儿染色体数目异常的样本中[20-22],一些公司利用 FISH 技术主要针对这几条染色体研发出了相应的检测试剂盒,检测结果可以在 1~2 d 获得,并且检测结果与核型分析结果的一致率非常高,接近 100%[23, 24]。FISH 检测结果的准确性及其直观和便于解释的特性,对临床决策和减轻妊娠期妇女思想负担是非常有利的,能够满足临床的需要。

6.3.2 荧光原位杂交技术在血液肿瘤中的应用

血液肿瘤是我国多种高发肿瘤之一。随着对癌症发生发展等机制的深入研究,人们发现现在广泛应用于癌症研究及诊断的方法对肿瘤分型、诊断、治疗和预测预后具有重要意义,如分子遗传学、细胞遗传学方法等。然而,简单的细胞遗传学分析方法无法对间期细胞、复杂核型细胞和染色体微缺失进行诊断,只能分析中期染色体中出现的异常。FISH 技术的出现和发展弥补了前期细胞遗传学在这些方面存在的缺陷,不仅能够检测中期分裂相中染色体的异常变化,而且能在细胞间期分析染色体的异常变化,因此该技术在血液肿瘤的研究、诊断等方面得到广泛应用。

在临床上,应用 FISH 技术检测血液肿瘤的发生、发展及对疾病预后进行监控主要体现在以下几个方面。

（1）染色体自身或是染色体之间因为易位导致的融合基因的检测。比如，慢性髓性白血病（CML）中 *BCR-ABL* 融合基因的检测，急性惰性白血病（AML）M2b 分型中 *AML1-ETO* 融合基因的检测和 M3 分型中 *PML-RARA* 融合基因的检测，以及儿童急性 B 淋巴细胞白血病中 *TEL-AML1* 融合基因的检测等。对融合基因的检测使临床工作者可以对相关疾病进行准确的诊断，并且帮助他们通过评估患者的预后情况，选择有效的治疗方案。例如，在 CML 患者中如果存在融合基因 *BCR-ABL*，则可选择用酪氨酸激酶抑制剂进行治疗，治疗效果和预后都很好；对于 AML 的 M3 分型患者可以通过 FISH 方法进行检测，看其是否伴有 *PML-RARA* 或 *PL2F-RARA* 融合基因，如存在 *PML-RARA* 融合基因则用全反式视黄酸治疗会有好的预后，若检测结果中显示其有 *PL2F-RARA* 融合基因则表明，如果用大众的治疗方案会得到较差的预后，因而需要选择其他治疗方案。

（2）基因缺失的检测。许多研究结果显示一些重要基因的缺失对肿瘤的发生及发展起着重要的推动作用。因此，对这些基因的检测将为肿瘤诊断及预后判断提供可靠且准确的治疗依据。现在的显带技术只能检测大片段的异常，分辨率低且检测周期长，而 FISH 技术的分辨率高且不用培养中期分裂象细胞，耗时短，可以弥补显带技术的不足。研究表明，在临床中应用 FISH 技术可以检测出多发性骨髓瘤（MM）患者 *P53* 基因的缺失，从而提示患者具有很差的预后，为临床治疗改进提供相对应的依据[25]。另外，在慢性淋巴细胞白血病研究中发现，若在患者体内检测到 *RB1* 基因的缺失，提示医师可以采用相应的治疗方案，最终让患者获得好的预后，即患者的中位生存期可以延长较长时间[26]。

（3）微小残留病灶的检测。众所周知，患者经过治疗后，病情会得到一定程度的缓解，但不久后该病又复发，究其原因是由于患者体内的白血病细胞没有被完全清除。因而，需要对该患者进行术后跟踪调查及检测，从而获得患者体内肿瘤细胞中一些重要的染色体异常信息，了解病情进展。

（4）对异性间造血干细胞移植的植入状态监测。异基因造血干细胞移植（allogeneic hematopoietic stem cell transplantation，allo-HSCT）是治疗血液系统恶性、非恶性疾病的有效手段。对移植后受体体内的情况进行了解具有重要的意义，可以判断是否移植成功，从而指导移植后的治疗，并对其预后进行有效评估。FISH 技术已经广泛用于异性异基因造血干细胞移植后植入状态的检测。它主要通过检测性染色体计数探针观察供/受者混合性嵌合体比例来评估移植后的情况。

6.3.3 荧光原位杂交技术在实体瘤中的应用

随着FISH技术的发展,该技术对多种类型组织细胞的染色体异常都可以进行准确检测,不管是新鲜组织还是一些用4%甲醛固定的陈旧组织标本。在临床上FISH技术广泛用于乳腺癌、膀胱癌、宫颈癌、肺癌、淋巴瘤等实体瘤的辅助诊断,对肿瘤的早期诊断、疗效监测、个体化治疗和预后判断等具有重要意义。

6.3.3.1 荧光原位杂交技术在乳腺癌人表皮生长因子受体2基因检测中的应用

有1/5～1/3的原发性乳腺癌患者出现人表皮生长因子受体2(*HER2*)基因的扩增和蛋白质的过表达[27]。临床数据表明,*HER2*过度表达乳腺癌患者的癌细胞浸润能力强,无病生存期短,具有较差的预后。另外,对HER2异常状态的评估是乳腺癌患者接受治疗的主要参考指标[28]。此类患者接受曲妥珠单抗治疗后会有好的治疗效果并且预后好,因此用FISH技术检测乳腺癌患者*HER2*基因的情况非常重要和必要。曲妥珠单抗是利用DNA重组技术产生的一种人源化单克隆抗体,它可以特异性地与HER2的细胞外部分结合[29]。目前,临床上检测HER2的异常主要通过两种方法:①在蛋白质层面上利用免疫组织化学方法检测HER2蛋白的表达情况;②在基因层面上应用荧光原位杂交技术检测*HER2*基因的拷贝数变化。大样本数据分析结果显示,FISH技术预测赫赛汀疗效比免疫组织化学方法好[30, 31]。因此,临床上将FISH技术作为检测HER2状态的标准方法。但是由于免疫组织化学方法比FISH技术容易操作且价格便宜,目前临床上常用免疫组织化学方法和FISH技术联合分析*HER2*的表达状态,特别是一些用免疫组织化学方法检测后不能确定*HER2*表达状态的样本,需要再进行FISH检测。另外,很多临床研究人员发现,虽然免疫组织化学方法检测出阴性和强阳性的样本与FISH结果非常一致,但有些用免疫组织化学方法检测为中度蛋白表达的样本,其*HER2*基因的拷贝数却没有变化。因此,建议首先以免疫组织化学方法作为筛查手段,对于那些HER2蛋白中度表达的病例则需要通过FISH检测进行确诊[32-35]。

6.3.3.2 荧光原位杂交技术在肺癌中的应用

肺癌是恶性程度非常高的一种癌症,其发病率和病死率一直位于各大肿瘤之首,特别是近些年空气污染加剧,该癌种已严重威胁人们的健康和生命。FISH技术已广泛应用于肺癌诊断中。LAVysion是一种多色检测DNA的FISH试剂盒,在临床上主要用于肺癌的检测[36, 37]。该试剂盒共包含 4 种探针，分别用于检测 5p15、7p12（*EGFR*）、8q24（*C-MYC*）和 6 号染色体，这些探针检测到的异常细胞通常表现为四倍体或多倍体荧光信号。大量临床试验结果表明，在肺癌中，FISH 技术与细胞学检测方法结合应用的敏感性比单独应用细胞学检测方法的敏感性高[38-41]。

总之，FISH 技术在临床中的应用已经越来越广泛，探针的灵敏度和特异度得到明显改善，商业化的探针也越来越多，给临床医师和科研工作者提供了更多的选择。FISH 技术的检测范围也已经覆盖产前诊断及辅助生殖、血液肿瘤、实体瘤等方面。相信随着人们对疾病认识的不断深入以及 FISH 技术的不断发展，FISH 技术将在精准医学中扮演更为重要的角色。

参考文献

[1] Pardue M L, Gall J G. Molecular hybridization of radioactive DNA to the DNA of cytological preparations [J]. Proc Natl Acad Sci U S A, 1969,64(2): 600-604.

[2] John H A, Birnstiel M L, Jones K W. RNA-DNA hybrids at the cytological level [J]. Nature, 1969,223(5206): 582-587.

[3] Coghlan J P, Aldred P, Haralambidis J, et al. Hybridization histochemistry [J]. Anal Biochem, 1985,149(1): 1-28.

[4] Harper M E, Marselle L M. In situ hybridization-application to gene localization and RNA detection [J]. Cancer Genet Cytogenet, 1986,19(1-2): 73-80.

[5] Speicher M R, Gwyn Ballard S, Ward D C. Karyotyping human chromosomes by combinatorial multi-fluor FISH [J]. Nat Genet,1996,12(4): 368-375.

[6] Veldman T, Vignon C, Schröck E, et al. Hidden chromosome abnormalities in haematological malignancies detected by multicolour spectral karyotyping [J]. Nat Genet, 1997,15(4): 406-410.

[7] Kallioniemi A, Kallioniemi O P, Sudar D, et al. Comparative genomic hybridization for molecular cytogenetic analysis of solid tumors [J]. Science, 1992,258(5083): 818-821.

[8] Dirks R W, Molenaar C, Tanke H J. Visualizing RNA molecules inside the nucleus of living cells [J]. Methods, 2003,29(1): 51-57.

[9] Cremer T, Küpper K, Dietzel S, et al. Higher order chromatin architecture in the cell nucleus: on the way from structure to function[J]. Biol Cell, 2004, 96(8):555-567.

[10] Fiegler H, Gribble S M, Burford D C, et al. Array painting: a method for the rapid analysis of aberrant chromosomes using DNA microarrays [J]. J Med Genet,2003,40(9): 664-670.

[11] Matsuzaki H, Dong S, Loi H, et al. Genotyping over 100,000 SNPs on a pair of oligonucleotide arrays [J]. Nat Methods, 2004,1(2): 109-111.

[12] Guan X Y, Zhang H, Bittner M, et al. Chromosome arm painting probes [J]. Nat Genet, 1996, 12(1): 10-11.

[13] Wiegant J, Ried T, Nederlof P M, et al. In situ hybridization with fluoresceinated DNA [J]. Nucleic Acids Res, 1991,19(12): 3237-3241.

[14] Gray J W, Pinkel D, Brown J M. Fluorescence in situ hybridization in cancer and radiation Biology [J]. Radiat Res, 1994,137(3): 275-289.
[15] Rigby P W, Dieckmann M, Rhodes C, et al. Labeling deoxyribonucleic acid to high specific activity in vitro by nick translation with DNA polymerase I [J]. J Mol Biol, 1977, 113(1): 237-251.
[16] Langer P R, Waldrop A A, Ward D C. Enzymatic synthesis of biotin-labeled polynucleotides: novel nucleic acid affinity probes [J]. Proc Natl Acad Sci U S A, 1981,78(11): 6633-6637.
[17] Hopman A H, Voorter C E, Ramaekers F C, et al. Detection of genomic changes in cancer by in situ hybridization [J]. Mol Biol Rep, 1994,19(1): 31-44.
[18] Dunham I, Lengauer C, Cremer T, et al. Rapid generation of chromosome-specific alphoid DNA probes using the polymerase chain reaction [J]. Hum Genet, 1992,88(4): 457-462.
[19] Tepperberg J, Pettenati M J, Rao P N, et al. Prenatal diagnosis using interphase fluorescence in situ hybridization (FISH): 2-year multicenter retrospective study and review of the literature [J]. Prenat Diagn, 2001,21(4): 293-301.
[20] Robinson A, Bender B G, Linden M G, et al. Sex chromosome aneuploidy: the Denver Prospective Study [J]. Birth Defects Orig Artic Ser, 1990,26(4): 59-115.
[21] Jacobs P A, Melville M, Ratcliffe S, et al. A cytogenetic survey of 11,680 newborn infants [J]. Ann Hum Genet, 1974,37(4): 359-376.
[22] Ratcliffe S G, Stewart A L, Melville M M, et al. Chromosome studies on 3500 newborn male infants [J]. Lancet, 1970,1(7638): 121-122.
[23] Stumm M, Wegner R D, Bloechle M, et al. Interphase M-FISH applications using commercial probes in prenatal and PGD diagnostics [J]. Cytogenet Genome Res, 2006,114(3-4): 296-301.
[24] Choolani M, Ho S S, Razvi K, et al. Fast FISH: technique for ultrarapid fluorescence in situ hybridization on uncultured amniocytes yielding results within 2 h of amniocentesis [J]. Mol Hum Reprod, 2007,13(6): 355-359.
[25] Drach J, Ackermann J, Fritz E, et al. Presence of a p53 gene deletion in patients with multiple myeloma predicts for short survival after conventional-dose chemotherapy [J]. Blood, 1998,92(3): 802-809.
[26] Döhner H, Stilgenbauer S, Benner A, et al. Genomic aberrations and survival in chronic lymphocytic leukemia [J]. N Engl J Med, 2000,343(26): 1910-1916.
[27] Slamon D J, Clark G M, Wong S C, et al. Human breast cancer: correlation of relapse and survival with amplification of the HER-2/neu oncogene [J]. Science, 1987,235(4785): 177-182.
[28] Harris L, Fritsche H, Mennel R, et al. American Society of Clinical Oncology 2007 update of recommendations for the use of tumor markers in breast cancer [J]. J Clin Oncol, 2007,25(33): 5287-5312.
[29] Slamon D J, Leyland-Jones B, Shak S, et al. Use of chemotherapy plus a monoclonal antibody against HER2 for metastatic breast cancer that overexpresses HER2 [J]. N Engl J Med, 2001, 344(11): 783-792.
[30] Fornier M, Risio M, Van Poznak C, et al. HER2 testing and correlation with efficacy of trastuzumab therapy [J]. Oncology (Willison Park), 2002,16(10): 1340-1348.
[31] Vogel C L, Cobleigh M A, Tripathy D, et al. Efficacy and safety of trastuzumab as a single agent in first-line treatment of HER2-overexpressing metastatic breast cancer [J]. J Clin Oncol, 2002,20(3): 719-726.

[32] Lebeau A, Deimling D, Kaltz C, et al. Her-2/neu analysis in archival tissue samples of human breast cancer: comparison of immunohistochemistry and fluorescence in situ hybridization [J]. J Clin Oncol, 2001,19(2): 354-363.

[33] Kakar S, Puangsuvan N, Stevens J M, et al. HER-2/neu assessment in breast cancer by immunohistochemistry and fluorescence in situ hybridization: comparison of results and correlation with survival [J]. Mol Diagn, 2000,5(3): 199-207.

[34] Ridolfi R L, Jamehdor M R, Arber J M. HER-2/neu testing in breast carcinoma: a combined immunohistochemical and fluorescence in situ hybridization approach [J]. Mod Pathol, 2000,13 (8): 866-873.

[35] Wang S, Saboorian M H, Frenkel E, et al. Laboratory assessment of the status of Her-2/neu protein and oncogene in breast cancer specimens: comparison of immunohistochemistry assay with fluorescence in situ hybridization assays [J]. J Clin Pathol, 2000,53(5): 374-381.

[36] Sokolova I A, Bubendorf L, O'Hare A, et al. A fluorescence in situ hybridization-based assay for improved detection of lung cancer cells in bronchial washing specimens [J]. Cancer, 2002,96(5): 306-315.

[37] Romeo M S, Sokolova I A, Morrison L E, et al. Chromosomal abnormalities in non-small cell lung carcinomas and in bronchial epithelia of high-risk smokers detected by multi-target interphase fluorescence in situ hybridization [J]. J Mol Diagn, 2003,5(2): 103-112.

[38] Barkan G A, Caraway N P, Jiang F, et al. Comparison of molecular abnormalities in bronchial brushings and tumor touch preparations [J]. Cancer, 2005,105(1): 35-43.

[39] Bubendorf L, Muller P, Joos L, et al. Multitarget FISH analysis in the diagnosis of lung cancer [J]. Am J Clin Pathol, 2005,123 (4): 516-523.

[40] Halling K C, Rickman O B, Kipp B R, et al. A comparison of cytology and fluorescence in situ hybridization for the detection of lung cancer in bronchoscopic specimens [J]. Chest, 2006,130 (3): 694-701.

[41] Varella-Garcia M, Kittelson J, Schulte A P, et al. Multi-target interphase fluorescence in situ hybridization assay increases sensitivity of sputum cytology as a predictor of lung cancer [J]. Cancer Detect Prev, 2004,28(4): 244-251.

7 免疫组织化学技术与精准医学

免疫组织化学技术(immunohistochemistry, IHC)是一种基于组织化学和免疫学原理,通过带有标记的特异性抗体对细胞或组织中具有特定抗原性物质的分布和含量进行原位定性、定位或定量研究的一项技术。免疫组织化学技术操作简便,准确性高且重复性好,是目前临床病理诊断中最为常用的分子检测手段之一。

7.1 免疫组织化学技术的原理

7.1.1 免疫组织化学技术概述

1950 年,Coons 首创免疫组织化学技术,刘彦仿等在国内于 1965 年首次建立了免疫组织化学技术。免疫组织化学技术发展至今主要经历了 4 个阶段:①各种新方法建立和发展阶段;②各种新技术普及和推广阶段;③各种新技术广泛应用于临床病理诊断阶段;④各种新技术制定标准、质量控制及规范化阶段。在 20 世纪 70 年代,应用于临床病理诊断的免疫组织化学技术,就已经取得令人满意的诊断效果,其快速和准确的特点使其在临床病理诊断中的应用越来越广泛。免疫组织化学技术是利用抗体与抗原的结合具有高度特异性的特点,借助组织化学方法,将抗原与抗体结合形成的无色免疫复合物所在部位显示出来。目前,研究和临床上常使用直接法、间接法及多重染色法等进行检测。直接法是指使用带有标记的抗体直接进行检测。间接法是指使用未带有标记的抗体结合抗原,再以第 1 抗体为抗原与带有标记的第 2 抗体结合,进行相应的检测。多重染色法则是在同一样本上对不同抗原进行检测的方法。应用免疫组织化学技术检测样本内特异性抗原必须具备以下两个条件：①检测目标必须具有抗原性并且可以制备出特异性好、效价高的抗体；②检测目标在检测前必须保持抗原性的稳定。

7.1.2 免疫组织化学技术原理

免疫组织化学技术是利用抗体与抗原之间的结合具有高度专一性和特异性，将组织或细胞中的某些化学物质作为抗原或半抗原提取出来免疫实验动物包括兔子、小鼠、大鼠等，制备特异性抗体，再用这种抗体(第1抗体)作为抗原免疫相应的实验动物制备第2抗体，将第2抗体连接酶、荧光素、同位素、金属离子等标记，与第1抗体结合，放大抗原，然后通过组织化学方法显示出无色的抗原抗体反应部位。免疫组织化学技术通过抗原抗体的呈色反应或荧光反应，可以显示细胞或组织中的化学成分，从而能够在细胞或组织原位通过显微镜进行观察，确定某些具有抗原或半抗原性质的化学成分包括蛋白质、氨基酸、多肽、多糖、酶、激素、核酸等的分布和含量。免疫组织化学所用标本主要为两大类：组织标本和细胞标本。其中制作组织标本最常用、最基本的方法是石蜡切片。石蜡切片有利于组织形态保存，有利于各种染色对照观察，并且可以较长时期保存；虽然石蜡切片使用的甲醛固定剂对组织内抗原的暴露有一定影响，但是可进行抗原修复，是免疫组织化学中组织标本制作的首选方法。

7.1.3 免疫组织化学技术分类

(1) 免疫组织化学技术按抗体或抗原携带的标记不同可以分为：荧光染料标记法、放射性同位素标记法、酶标记法等。

(2) 免疫组织化学技术按染色步骤不同可分为：一步法、二步法或多步法。

(3) 免疫组织化学技术按抗原-抗体结合方式不同可分为：过氧化物酶-抗过氧化物酶(PAP)法、链霉抗生物素蛋白-过氧化物酶连结(SP)法、卵白素-生物素-过氧化物酶复合物(ABC)法等。

7.1.4 免疫组织化学技术特点

(1) 特异性强：从免疫学角度看，抗原与抗体之间的结合决定其具有高度特异性。

(2) 敏感性高：抗体稀释的比例从以前的几倍到目前的上千倍、上万倍甚至更高，抗体仍可与抗原特异性结合，其高度的敏感性使免疫组织化学方法成为常规的病理诊断工作和科学研究的工具。

(3) 定位准确：可以进行半抗原及抗原的准确定位，也可同时对不同抗原进行精准定位观察，在病理学及科学研究领域具有十分重要的意义。

7.1.5 免疫组织化学技术发展历史

免疫组织化学技术是形态学研究领域一门新兴的方法学，自1950年问世以来发展日新月异。1966年，Nakane建立了辣根过氧化物酶标记抗体的测定技术——酶标免疫组织化学技术[1]。1970年，Sternberger等在酶标法基础上建立了非标记抗体酶法（又称间接法）和PAP法[2]。20世纪80年代初期，美籍华人Hsu建立了卵白素-生物素复合物(ABC)法后，免疫金银法、免疫电镜等技术相继问世[3]。20世纪80年代末期，研究者发现链霉抗生物素蛋白与生物素结合力极强，用其建立起了链霉抗生物素蛋白-过氧化物酶连结法，即SP法[4]。由于链霉抗生物素蛋白不与人组织中的内源性生物素非特异性结合，因此实验背景染色更加清晰，其检测敏感性比ABC法高4～8倍，比PAP法高8～16倍。进入20世纪90年代，免疫组织化学技术向基因水平进一步发展，与分子生物学技术的紧密结合，如原位杂交后信号的放大与显示便是采用了免疫组织化学显色技术，以及图像分析、流式细胞仪的运用，使免疫细胞化学定量分析技术提高到更精确的水平[5,6]。

7.2 免疫组织化学技术的实验方案

7.2.1 常用免疫组织化学技术简介

7.2.1.1 免疫荧光组织化学技术

免疫荧光组织化学技术常用的荧光素标记有两种，分别是异硫氰酸荧光素(FITC)和四甲基异硫氰酸罗达明(TMRITC)。免疫荧光组织化学技术是将已知的抗体或抗原分子标记上荧光素，当与其对应的抗原或抗体发生反应时，其形成的抗原-抗体复合物上就带有荧光素，在荧光显微镜下就可观察到抗原抗体结合部位，检测出相应的抗原或抗体[7-9]。

免疫荧光组织化学技术按照抗原抗体反应的结合步骤不同通常可分为以下 4 种。

（1）直接法：使用荧光素标记的特异性抗体直接检测相应的抗原成分。

（2）间接法：先用特异性抗体与相应的抗原结合，再将特异性抗体作为抗原，用携带荧光素标记的抗体与特异性抗体相结合，形成抗原-特异性抗体-间接荧光抗体的复合物，检测相应抗原。

（3）补体法：用特异性的抗体和补体的混合液与抗原反应，使用携带荧光素标记的抗补体的抗体与复合物结合，进一步形成抗原-抗体-补体-荧光抗补体抗体的复合物，检测相应的抗原。

（4）多重免疫荧光法：在同一组织细胞中同时检测两种及两种以上抗原，可使用携带不同颜色荧光素的抗体检测相应的抗原。

7.2.1.2　免疫酶组织化学技术

免疫酶组织化学技术的基本原理与免疫荧光组织化学技术类似，即使用酶代替免疫荧光组织化学技术中抗体的荧光素标记，通过酶对底物的特异催化作用，生成有色的不溶性产物和一定密度的电子颗粒，在光镜或电镜下进行抗原的定位。目前，最常用的酶包括辣根过氧化物酶、碱性磷酸酶及葡萄糖氧化酶等[8]。

免疫酶组织化学技术通常分为以下 5 种：

（1）直接法：用酶标记的特异性抗体直接与抗原结合，通过酶催化底物产生有色的产物，对相应抗原进行检测。

（2）间接法：先用无标记的特异性抗体与抗原反应，再用特异性抗体作为抗原，用携带酶标记的抗体与特异性抗体相结合，形成抗原-特异性抗体-酶标记抗体的复合物，检测相应抗原。

（3）酶桥法：用酶免疫动物，制备抗酶抗体，通过第 2 抗体将抗酶抗体和与组织抗原特异结合的第 1 抗体连结起来，进而酶结合在抗酶抗体上，通过酶催化底物发生显色反应检测相应的抗原。

（4）PAP 法：它与酶桥法都是利用桥抗体将酶连接在第 1 抗体结合的部位，不同的是，PAP 法将酶和抗酶抗体制成复合物（PAP）以代替酶桥法中的抗酶抗体和随后结合的酶，进一步检测相应的抗原。

（5）APAAP 法：是建立在 PAP 法的基础上，使用碱性磷酸酶（AKP）替代辣根过氧化物酶（HRP）进行检测的一种方法。其原理是桥抗体将 AKP 连接在第 1 抗体的结合部位，而 AKP 和抗 AKP 抗体被制成复合物（APAAP），通过 APAAP 复合物中的 AKP 催化底物显色，检测相应的抗原[8,9]。

7.2.1.3 免疫金银法组织化学技术

免疫金银法（immunogold-silver method，IGSM）是在免疫金法的基础上发展形成的一种新的免疫组织化学技术，是利用胶体金作为抗体标记物，在对苯二酚存在的情况下，含银离子的显影液通过还原反应使抗原抗体反应部位的金粒子周围形成沉淀层，在光镜下就可看到阳性反应部位呈清晰的棕黑色，从而检测相应的抗原。

7.2.2 免疫组织化学技术实验方案

7.2.2.1 仪器设备

（1）不锈钢高压锅或电炉，或者微波炉；

（2）水浴锅，显微镜。

7.2.2.2 试剂

（1）PBS（pH7.4）：NaCl 137 mmol/L，KCl 2.7 mmol/L，Na_2HPO_4 4.3 mmol/L，KH_2PO_4 1.4 mmol/L。

（2）0.01 mol/L 柠檬酸钠缓冲液（pH6.0）：柠檬酸三钠 3 g，柠檬酸 0.4 g。

（3）0.5 mol/L EDTA 缓冲液（pH8.0）：700 ml 水中溶解 186.1 g $Na_2EDTA \cdot 2H_2O$，用 10 mmol/L NaOH 调至 pH8.0，加水至 1 000 ml。

（4）1 mol/L 的 TBS 缓冲液（pH8.0）：在 800 ml 水中溶解 121 g Tris 碱，用 1 mol/L的 HCl 调至 pH8.0，加水至 1 000 ml。

（5）酶消化液：0.1%胰蛋白酶液，用 0.1% $CaCl_2$（pH7.8）配制；0.4%胃蛋白酶液，用 0.1 mol/L 的 HCl 配制。

（6）3%甲醇-H_2O_2 溶液：用 30%H_2O_2 和 80%甲醇溶液配制[10,11]。

7.2.2.3 操作流程

1）脱蜡及水化

脱蜡前应将石蜡切片在室温放置 60～120 min 或在恒温箱中 60℃烘烤 20 min。

（1）石蜡切片置于二甲苯中浸泡 10 min，更换二甲苯后再浸泡 10 min。

（2）无水乙醇中浸泡 5 min。

（3）95%乙醇中浸泡 5 min。

(4) 75%乙醇中浸泡 5 min。

2) 抗原修复

在甲醛或多聚甲醛固定过程中，由于蛋白质之间发生交联及醛基的封闭作用，部分抗原失去了其抗原性。这就需要通过抗原修复，使抗原决定簇重新暴露，便于抗体检测。

(1) 抗原热修复

抗原热修复有以下两种方法。

① 高压热修复：在沸水中加入 0.01 mol/L 柠檬酸钠缓冲液(pH6.0)，将玻片置于金属染色架上，放入高压锅缓冲液中浸泡，加压加热 10 min 后除去热源，将高压锅置入凉水中，当阀门沉下后打开盖子，取出玻片。

② 煮沸热修复：使用电炉加热 0.01 mol/L 柠檬酸钠缓冲液(pH6.0)至 90～95℃，放入石蜡切片加热 20 min 后，断电将缓冲液冷却到室温，取出玻片。

③ 微波炉加热修复：在微波炉里加热 0.01 mol/L 柠檬酸钠缓冲液(pH6.0)至沸腾后将石蜡切片放入，断电，间隔 6 min，反复 4 次。

(2) 酶消化法修复

常用 0.1%胰蛋白酶液和 0.4%胃蛋白酶液。胰蛋白酶液和胃蛋白酶液使用前预热至 37℃，消化时间为 5～30 min。

3) 酶免疫法(二步法)

(1) 石蜡切片置于 60℃烘箱中烘烤 60 min，脱蜡水化，用 pH7.4 的 PBS 冲洗 3 次，每次 3 min。

(2) 对石蜡切片进行热修复(并不是所有的石蜡切片都需要热修复，主要用于甲醛固定的石蜡包埋组织切片)。

(3) 每张切片加 1 滴 3%甲醇-H_2O_2 溶液，室温下孵育 10 min，以阻断内源性过氧化物酶的活性，用 pH7.4 的 PBS 冲洗 3 次，每次 3 min。

(4) 滴加第 1 抗体，室温下孵育 2 h。

(5) 用 pH7.4 的 PBS 冲洗 3 次，每次 5 min；除去 PBS，每张切片加 1 滴聚合物增强剂，室温下孵育 20 min；用 PBS 冲洗 3 次，每次 3 min。

(6) 除去 PBS，每张切片加 1 滴酶标第 2 抗体，室温下孵育 30 min；PBS 冲洗 3 次，每次 3 min。

(7) 除去 PBS，每张切片加 1 滴新鲜配制的 DAB 液(二氨基联苯胺显色液)；显微镜下观察 5 min。

(8) 苏木精复染,0.1% HCl 分化,自来水冲洗,蓝化,切片经梯度酒精脱水干燥,二甲苯透明,中性树胶封固,晾干后观察。

4) 免疫组织化学染色 SP 法

(1) 脱蜡、水化。

(2) PBS 冲洗 3 次,每次 5 min。

(3) 滴加 3%H_2O_2(80%甲醇),室温静置 10 min。

(4) PBS 冲洗 3 次,每次 5 min。

(5) 抗原修复。

(6) PBS 冲洗 3 次,每次 5 min。

(7) 滴加血清封闭液,室温 20 min,甩去多余液体。

(8) 滴加第 1 抗体 4℃冰箱孵育过夜,PBS 冲洗 3 次,每次 5 min。

(9) 滴加生物素标记第 2 抗体,37℃孵育 30 min, PBS 冲洗 3 次,每次 5 min。

(10) 滴加辣根过氧化物酶标记的链霉素卵白素工作液,37℃孵育 30 min, PBS 冲洗 3 次,每次 5 min。

(11) DAB/H_2O_2 反应染色。

(12) 自来水充分冲洗后,苏木精复染 2 min,盐酸酒精分化。

(13) 自来水冲洗 10～15 min。

(14) 脱水,透明,封片,镜检。

5) SABC(链霉抗生物素蛋白-生物素复合物)法

(1) 脱蜡、水化。

(2) PBS 冲洗 3 次,每次 5 min。

(3) 用蒸馏水或 PBS 配制新鲜的 3%H_2O_2,室温封闭 5～10 min,用蒸馏水洗 3 次。

(4) 抗原修复。

(5) PBS 冲洗 3 次,每次 5 min。

(6) 加入血清封闭液,使一些非特异性的位点封闭起来,然后放入 37℃温箱孵育 30 min。

(7) 滴加第 1 抗体 4℃冰箱孵育过夜,PBS 冲洗 3 次,每次 5 min。

(8) 滴加第 2 抗体,37℃孵育 30 min, PBS 冲洗 3 次,每次 5 min。

(9) 将玻片从温箱中取出，放入 PBS 中洗 3 次，每次 5 min，擦干后加入 SABC，然后置于 37℃温箱中孵育 30 min。

(10) DAB/H_2O_2 反应染色。

(11) 自来水充分冲洗后，苏木精复染 2 min，盐酸乙醇分化。

(12) 自来水冲洗 10～15 min。

(13) 脱水，透明，封片，镜检[10,11]。

7.3 免疫组织化学技术在精准医学临床检测中的应用

近年来，随着免疫组织化学技术的发展和各种特异性抗体的出现，许多疑难肿瘤疾病得到了明确诊断，尤其是免疫组织化学技术在肿瘤诊断和鉴别诊断中的实用价值得到了普遍认可，其对低分化或未分化肿瘤的鉴别诊断准确率可达 50%～75%。

7.3.1 免疫组织化学技术在临床的主要应用(以肿瘤为例)

(1) 肿瘤性质判断：用免疫球蛋白的轻链抗体进行免疫组织化学检测可判断 B 细胞增生是反应性增生还是肿瘤性增生。在滤泡反应性增生时，滤泡反应中心的细胞呈 BCL-2 阴性；而在滤泡性淋巴瘤中，滤泡反应中心的细胞呈 BCL-2 阳性。而增殖细胞核抗原(PCNA)、周期蛋白(cyclin)、核抗原(Ki-67)可对肿瘤细胞增生的程度进行评价。

(2) 肿瘤分期判断：通过免疫组织化学技术可以对浸润、淋巴管或血管侵袭等情况进行判断从而确定肿瘤的分期情况。层粘连蛋白和Ⅳ型胶原抗体能够对基膜主要成分进行准确显示，从而准确区分浸润癌和原位癌；血管和淋巴管内皮细胞的标记物——因子Ⅷ相关蛋白、D2-40 抗体等能够清楚显示肿瘤对血管或淋巴管的浸润。

(3) 肿瘤属性判断：免疫组织化学检测可以通过特定抗体标记出相应的抗原成分，从而确定肿瘤的来源。角蛋白(CK)是上皮性标记，角蛋白阳性提示肿瘤为上皮源性肿瘤；降钙素是甲状腺髓样癌特有的标记；甲状腺球蛋白(Tg)阳性提示肿瘤是甲状腺滤泡性癌；前列腺特异性抗原(PAS)仅见于前列腺上皮；胃肠道间质瘤中原癌基因蛋白产物 CD117 呈阳性等。

(4) 转移肿瘤原发部位判断：对于来源不明的转移瘤，用免疫组织化学技术可以进一步确定恶性肿瘤组织的原发部位。甲状腺球蛋白阳性可考虑甲状腺肿瘤转移；波形蛋白(vimentin)阳性支持肉瘤的诊断;前列腺特异性抗原阳性可考虑前列腺肿瘤转移;S-100 蛋白阳性支持黑色素瘤的诊断等。

(5) 未分化恶性肿瘤分类判断:在苏木精-伊红(H-E)染色的切片上由于肿瘤“未分化”而缺少肿瘤细胞的起源特征不能进行分类,可以用非特异性抗体初步区分其组织学类型,如分化差的癌可显示波形蛋白或 S-100 蛋白阳性,在此基础上再选用特异性抗体做进一步鉴定。

(6) 肿瘤治疗和预后判断:一些免疫组织化学标志物与肿瘤患者的治疗和预后相关,如卵巢上皮性癌中 *P53* 的过表达与肿瘤的扩散、分化、术后残存癌灶呈正相关;乳腺癌中表达 HER2 的浸润性癌患者预后差;肺癌中突变型 P53 蛋白表达增高,*PTEN* 基因表达减弱,则患者预后不良[11-14]。

此外,运用免疫组织化学技术还能对不同器官组织交界处的肿瘤进行准确定位区分,及时发现微小转移灶,这对于进一步的肿瘤治疗及预后判断等具有重大意义。

7.3.2 免疫组织化学检测常用的肿瘤标志物

免疫组织化学检测常用的肿瘤标志物如表 7-1 所示。

表 7-1 免疫组织化学检测常用的肿瘤标志物

原发肿瘤名称	免疫组织化学检测所用的肿瘤标志物
肺腺癌	TTF1,天冬氨酸蛋白酶 A(napsin A)
乳腺癌	GATA3, ER, GCDFP15
膀胱尿路上皮细胞癌	GATA3, UPII, S100P, CK903,p63
鳞状细胞癌	p40, CK5/6
易位性肾癌	TFE3
肾上腺皮质肿瘤	Mart-1,抑制素 A,钙视网膜蛋白,SF-1
肝癌	精氨酸酶 1,磷脂酰肌醇蛋白聚糖 3, HepPar-1
黑色素瘤	S100, Mart-1, HMB-45, MiTF, SOX10
前列腺腺癌	PSA, NKX3.1, PSAP, ERG
浆液性卵巢癌	PAX8, ER, WT1
卵巢透明细胞癌	pVHL, HNF-1b, KIM-1, PAX8
子宫内膜腺癌	PAX8/PAX2, ER,波形蛋白
宫颈腺癌	PAX8, p16, CEA, HPV,PAX2

（续表）

原发肿瘤名称	免疫组织化学检测所用的肿瘤标志物
甲状腺髓样癌	降钙素，TTE1，CEA
涎腺导管癌	GATA3，AR，GCDFP-15，ER2/neu
血管瘤	ERG，CD31，CD34，Fli-1
脊索瘤	细胞角蛋白，S100
平滑肌肿瘤	SMA，MSA，肌间线蛋白，钙调理蛋白
横纹肌肉瘤	成肌蛋白，肌间线蛋白，MyoD1
滑膜肉瘤	TLE1，细胞角蛋白

7.3.3 免疫组织化学技术在精准医学领域的应用

7.3.3.1 免疫组织化学技术检测非小细胞肺癌患者 *EGFR* 突变

目前，全世界范围内肺癌的发病率和病死率居各类恶性肿瘤之首。已有大量研究及临床资料证实，*EGFR* 基因突变的非小细胞肺癌（non-small-cell lung cancer，NSCLC）患者对表皮生长因子受体酪氨酸激酶抑制剂的治疗有良好反应。研究发现，*EGFR* 基因突变主要发生在表皮生长因子受体酪氨酸激酶结构域 ATP 结合位点的编码区，其中在 19 外显子的 E746_A750 缺失突变和 21 外显子的 L858R 点突变占 *EGFR* 突变的 85%～90%[15]。目前，检测 *EGFR* 突变的方法很多，主要是以 DNA 分子为基础的检测技术，最经典的代表是 DNA 直接测序法，但操作烦琐、耗时长、对取材和技术要求高及需要突变拷贝数含量大于 30%等因素，限制了其在临床中的应用。免疫组织化学检测较分子水平的检测手段价格低廉，操作简便、迅速，可在几乎所有的病理实验室开展检测。针对非小细胞肺癌患者，通常使用抗 E746_A750 缺失突变抗体和抗 L858R 点突变抗体，同时增加 EGFR 单克隆抗体（D38B1）进行免疫组织化学检测。当免疫组织化学检测不能明确是否存在 *EGFR* 突变时，应进一步采用灵敏度更高的分子水平检测进行验证。

7.3.3.2 免疫组织化学技术检测乳腺癌 HER2 表达

研究发现，在原发性乳腺浸润性导管癌患者中 20%～30%的患者存在 *HER2* 基因的扩增和蛋白质的过度表达。HER2 阳性的患者乳腺癌浸润性强，无病生存期短，预后差。曲妥珠单抗（赫赛汀）作为治疗乳腺癌的药物之一，是一种重组 DNA 衍生的人源化单克隆抗体，选择性地作用于 HER2 的细胞外部位，适用于治疗 HER2 过度表达的乳腺癌。曲妥珠单抗治疗只对 HER2 过度表达和基因扩增的乳腺癌患者才有效，因此正确检测和评定乳腺癌的 HER2 状态至关重要。目前，一般采用免疫组织化学技术检测 HER2 蛋白过度表达，应用荧光原位杂交和显色原位杂交技术检测 *HER2* 基因扩增的水平。手术前穿刺活检或手术切除的肿瘤经病理明确诊断为乳腺癌时即可检测 HER2 蛋白和基因的状态[16]。

总之，随着医学科技的不断发展，在临床病理诊断工作中，各种抗体用途不断被发掘出来，并且随着许多新型抗体的出现，免疫组织化学技术得到了更为广泛的应用，在提高肿瘤诊断准确率方面发挥了积极作用。相信随着人们对疾病认识的不断深入以及免疫组织化学技术的进一步发展，免疫组织化学技术将在精准医学临床诊断中扮演更为重要的角色。

参考文献

[1] Nakane P K, Pierce G B Jr. Enzyme-labeled antibodies: preparation and application for the localization of antigens [J]. J Histochem Cytochem, 1966,14(12): 929-931.

[2] Sternberger L A, Hardy P H Jr, Cuculis J J, et al. The unlabeled antibody enzyme method of immunohistochemistry: preparation and properties of soluble antigen-antibody complex (horseradish peroxidase-antihorseradish peroxidase) and its use in identification of spirochetes [J]. J Histochem Cytochem, 1970,18(5): 315-333.

[3] Hsu S M, Raine L, Fanger H. Use of avidin-biotin-peroxidase complex (ABC) in immunoperoxidase techniques: a comparison between ABC and unlabeled antibody (PAP) procedures [J]. J Histochem Cytochem, 1981,29(4): 577-580.

[4] Golovnina T A, Kasheverov I E, Plaksin DIu, et al. A new immunochemical method for detecting substance P receptors based on the biotin-streptavidin system [J]. Bioorg Khim, 1992, 18(7): 932-941.

[5] Aldape K, Pfister S M. Next-generation molecular diagnostics [J]. Handb Clin Neurol, 2016, 134: 121-130.

[6] Dunphy C H. Applications of flow cytometry and immunohistochemistry to diagnostic hematopathology [J]. Arch Pathol Lab Med, 2004,128(9): 1004-1022.

[7] Kim S W, Roh J, Park C S. Immunohistochemistry for pathologists: protocols, pitfalls, and tips [J]. J Pathol Transl Med, 2016,50(6): 411-418.

[8] Gordienko V M, Kosmach P I. Method of enzyme labeling in immunohistochemistry [J]. Arkh Patol, 1973,35(6): 69-74.

[9] Lin F, Chen Z. Standardization of diagnostic immunohistochemistry: literature review and geisinger experience [J]. Arch Pathol Lab Med, 2014,138(12): 1564-1577.

[10] 管沛璇. 免疫组织化学技术在病理诊断中的应用思考[J]. 中国医药指南，2014，12(34)：54-55.

[11] 张卫琴. 免疫组织化学技术在病理诊断中的应用[J]. 安徽医药，2012，16(11)：1700-1702.
[12] 夏思钧. 浅谈免疫组织化学技术在病理诊断中的应用价值[J]. 求医问药，2013，11(10)：29-30.
[13] 徐平. 病理诊断中免疫组织化学技术的应用研究[J]. 中外医疗，2008，21：40-41.
[14] 高鹏. 病理诊断中免疫组织化学技术的应用研究[J]. 中国现代药物应用，2014，8(20)：231-232.
[15] 刘畅，徐东波，钟殿胜. 免疫组织化学法检测非小细胞肺癌 EGFR 突变的进展[J]. 中国肺癌杂志，2014，17(9)：701-705.
[16]《乳腺癌 HER2 检测指南(2009 版)》编写组. 乳腺癌 HER2 检测指南(2009 版)[J]. 中华病理学杂志，2009，38(12)：836-840.

8 实时定量反转录 PCR 技术与精准医学

人类对于核酸的研究已经有多年历史。从 20 世纪开始，随着分子生物学技术的发展，核酸作为一类非常重要的生物分子就引起了人们的广泛关注。但是，由于当时的核酸分离技术并不完善，而且核酸在体内含量低，不能完全被分离纯化，这在一定程度上限制了人们对于核酸的研究，同时限制了分子生物学的研究。这种情况直到聚合酶链反应(polymerase chain reaction, PCR)出现才得到改善。PCR 作为一种在体外能够对特定 DNA 片段进行扩增的生物学技术，被一致认为是生物体外的一种特殊 DNA 复制，得到研究人员的广泛好评和使用，对分子生物学的发展做出了巨大贡献。PCR 的最大优点，是能使微量 DNA 在短时间内大量扩增，达到后续实验的要求。1983 年，美国的凯利・穆利斯(Kary Mullis)首先提出设想，通过两年的努力和实践，他终于将聚合酶链反应变成了现实，即简易 DNA 扩增法，这意味着 PCR 技术的真正诞生。此后，PCR 技术成为分子生物学研究的有效工具。鉴于此技术的意义，凯利・穆利斯在 1993 年获得了诺贝尔化学奖[1]。在此后的几十年里，PCR 方法被不断改进，到 2013 年 PCR 已发展到第 3 代技术。现在以 PCR 为基础的各种 DNA 序列扩增和控制方法得到了快速发展，几乎已经在生物研究的各个领域得到了广泛的运用。本文将对实时定量反转录 PCR(real-time quantitative reverse transcription PCR, RT-qPCR)这项重要分子生物学技术的技术原理和临床应用进行详细的介绍。

8.1 实时定量反转录 PCR 技术的原理

8.1.1 实时定量反转录 PCR 的理论模型

在 PCR 反应中，理论上模板 DNA 是以指数方式进行扩增的[2]。但是在实际上，模板的量、试剂的多少、反应产物的积累、反应体系中各种分子的聚集等各种外在因素都会影响聚合酶反应，最终导致PCR反应不再以指数形式进行。正是由于上述种种不可控的因素、每次PCR体系配制过程中的不确定性及操作者不可避免的实验误差，每次反应的终产物都不可能一样多，这也就使得只通过PCR终点进行实验结果的定量不准确。为了改变这种现状，使实验有一个更好和更准确的结果，人们开始不断地对PCR技术进行革新。在这个过程中人们针对这一问题提出了许多解决方法，在这些方法之中RT-qPCR是其中最成功，也是最为适用和结果最准确的一种。由于实现了PCR从定性到定量的飞跃，能够对PCR反应的全过程进行实时监控，并且自动化程度高，该技术从产生到现在的短短十几年时间里已经在科研及检验领域获得了广泛的应用，成为分子生物学领域不可或缺的一项重要技术。

RT-qPCR可以在PCR反应的不同时间点或者不同时期进行检测，包括在指数扩增范围内检测反应产物的量，从而达到实时监测的目的。RT-qPCR的基本原理如图8-1所示。该方法最大的特点就是在反应体系中加入了荧光基团，利用荧光信号随着PCR反应的积累实时监控PCR反应的进程，并通过分析软件对PCR反应进行检测分析。

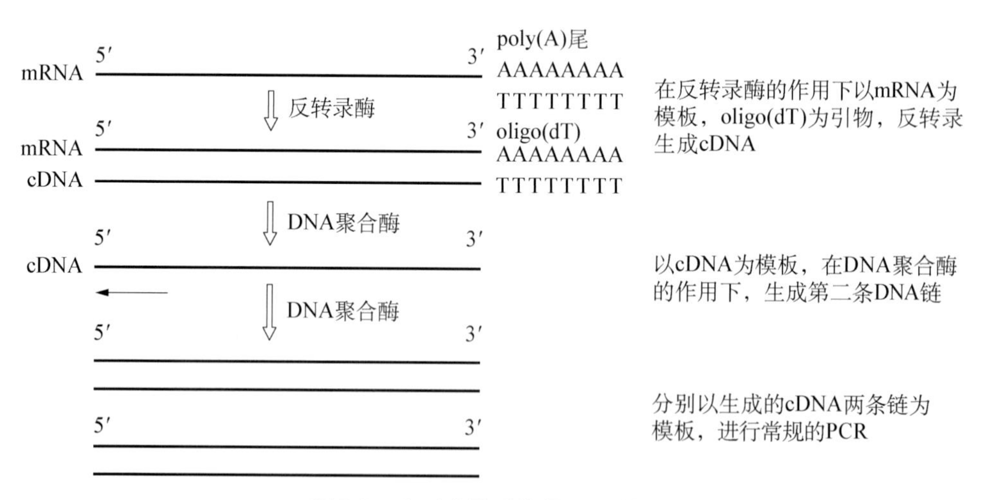

图8-1 实时定量反转录PCR原理

在PCR过程中通过引物的引导将体系中游离的寡核苷酸加上去，反转录定量的基础是反应过程中产物的积累与荧光强度的积累成正比，所以通过荧光强度就可以对产物的量进行计算。在 PCR 反应开始时不会检测到荧光信号；当 PCR 开始扩增时，Taq DNA 聚合酶将探针酶切降解，使报告荧光基团和淬灭荧光基团分离，报告荧光基团发出的荧光就不能被淬灭基团所淬灭，因而荧光监测系统就可接收到荧光信号，而荧光信号的强度与 PCR 产物等比例增加，即每生成一分子产物就会积累一个荧光信号，所以通过荧光强度的变化监测产物量的变化，就可以得到一条荧光扩增曲线图。简单地说，RT-qPCR 的基本原理就是在反应体系和条件完全一致的情况下，因为扩增效率不会改变，所以目的核酸扩增会呈指数增长，又因为扩增产物的量与荧光信号的积累成正比，因此通过对荧光量的检测就可以测定目的核酸的量[3]。

8.1.2 实时定量反转录 PCR 的数学模型

由于特定的待扩增目的基因片段的拷贝数与该基因的 Ct 值（Ct 值指 PCR 过程中，各样品扩增产物的荧光强度达到设定的阈值时所经过的扩增循环数）存在线性关系，所以目的基因片段的拷贝数越多，达到阈值所需要的循环数（Ct 值）就越少。在 PCR 中，理想的扩增结果是：$X_n = X * 2^n$，其中 n 为扩增次数，X 代表初始的模板量，X_n 代表 n 次循环后终产物的量，在理想的 PCR 扩增反应中，其扩增效率是 1。但在实际的 PCR 反应中，往往其扩增效率小于 1，实际的扩增结果应该是 $X_n = (1+E_x)^n$，其中 E_x 代表扩增效率，$E_x = 0 \sim 1$。而使扩增效率小于 1 的主要原因是：反应体系有限，终产物增加对于反应的抑制，酶活性下降，酶-模板复合物饱和，引物消耗，离子浓度变化等。最终在各种条件的限制下，产物达到一定的量，即 PCR 反应达到最后的平台期（见图 8-2）。

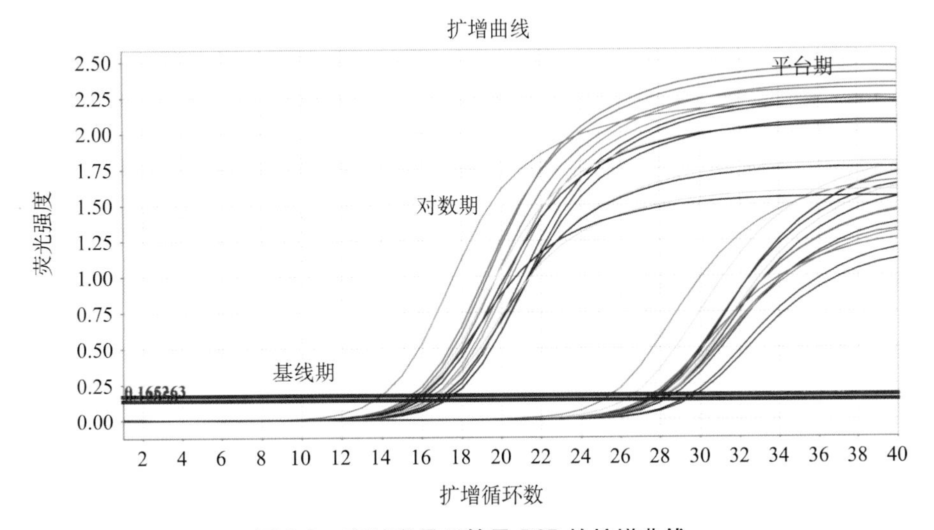

图 8-2 实时定量反转录 PCR 的扩增曲线

8.1.3 实时定量反转录 PCR 中的基本概念

荧光阈值(threshold)：是在荧光扩增曲线上人为设定的一个值，在 RT-qPCR 扩增的对数期，画一条线，在此直线上，所有样品的荧光强度与其本底荧光强度的差值全部相同。这条线所对应的荧光强度值就是荧光阈值(见图 8-3)。

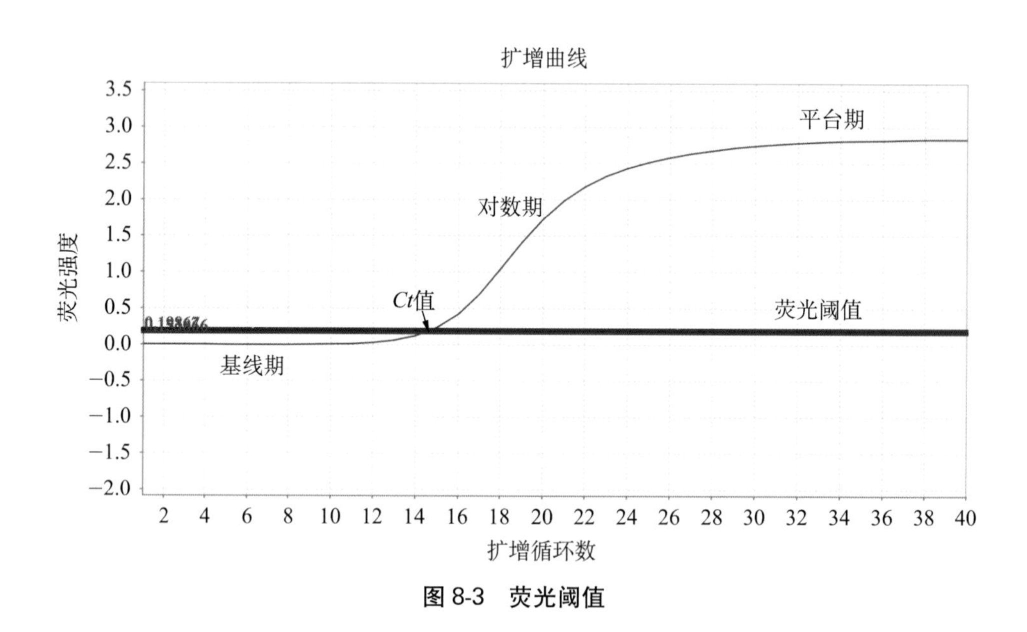

图 8-3 荧光阈值

8.1.4 实时定量反转录 PCR 中荧光标记方法的分类

目前，实时定量反转录 PCR 技术所使用的荧光化学方法主要有 4 种，分别是染料法、水解探针法、杂交探针法和荧光引物法。而理想的荧光物质需具备以下特点：本底的荧光低；发出的荧光强度高；在每轮 PCR 反应完成后都有荧光强度的增高，即荧光信号强度的积累，而且这种荧光强度的增高和每轮循环后 PCR 产物的量呈线性关系；没有 PCR 产物时，没有荧光；该荧光物质受激发后其发射光的波长范围窄，各种荧光不会产生荧光的交叉干扰。所以，在选择荧光物质时要尽可能满足以上的条件。

8.1.4.1 非特异性的 DNA 结合染料法

目前常用的荧光染料为 SYBR GreenⅠ、SYBR GreenⅡ和 SYTO9 等[4]。其共同性质为：①结合于双链核酸的小沟处；②与双链 DNA 结合后受激发产生荧光；③在变性条件下双链分开，荧光消失。荧光染料的特点主要是能够与所有的核酸双链结合，也就是能够广泛使用,受激发后产生荧光,其荧光强度与双链核酸的含量及长度成正比。

8.1.4.2 特异性实时定量反转录 PCR

特异性 RT-qPCR 的基本原理是以荧光共振能量转移原理为基础。最常见的荧光标记方法包括以下两种。①水解探针法。TaqMan 探针是应用最广、最为大家所熟知的水解探针,其基本原理是 5′端标记荧光基团,3′端标记淬灭基团,探针完整时,没有荧光,探针断裂后,在激发光的作用下,荧光基团产生荧光。TaqMan 探针的 5′端常用荧光基团 FAM 标记,3′端常用淬灭基团 TAMRA、BHQ、ECLIPSE 等标记。②TaqMan MGB 探针。其原理如图 8-4 所示[5]。因为普通的 TaqMan 探针存在的一个主要问题就是荧光淬灭不彻底,针对这一问题 ABI 公司提出了解决的方法,即 TaqMan MGB 探针。其主要的方法就是通过使用非荧光性的淬灭基团,使得淬灭基团在接受了荧光基团的能量之后,将其发出的荧光淬灭,淬灭基团自身并不产生荧光。这种探针的优点就是减少本底荧光的发生,从而降低了系统误差,使实验结果更加准确和可靠。

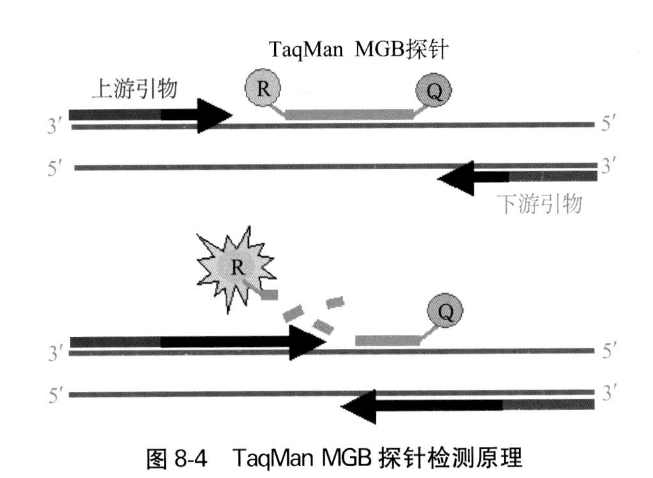

图 8-4 TaqMan MGB 探针检测原理

R 为荧光基团,Q 为淬灭基团

8.2 实时定量反转录 PCR 技术的实验优化

RT-qPCR 常以两种形式进行:一步法或者两步法。在两步法 RT-qPCR 中,先在反转录缓冲液中进行 cDNA 的合成,然后取部分反应产物进行 PCR 扩增;在一步 RT-qPCR中,反转录和 PCR 在同时为反转录和 PCR 优化的条件下,在单管和单一的缓冲液中依次完成。

8.2.1 实时定量反转录PCR的反应体系

8.2.1.1 反转录酶

每个实验室现在都采用不同的反转录酶催化以mRNA为模板的cDNA合成。但是不同的酶又具有不同的效果，每种酶都有自己的优点，同样也会有不可避免的缺点。因此，为保证RT-qPCR实验的顺利与成功，首先要选择适合自己实验的酶，尽可能避免选择其缺点对实验结果产生较大影响的酶，而选择合适的酶又需要考虑很多因素，不仅包括它的特异性、催化效率，而且还包括它的稳定性，对于反转录反应有无影响等。另外，一种酶不一定能满足反应的需要，所以在实验过程中选择合适的酶及酶的数量对于实验结果至关重要。目前运用最广泛的商品化反转录酶主要有禽类成髓细胞瘤病毒(AMV)反转录酶、M-MLV反转录酶及M-MLV反转录酶的RNase H-突变体。

(1) AMV反转录酶　AMV反转录酶是从禽类成髓细胞瘤病毒纯化到的AMV反转录酶。AMV反转录酶含有2条多肽链，它具有双重活性：5′→3′依赖引物的聚合酶活性(可以以RNA或DNA为模板)和3′→5′RNase H的活性。该酶在较高温度(55℃)下催化反应，可以消除mRNA的二级结构对反转录的阻碍，但是在这样的温度下引物延伸的得率比较低。另外，禽源反转录抑制剂一般也会含有微量的能够切割DNA的核酸内切酶，可以消化模板RNA而对反转录产生不良影响。

(2) M-MLV反转录酶　M-MLV反转录酶是从莫洛尼鼠白血病病毒中分离出来，为单肽链，有强的聚合酶活性和相对较弱的RNase H活性。这种酶是通过点突变使RNase H活性缺失，所以它具有的DNA聚合酶活性与野生型相同，同时其延伸能力也有显著提高。

(3) M-MLV反转录酶的RNase H-突变体　这种酶经过人工突变，去除了RNase H活性，和其他酶相比能够以更多的RNA为模板，因此也就可以反转录出更多的cDNA。也正是由于这个特点，这种酶能够将反转录比较困难的mRNA模板转录成比较长的cDNA，以达到实验的要求。

通常在PCR反应之前会使用RNase H处理，RNase H可以特异性地水解DNA-RNA杂合链中的RNA，目的是提高cDNA合成反应的灵敏度。一般当扩增的目标模板是较长的全长cDNA这种较困难的模板时，RNase H处理是必需的，因为通过这样的处理在一定程度上可以增强cDNA合成时产生的信号。但是对于多数RT-qPCR

反应，可选用 RNase H 处理。

8.2.1.2 设计合适的引物

（1）特异性引物 为了尽可能提高反转录反应的特异性，其中一个比较好的方法就是用特异性引物。特异性引物是含目标 RNA 的互补序列的一段寡核苷酸，在 PCR 反应中可以特异性地与模板结合，从而提高 cDNA 合成的质量。若 PCR 反应使用两种特异性引物，那么第 1 条链的合成可由与 mRNA 3′端最靠近的配对引物起始，用此类引物只产生所需要的 cDNA，导致更为特异的 PCR 扩增。

（2）oligo(dT) oligo(dT)是一种对 mRNA 特异的引物。因为绝大多数真核细胞 mRNA 的 3′端都具有 poly(A)尾巴，所以这类引物只有与其配对的 mRNA 结合才可以被反转录。这类引物具有相对较好的特异性，对反转录出高质量的 cDNA 有很大的帮助。但是具有 poly(A)尾巴的 RNA 仅占总 RNA 的 1%～4%，因此这类引物合成的 cDNA 相较于其他类引物合成的 cDNA 无论是在数量还是复杂性方面都要小。

（3）随机六聚体引物 有相当一部分 mRNA 模板，自身含有使反转录酶终止的序列，因此这类模板相对来说比较难于拷贝到全长序列，此时就可采用随机六聚体引物这一不特异的引物拷贝全长 mRNA。使用这种引物时，体系中所有的 RNA 分子全部充当了 cDNA 合成的模板，所以该类引物可以产生出大量的 cDNA，而 PCR 引物在扩增过程中赋予其所需要的特异性。

8.2.1.3 添加促进反转录的添加剂

促进反转录的添加剂包括甘油、DMSO 等。通过添加促进反转录的添加剂，可以在一定程度上降低核酸双链的稳定性，从而能够较为容易地解开 RNA 的二级结构，为反转录反应提供更多的 RNA 模板。但是促进反转录添加剂的量也会对反转录反应有一定的影响，如果添加的量太多容易降低或者抑制反转录酶的活性，在一定程度上影响反转录反应的进行。

8.2.1.4 减少基因组 DNA 污染

在 RT-qPCR 中存在一个很普遍的问题，就是提取得到的 RNA 中存在基因组 DNA 的污染。如果存在这种情况，会在很大程度上影响 PCR 的特异性，导致其产生非特异性的扩增，进而影响实验结果。这种非特异性的扩增可以通过熔解曲线加以区分，但是部分非特异性扩增不能通过熔解曲线进行区分，所以就要尽可能减少基因组 DNA 的污染。而要减少基因组 DNA 的污染，首先就是要在分离的过程中减少污染，主要是通过使用较好的RNA分离方法，最大限度地减少DNA的污染；其次就是在反转录反应体系的配制过程中，选择良好的实验环境，尽可能减少基因组DNA的污染；再次就是在实验过程中注意操作，减少污染；最后就是通过添加DNase除去污染的DNA，从而尽可能使RNA干净。

8.2.2 提高反转录保温温度

在反转录反应中，较高的保温温度在一定程度上可以帮助RNA二级结构更好地打开。二级结构的打开对于反转录反应有很大的帮助，在一定程度上增加了反应模板的量，进而会增加反转录生成的cDNA的量。此外，较高的保温温度还可以增加反转录反应的特异性，因为较高的温度可以减少引物与模板的随机结合，从而减少非特异性产物的生成。

8.2.3 设立对照反应

优化RT-qPCR，应设立正确的阴性对照和阳性对照，这样对于最终实验结果的判断有很大帮助。

8.3 实时定量反转录PCR技术在精准医学临床检测中的应用

首先，在对于SNP的研究中，RT-qPCR是一个非常有效的方法。SNP是指基因组DNA中由单个核苷酸发生插入、缺失、转换、颠换等变异所引起的DNA序列多态性。因此，SNP分析对于群体遗传学、疾病相关基因的研究、新药研究、临床检验和分子诊断等具有重要的作用。而RT-qPCR对于SNP的分析主要是基于等位基因特异性杂交原理，通过PCR过程中产生的荧光信号区分等位基因，每检测一个SNP需要一对探针和一对位于检测位点的上下游引物。最后通过对PCR所得的不同曲线进行分析，将会得到不同的结果，以达到对于SNP研究的目的。在癌症标志物的研究中，RT-qPCR也是一个非常重要的工具，因为通过RT-qPCR微量的RNA或者DNA都可以被检测出来，所以临床上RT-qPCR对癌症标志物的筛选有很大帮助，为在癌症中实现精准医疗提供了一个很好的基础。

其次，RT-qPCR 在遗传病的检测方面也有很大的优势。多数遗传病的发生都与遗传物质的变化有关，所以遗传物质的检测对于遗传病的诊治是必要的。但是由于部分遗传病所涉及的 mRNA 的表达量比较低，而使低表达的 mRNA 扩增放大是 RT-qPCR 一个很大的特点，RT-qPCR 也是目前运用于检测和定量分析中最敏感的技术。在遗传病的研究中，RT-qPCR 方法不仅可以检测出核苷酸的替代、缺失或插入，而且可以检出 mRNA 前体加工过程的异常，从根本上研究遗传病发病的分子生物学机制。所以，RT-qPCR作为一项技术在精准医疗方面具有很大的优势，研究人员要努力将这种优势应用于临床，以更好地造福人类健康。

参考文献

[1] Saiki R K, Scharf S, Faloona F, et al. Enzymatic amplification of beta-globin genomic sequences and restriction site analysis for diagnosis of sickle cell anemia[J]. Science, 1985, 230(4732): 1350-1354.

[2] Schmittgen T D, Zakrajsek B A, Mills A G, et al. Quantitative reverse transcription-polymerase chain reaction to study mRNA decay: comparison of endpoint and real-time methods [J]. Anal Biochem, 2000,285(2): 194-204.

[3] Fronhoffs S, Totzke G, Stier S, et al. A method for the rapid construction of cRNA standard curves in quantitative real-time reverse transcription polymerase chain reaction [J]. Mol Cell Probes, 2002,16(2): 99-110.

[4] Vandesompele J, De Preter K, Pattyn F, et al. Accurate normalization of real-time quantitative RT-PCR data by geometric averaging of multiple internal control genes [J]. Genome Biol, 2002, 3(7): RESEARCH0034.

[5] Yin J L, Shackel N A, Zekry A, et al. Real-time reverse transcriptase-polymerase chain reaction (RT-PCR) for measurement of cytokine and growth factor mRNA expression with fluorogenic probes or SYBR Green Ⅰ [J]. Immunol Cell Biol, 2001,79(3): 213-221.

9 生物芯片技术与精准医学

20 世纪 50—60 年代以来，微电子技术的迅猛发展使其相关领域取得了突飞猛进的进展，出现了一些新的研究方向，如微机电系统、微光学器件、微分析系统等。同时各种微型生物化学分析系统和传感器也相继出现，如芯片毛细管电泳仪、生物组织传感器、酶生物传感器及用于观察单个细胞生长情况的仪器等。

随着人类基因组计划的完成，蛋白质组计划已经启动，随之出现的基因序列和蛋白质序列数据正在以前所未有的速度迅速增长。然而，科学家们也因此面临一个十分棘手的问题：如何分析如此众多的基因及蛋白质序列在生命过程中所承担的作用。生物芯片正是在这样的背景下产生，该技术主要通过微加工技术和微电子技术将生物分子固定在基质表面，然后对其进行分析检测，它是集信息技术、生物技术和微电子技术于一体的一门新兴技术。目前，生物芯片已经在高通量测序、转录和表达研究方面发挥了重要的作用，同时在后基因组时代研究蛋白质功能及蛋白质之间的相互作用方面也发挥了极其重要的作用，因此该技术必将在临床基因诊断中占据重要的地位。

9.1 生物芯片技术的概念和分类

9.1.1 生物芯片技术的发展

“生物芯片”这一名词最早是在 20 世纪 80 年代初提出的，目前生物芯片技术已成为生命科学领域中迅速发展起来的一项高新技术。该技术的发展最初得益于埃德温·迈勒·萨瑟恩(Edwin Mellor Southern)提出的核酸杂交理论，即将标记的核酸分子与被固定在基质上的核酸分子通过碱基互补配对原则进行杂交。

1991年，Affymatrix公司最初构想出生物芯片，由福德（Fodor）组织半导体专家和分子生物学专家共同研制出利用光蚀刻光导合成多肽；1992年，诞生了世界上第1块基因芯片，这是基于半导体照相平板技术，对原位合成制备的DNA芯片进行的首次报道；1993年，研究人员设计了一种寡核苷酸生物芯片；1994年，又提出了基于光导合成的寡核苷酸芯片进行DNA序列快速分析；1995年，斯坦福大学布朗（P. Brown）实验室发明了第1块以玻璃为载体的基因微矩阵芯片；1996年，出现了世界上第1块商业化的生物芯片。

此后，生物芯片迅速占领市场。仅2001年全世界生物芯片市场就已达170亿美元；2000—2004年的5年内，应用生物芯片的市场销售额在200亿美元左右；2005年，仅美国用于基因组研究的芯片销售额就达50亿美元，基因芯片已成为21世纪最大的产业。并且，随着蛋白质组学对基因功能研究的影响及对疾病的认识，蛋白质芯片将成为生物芯片市场的新生力量。

我国的芯片技术研究始于20世纪末，虽然起步较晚，但是随着生物技术的迅速发展，生物芯片已经从研发阶段走向应用和市场销售阶段。目前，生物芯片在转录组研究、表达谱研究、重大疾病诊断领域取得了较大的成绩，如申请国内和国外多项专利，对骨髓分型、丙型病毒性肝炎等疾病的研究等。

生物芯片是指将大量的生物分子（寡聚核苷酸、多肽、抗原、抗体等）有序地固定在支持介质（硅片、玻璃片、塑料片、凝胶、尼龙膜）的表面而形成的生物分子点阵。然后待分析样本中的生物分子与已知的生物芯片探针分子发生杂交或相互作用后，经过激光发光扫描后，不同反应强度的荧光将呈现不同的发射光谱特征，之后利用激光共聚焦显微扫描仪对杂交信号进行收集，经过计算机分析得到相关的生物信息[1]。在此基础上发展的微流控芯片，则是将整个生化分析过程集成于芯片表面，从而实现对寡聚核苷酸、多肽、蛋白质及其他生物成分进行高通量检测。它是将生命科学研究中所涉及的许多分析步骤结合起来，利用微电子、理化技术、传感器技术和计算机技术，实现对生命机体的生物组分进行准确快速检测，同时使样品的检测和分析过程连续化、集成化、微型化，具有自动化、微型化和高通量的特点[2]。

9.1.2 生物芯片的分类

生物芯片发展至今只有二三十年的历史，但包含的种类较多。根据不同的分类标准，生物芯片可以分为不同的种类。

9.1.2.1 按照用途分类

生物芯片按照用途分类可以分为生物电子芯片、生物分析芯片等。

(1) 生物电子芯片。生物电子芯片用于生物计算机等生物电子产品的制造。由于常规的分子微阵列芯片有一定的限制，排列在芯片上的探针和靶分子反应受分子扩散的影响，生物电子芯片的出现解决了这一难题，它通过构建微电极阵列，利用电场的作用增强杂交效率。Sosnowski 等采用微电子工艺，在经过热氧化惰性处理的基质上构建了 25 个电极阵列，并在电极上蚀刻出样品池，其上覆盖带有链霉抗生物素蛋白的琼脂糖凝胶渗透层。在电场作用下，生物素标记的探针被转运到特定的电极上与目的片段杂交，达到了能检测单碱基错配的分辨率[3]。这种芯片不仅杂交反应速度快，通过改变电场强度还可控制分子结合的强度，更重要的是可在此类芯片上直接制备杂交样品，克服了常规分子微阵列芯片的制样困难。

(2) 生物分析芯片。生物分析芯片用于各种生物大分子、细胞、组织的操作以及生物化学反应的检测，包括毛细管电泳芯片、集成 DNA 分析芯片、PCR 扩增芯片等。

9.1.2.2 按照成分分类

生物芯片按照成分分类可以分为基因芯片、蛋白质芯片、细胞芯片、组织芯片和糖芯片等。

(1) 基因芯片。基因芯片(gene chip)又称 DNA 芯片(DNA chip)或 DNA 微阵列(DNA microarray)，通过将 cDNA 或寡核苷酸按微阵列方式固定在一定的载体上制成。基因芯片是目前最基础也是发展最成熟的生物芯片。它是基于大量的探针分子与固相载体上的待测分子发生杂交反应。

(2) 蛋白质芯片。蛋白质芯片(protein chip or protein microarray)是由基因芯片发展而来，它是将蛋白质或抗原等一些蛋白类物质固定在一定的介质载体上获得。然后，利用蛋白质与蛋白质、抗原与抗体、酶与底物之间的相互作用检测分析蛋白质。

(3) 细胞芯片。细胞芯片(cell chip)是以活细胞为研究对象，将细胞按照特定的方式固定在载体上，在芯片上完成对细胞的捕获、刺激和培养等，实现对细胞样本进行连续信号检测和对细胞组分进行分析等。

(4) 组织芯片。组织芯片(tissue chip)是将大量的组织标本按照预先设计的特定方式固定在固相载体上，用于进行免疫组织化学等组织内成分差异研究。组织芯片可以一次对大量的组织标本进行同时检测，缩短了检测时间，减少了不同染色玻片之间的差异，使检测结果更加精确，更具有可比性。

（5）糖芯片。糖芯片是一组应用于糖组学研究的生物芯片，可分为单糖、寡糖、多糖和复合糖芯片，用于功能糖组学、抗体特异性结合、细胞黏着和药物糖组学等方面的研究。

（6）其他。例如，芯片实验室（lab on chip）是用于生命物质的分离、检测的微型化芯片，它把整个生化检测分析过程缩微到芯片上，包括采样、加试剂、反应和检测等过程。

9.1.2.3 按照支持介质分类

制备生物芯片的固相介质有玻片、硅片、金属片、聚丙烯酰胺凝胶、尼龙膜和磁性微珠等。在选择固相介质时，应考虑介质背景荧光对检测的影响，还应考虑介质的化学稳定性、介质的结构复杂性、介质对化学修饰作用的反应以及非特异吸附的程度等因素。目前较为常用的支持介质是玻片，无论是采用原位合成法还是合成点样法制备生物芯片都可以使用玻片作为其固相介质，而且在制备芯片前对该介质的预处理也相对简单易行。

9.1.2.4 按照制备方法分类

芯片制备的方法主要有原位合成法与合成点样法。

1）原位合成法

原位合成法是在半导体硅片或玻片载体上，以原位聚合的方法合成寡核苷酸微阵列。原位合成又可分为光引导聚合法和喷墨打印合成法（压电打印法）。光引导聚合法在合成之前需要先对介质进行处理，利用光敏保护基保护碱基单位的5′-OH。在合成反应过程中，通过蔽光膜（mask）使特定的位点透光，只有受光的位点才能脱掉保护基并与特定单体活化端相连，每个寡核苷酸按照设定的长度合成。这种方法最大的优点是可以在较小的区域内合成大量不同的探针。喷墨打印合成法的原理类似于喷墨打印机，该方法通过 4 个喷印头将 4 种碱基按照一定的序列要求依次喷印在芯片的特定位点上。

2）合成点样法

合成点样法是指将预先合成好的探针用点样机点到介质上，点样前需将点样用的支持物表面包被氨基硅烷或多聚赖氨酸等，使之带上正电荷以吸附带负电的探针分子。

9.2 基因(DNA)芯片与 RNA 芯片

随着人类基因组计划(Human Genome Project)的完成以及分子生物学相关领域(如高通量测序、全基因组测序)的迅速发展,越来越多的动植物和微生物基因组序列得以测定,基因序列数据正在以前所未有的速度快速增长。为此,建立新型的杂交和测序方法以对大量的遗传信息进行高效、快速的检测和分析显得格外重要。

9.2.1 基因(DNA)芯片

基因芯片的原型是在 20 世纪 80 年代中期提出的。该技术的测序原理是采用寡核苷酸原位合成(*in situ* synthesis)或显微打印手段,将数以万计的 DNA 探针片段有序地固化于支持物表面,产生二维 DNA 探针阵列,然后与标记的待测样本进行核酸序列杂交。通过检测杂交信号实现对生物样本的快速、并行、高效检测或诊断。通俗地说,就是通过微加工技术,将数以万计乃至百万计的特定序列的 DNA 片段(基因探针)有规律地排列固定于 2 cm^2 的硅片、玻片等支持物上,构成的一个二维 DNA 探针阵列,因其与计算机的电子芯片十分相似,所以被称为基因芯片。

基因芯片是在一块基质表面固定了序列已知的八核苷酸探针,当反应液中带有荧光标记的核酸序列与基因芯片上对应位置的核酸探针产生互补匹配时,通过确定荧光强度最强的探针位置,可以获得一组序列完全互补的探针序列。基因芯片测序的整个过程包括芯片制备、样品制备、杂交反应、信号检测和结果分析(见图 9-1)。

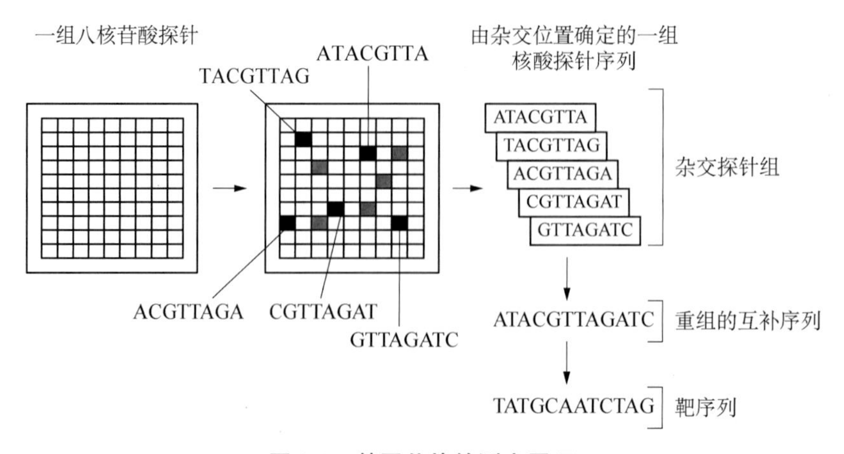

图 9-1 基因芯片的测序原理

基因芯片是基于寡核苷酸序列互补配对杂交的原理研发，是生物芯片技术中发展最基础也是最成熟的技术。目前，已发展出多种类型的基因芯片，按照探针种类的不同可分为 cDNA 芯片和寡核苷酸芯片；按照应用领域不同可分为不同的专用型基因芯片，如肿瘤检测芯片、病毒检测芯片、药物毒理代谢芯片等；按照功能不同可分为转录组测序芯片、表达谱芯片和测序芯片等。基因芯片将寡核苷酸或基因片段序列固定到固相支持物上，如玻璃片、硅片、聚丙烯膜、硝酸纤维素膜、尼龙膜等。芯片制备的方法主要有两种，即原位合成法与合成点样法[4]，在聚合反应前要先使用于原位合成的支持物表面衍生出羟基或氨基（视所要固定的分子为核酸或寡肽而定）并与保护基建立共价连接；为使用于点样的支持物表面带上正电荷以吸附带负电荷的探针分子，通常需包被氨基硅烷或多聚赖氨酸等。

9.2.1.1 原位合成法

原位合成法是由 Affymetrix 公司开发的，主要为光引导聚合技术，它不仅可用于寡核苷酸的合成，也可用于寡肽分子的合成。其技术原理的核心是在合成碱基单体的5′-OH末端连上一个光敏保护基团。

以合成寡核苷酸探针为例，原位合成法的主要步骤如下。先对固相支持物进行处理，使支持物羟基化，并用光敏保护基团将其保护起来。然后通过光照使支持物羟基脱保护，合成只在这些脱保护的区域进行。在该过程中选取适当的蔽光膜使需要聚合的部位透光，其余部位不透光。因此，每次通过控制蔽光膜（透光与不透光）决定哪些区域应被活化，以及通过所用的单体种类和反应次序就可以实现在待定位点合成大量的预定寡核苷酸序列。该方法的主要优点是可以用很少的步骤合成大量的探针阵列。但探针的长度受到了限制，并且杂交信号比较模糊，信噪比低。

9.2.1.2 点样法

点样法是将合成好的探针、cDNA 或基因组 DNA 通过特定的高速点样机器人直接点在芯片上[5]。采用的机器人有一套计算机控制三维移动装置、多个打印/喷印针的打印/喷印头，还有一个减震底座，上面可放内盛探针的多孔板和多个芯片。根据需要还可以有温度和湿度控制装置、针洗涤装置。打印/喷印针将探针从多孔板取出直接打印或喷印于芯片上。直接打印时针头与芯片接触，而在喷印时针头与芯片保持一定距离。打印法的优点是探针密度高，通常 1 cm^2 可打印 2 500 个探针；缺点是定量准确性及重现性不好，打印针易堵塞且使用寿命有限。喷印法的优点是定量准确，重现性好，使用寿命长；缺点是喷印的斑点大，探针密度低，通常 1 cm^2 只有 400 个探针。

9.2.2 RNA 芯片

类病毒是已知最小的传染病病原体，它能引起生物毁灭性病害。基因芯片技术的发展为其检测带来了很大的方便。cDNA 芯片的玻片载体荧光本底很低，并且玻片作为支持物还可使反应体积缩小，提高反应灵敏度，同时具有快速、精确和安全等优点。利用 cDNA 芯片技术与 RNA 杂交相结合能够建立一种更方便、灵敏的检测 RNA 的方法。同时 RNA 芯片还可用于转录组测序，即将 mRNA 序列用高通量测序技术检测出来，反映出它们的表达水平。除了分析基因表达水平，RNA 芯片还能发现新的转录本、SNP 和剪接体，并提供等位基因特异的基因表达。

与基因(DNA)芯片相似，RNA 芯片的制备包括固相载体的处理、样品总 RNA 的抽提、样品 RNA 的固定、荧光探针的制备和纯化、杂交检测、阳性样本的分子鉴定。

9.3 蛋白质芯片

9.3.1 蛋白质芯片的发展概况

蛋白质芯片是一种高通量的蛋白质功能分析技术，用于蛋白质表达谱分析。蛋白质芯片又称为蛋白质微阵列(protein microarray)，是继基因芯片之后，作为基因芯片功能的补充发展起来的。

最早研究蛋白质芯片的是德国科学家 Lueking。他将 92 种已知的不同种类的人体蛋白质点印在聚偏二氟乙烯(PVDF)膜上，制成蛋白质芯片，利用抗体和辣根过氧化物酶(horseradish peroxidase, HRP)通过显色反应定性或定量检测受检标本的存在或多少[6]。之后，人们引入全自动免疫分析仪使整个检测过程自动化，又将蛋白质芯片改进在 96 孔的聚四氯乙烯板中，反应后用激光扫描共聚焦显微镜扫描结果，利用计算机软件分析结果。MacBeath 最近的研究已经可以将10 000种蛋白质固定于芯片上[7]。目前，国内也有大批学者在研究蛋白质芯片。

9.3.2 蛋白质芯片的概念及原理

蛋白质芯片是一种高通量的蛋白质分析技术，主要通过靶分子和捕捉分子相互作用监测蛋白质分子的存在或者相互作用。可用于蛋白质表达谱分析，研究蛋白质与蛋白质的相互作用甚至DNA-蛋白质、RNA-蛋白质的相互作用，筛选药物作用的蛋白靶点等。蛋白质芯片技术的研究对象是蛋白质，其原理是对固相载体进行特殊的化学处理，再将已知的蛋白质分子固定其上（如酶、抗原、抗体、受体、配体、细胞因子等），根据这些生物分子的特性，捕获能与之特异性结合的待测蛋白质（存在于血清、血浆、淋巴、间质液、尿液、渗出液、细胞溶解液、分泌液等），经洗涤、纯化，再进行确认和生化分析。蛋白质芯片技术为获得重要生命信息（如未知蛋白质组分、序列、体内表达水平、生物学功能，以及蛋白质与其他分子的相互调控关系、药物筛选、药物靶位的选择等）提供了有力的技术支持。

蛋白质芯片主要有以下优点。

（1）直接用粗生物样品（血清、尿、体液）进行分析。

（2）可以同时快速发现多个生物标志物。

（3）仅需极少量样品。

（4）具有高通量的验证能力。

（5）可以发现低丰度蛋白质。

（6）可以测定疏水蛋白质。蛋白质芯片与“双相电泳加飞行时间质谱”相比，除了有相似的功能外，还可测定疏水蛋白质。

（7）在同一系统中集发现和检测为一体，特异性高。利用单克隆抗体芯片，可鉴定未知抗原/蛋白质，以减少测定蛋白质序列的工作量。

（8）可以定量。利用单克隆抗体芯片，由于结合至芯片上的抗体是定量的，可以测定抗原的量，但一般飞行时间质谱不用于定量分析。

（9）功能广。利用单克隆抗体芯片，可替代蛋白质印迹法（Western blotting）；利用单克隆抗体芯片，可弥补流式细胞仪的不足，如将细胞溶解可测定细胞内的抗原，而且其灵敏度和特异性远高于流式细胞仪。

9.3.3 蛋白质芯片的分类

根据用途不同，可将蛋白质芯片分为蛋白质功能芯片和蛋白质检测芯片；根据芯片表面化学成分不同，可将蛋白质芯片分为化学表面芯片和生物表面芯片；根据载体不同，可将蛋白质芯片分为普通玻璃载体芯片、多孔凝胶覆盖芯片及微孔芯片。

9.3.4 蛋白质芯片的检测方法

蛋白质芯片的检测方法分为标记检测和非标记检测。

荧光试剂作为探针标记蛋白质后，可用荧光显微镜直接观测。此外，辣根过氧化物酶、碱性磷酸酶及一些化学发光试剂如异鲁米诺等也常用于蛋白质的标记。这些检测方法灵敏度高，但是操作较复杂，标记后可能会改变蛋白质的表面特征。还有一种标记方法就是同位素标记法。该标记技术可以克服质谱技术不能区分两个样品中相同蛋白质的缺点，但是同位素标记法也有很多缺点，不能很好地用于蛋白质芯片检测。

蛋白质芯片检测主要的发展方向就是设计不需要样本标记的检测方法。①结合光学显微镜成像技术和集成化多元蛋白质芯片技术可以设计一种新型光学蛋白质芯片。该方法所需样本量少，无须标记，快速方便。但是在对蛋白质进行定性定量时，会出现蛋白质的非特异性结合。②微量蛋白质检测仪(MPI)，可对基质辅助激光解吸离子化飞行时间质谱(MALDI-TOF MS)记录的检测结果和二维凝胶电泳碎片离子数据进行分析，进而确定芯片上的未知蛋白质。③表面等离子体共振(SPR)，是一种非标记蛋白质芯片检测技术。当一束平面单色偏振光照射到镀在玻璃表面的金属银或金的薄膜上发生全反射时，当入射光的波向量与金属膜内表面电子(称为等离子体)的振荡频率相匹配时即引起表面等离子体共振。入射光的能量会导致金属膜表面电子发生共振，电子吸收光子能量使被反射光的强度达到最小，这时的入射光角度称为 SPR 角。当蛋白质芯片上物质的质量发生变化时，SPR 角会发生相应的改变，进而记录金属芯片表面化合物质量发生的改变，该技术十分灵敏。

9.4 生物芯片技术的实验方案

9.4.1 基因芯片

基因芯片技术是同时将大量的探针分子固定到固相支持物上，借助核酸分子杂交配对的特性对 DNA 样品的序列信息进行高效解读和分析。它实际上是高度集成化的反向斑点杂交技术，解决了传统核酸印迹杂交(DNA 印迹法、RNA 印迹法等)操作复杂、自动化程度低、检测目标分子数量少、成本高、效率低、结果客观性差等问题。根据固定在芯片载体上的核酸分子不同，基因芯片可以分为 cDNA 芯片和寡核苷酸芯片两种。下面以 cDNA 芯片为例对该技术进行简要介绍，主要包括芯片构建、样品制备、杂交反应和信号检测及分析。

9.4.1.1 芯片的构建

制备 cDNA 芯片多用合成后点样法，简称点样法。点样法使用的专用设备称为点样仪，由 6 部分组成：装有 1 648 个点样针头的计算机机械手、载玻片支架台、样品台、针头清洗干燥台、空气操纵部件和计算机控制系统。除计算机系统外，其他各部分均内置在操作柜中。点样的过程是计算机机械手通过针头从 96 或 384 微孔板上蘸取含 cDNA 片段的样品，按照设计好的位置点在载玻片表面。在样品量不多且小批量制备芯片的情况下，也可以采用手工的方法点样。

9.4.1.2 样品的制备

由于目前的检测体系还不能检测出未扩增的标记样品，从血液或组织活检中得到的生物样品通常需要进行一定程度的扩增，而且要求对样品中的靶序列进行高效而特异的扩增，在扩增的过程中对靶 DNA 进行标记。待测样品的标记主要采用荧光标记法。常用荧光色素 Cy3、Cy4 标记 dNTP，DNA 聚合酶选择荧光标记的 dNTP 作为底物，参与引物延伸，这样新合成的 DNA 片段（即扩增的靶序列）中即掺入了荧光分子。待测样品也可用生物素标记，将生物素标记的扩增产物与芯片杂交，洗涤后加入抗生物素蛋白连接的荧光物，通过生物素与亲和素的结合及靶序列与探针的结合产生荧光信号，然后利用荧光检测系统对荧光信号进行检测。

9.4.1.3 杂交反应

将待测样品扩增、标记后与 DNA 芯片上的探针进行杂交。该过程较复杂并受多种因素如杂交温度、杂交时间、杂交液成分等影响，杂交反应的质量和效率都与检测结果的准确性密切相关。杂交反应的复杂程度和具体控制条件是由芯片中基因片段的长短和芯片本身的作用决定。若是用于基因表达检测，则在整个杂交过程中都需要较高的盐浓度，并且长时间保持低温。若要检测样品基因是否含有突变，则要在短时间内、低盐且高温的环境下进行高特异性杂交。

9.4.1.4 信号检测及分析

杂交后洗去未杂交分子，在激光的激发下荧光标记的 DNA 片段发射荧光。若待测样品与探针严格配对，产生的荧光强度最强；若不完全杂交（含单个或两个错配碱基），荧光信号弱;未能杂交的样品,则检测不到荧光信号或只检测到芯片上原来的荧光信号,并且荧光强度与样品中靶分子的含量呈一定的线性关系。由激光共聚焦显微镜、激光扫描仪或落射荧光显微镜等对芯片上的荧光信号进行检测并通过计算机软件对每个荧光信号进行定量分析就能得到样品的相关信息。

9.4.2 蛋白质芯片

蛋白质芯片包括芯片的制备、样品处理、反应过程和信号检测与分析。与基因芯片制备相比,蛋白质芯片的制备比较复杂,从蛋白质的合成到将蛋白质固定在固相支持物上都存在很多技术性问题。

9.4.2.1 芯片的制备

蛋白质芯片的制备首先要选择合适的载体,包括膜载体和载玻片载体。膜载体主要指 PVDF 膜。载玻片载体是指经过特殊化学修饰或加工的载玻片[8]。

9.4.2.2 样品处理

点样的蛋白质最好具有较高的纯度和完好的生物活性,而且点样也要求将蛋白质用缓冲液溶解。点印蛋白质芯片通常采用机械带动的点样头进行点样。之后将蛋白质固定,蛋白质固定后为避免出现假阳性,要将载体上无蛋白质样品的区域进行封闭。封闭液有牛血清白蛋白(bovine serum albumin, BSA)和甘氨酸(glycine, Gly)两种。

9.4.2.3 反应过程

蛋白质芯片与样品孵育后用 PBST(PBS 溶液加上 Tween 20)洗去未反应的分子。再根据标记物的不同直接检测(如荧光标记)或显色检测(如酶标记)。

9.4.2.4 信号检测与分析

荧光标记的芯片,可以用激光扫描共聚焦显微镜进行扫描,利用计算机分析出每个点的平均荧光密度;酶标记的芯片,则要在显色后用 CCD 照相机拍摄,利用计算机对信号每个点的灰度进行处理。除去背景干扰后,将每个点的荧光密度或灰度与相对界值进行比较,根据出现信号的有无、多少进行定性定量分析。

9.5 生物芯片技术在精准医学临床检测中的应用

作为分子生物学上一个重要的技术进展,生物芯片技术可应用于基因表达分析、基因多态性分析、疾病的诊断、突变分析、药物筛选和微生物的鉴定等方面。

9.5.1 基因芯片

随着生物学和医学的发展，已知人类有 6 000 多种疾病与基因有关，所以基因诊断，特别是致病基因如癌基因、肿瘤基因等的诊断对人类的健康和发展至关重要。基因芯片可用于大规模筛查由点突变、插入及缺失等基因突变引起的疾病。用于基因诊断的芯片一般是针对靶基因进行特别设计，利用分子杂交进行特定基因的确认。

据报道，目前已研制出检测人类免疫缺陷病毒（HIV）相关基因、囊性纤维化相关基因、与肿瘤抑制有关的 *P53* 基因、与乳腺癌相关的 *BRCA1* 基因及监控药物代谢的 *CYP450* 基因等 20 余种基因芯片。Hacia 等采用包含 96 600 种 20 聚寡核苷酸探针的高密基因芯片检测到遗传性乳腺癌和卵巢癌基因 *BRCA1* 全长 3.45 kb 的外显子 11 的突变[9]。在国内利用点样法已研制出乙型病毒性肝炎表面抗原诊断型基因芯片，并成功地诊断了血清样本，其优点是只需少量血液样本[10]。英国一家生物技术公司研制成功了用于检测人类基因的新型基因芯片，该芯片集成了多种遗传性疾病的检测，能够检测的基因突变疾病多达 16 种类型，检测的基因包括有关智力和遗传方面的基因[11]。基因芯片技术的高度准确性、高度自动化和高效率使其在分子诊断方面得到了广泛应用。当人类所有基因被解读后科学家们预言，可以利用基因芯片检测人类 DNA 上所有的遗传突变位点，根据检测结果预测一个人患某种疾病的可能性，将每个人基因的改变与疾病表现联系在一起，从根本上了解病因。

基因表达分析是目前基因芯片应用最多的一个方面，随着人类基因组计划的顺利完成，人们逐渐认识到某些特定表达的基因与疾病发生和预测相关。基因芯片在研究基因表达谱方面也有着得天独厚的优势，它通过比较正常组织、细胞与病变组织、细胞中大量相关基因表达的变化，并且能够同时对多个可能的遗传突变进行检测，从而发现与疾病相关的基因作为药物筛选的靶标，这为新药开发与疾病预后提供了新的思路。转录组水平也能够比较准确地反应细胞的表达状态，如细胞类型、所处的状态等。Gary 等以经 CDKZ 激酶抑制剂处理过的酵母细胞为研究对象，利用全基因组生物芯片对比了处理前后 mRNA 水平的变化，阐明了该抑制剂对酵母基因表达谱的影响[12]。另外，Marton 研究小组利用基因芯片研究了免疫抑制剂他克莫司（FK506）的作用靶点，通过对比他克莫司作用前后细胞基因表达谱的变化情况，阐明该抑制剂的作用机制[13]。

9.5.2 蛋白质芯片

蛋白质芯片作为一种高通量的蛋白质功能分析技术，具有微型化、自动化和高通量的特点，它能够同时对上千种不同的蛋白质进行分析，是蛋白质组研究的重要手段。蛋白质芯片目前已经广泛应用于多个研究领域，如蛋白质表达谱的分析、蛋白质功能及蛋白质-蛋白质间相互作用的研究、临床疾病（如肿瘤等）的诊断和疗效评估、药物新靶点的筛选和新药的研制等。

9.5.2.1 用于疾病诊断和疗效判定

目前，蛋白质芯片技术在临床有着非常广泛的应用，尤其是在疾病的诊断和疗效判定方面，即在生物学分子标志物的检测方面，蛋白质芯片技术具有很大的应用价值和应用前景。它能够同时检测生物样品中与某种疾病可能相关的全部蛋白质的含量变化情况。对于疾病的诊断或筛查来说，该检测要比单一标志物更加准确、可靠。此外，蛋白质芯片对检测疾病的进程、预后及判断治疗的效果同样具有重要意义。

肿瘤是生物医学研究领域的热点，蛋白质芯片已成为肿瘤研究与临床诊断的重要手段之一，为这一领域提供了新的研究技术。通过比较正常的组织样本与肿瘤病变组织样本蛋白质表达图谱的不同发现肿瘤标志物，对于揭示肿瘤的发病规律、进行肿瘤的早期诊断及评价肿瘤的治疗效果具有积极的推动作用。肿瘤诊断的一般管理及程序如下：先从正常组织及肿瘤组织中分离提取蛋白质；然后，从抗体库中挑选有潜在诊断意义的抗体，点布在芯片基质上制备抗体芯片，高滴度的抗体库是这一研究的关键；之后，来源于正常组织及肿瘤组织的蛋白质分别与抗体芯片反应；最后，通过计算机对实验结果进行分析。目前，蛋白质芯片技术已在肺癌、胃癌、鼻咽癌、肠癌、膀胱癌、前列腺癌、乳腺癌、卵巢癌等常见肿瘤的蛋白质标志物筛选研究中取得了许多有意义的结果[14]。此外，蛋白质芯片在阿尔茨海默病、精神分裂症、干眼症等越来越多的疾病研究中显示出巨大的优势。

9.5.2.2 用于发现药物或毒物新靶点及其作用机制研究

疾病的发生发展与某些蛋白质的变化有关，新药研制首先要根据疾病的发病机制确定药物作用的靶点。在研制一种新药时，常常要对上千种化合物进行筛选。这是一项工作量非常大的工作，有时一种新药物的研制会花费数年甚至数十年的时间。蛋白质芯片高通量、并行性的特点，为新药的研制提供了一条新的思路，大大加快了化合物筛选的速度。利用蛋白质芯片比较正常组织(细胞)及病变组织(细胞)中大量相关蛋白质表达的变化，充分了解细胞信号转导和代谢途径，进而发现一组疾病相关蛋白质作为药物筛选靶点，从而能在药物开发的早期阶段进行各种正确的毒理学检测。毒理学研究是基于药物与特定蛋白质之间相互作用所致的不良反应，一旦该蛋白质被鉴定出来，就可以将它点布在芯片上，然后用各种待选化合物同时与之反应，观察每一种待选化合物与芯片的反应情况来筛选感兴趣的化合物。而且，蛋白质芯片的灵敏度非常高，可达250 amol/L 或 10 pg 级。另外，蛋白质芯片技术不仅可以用于研究各种化合物与其相关蛋白质的相互作用，还可以在对化合物作用机制不了解的情况下，直接研究疾病的蛋白质表达谱，从而将化合物的作用机制与疾病联系起来，并进一步建立外源化合物与疾病蛋白质表达谱库，为新药开发和各种药理研究提供大量数据。

9.5.2.3 对病原微生物的检测

目前，病原体的检测主要采用分离培养和 PCR 技术，这些技术均存在一定的不足。前者主要的不足是检测时间较长，且需要活体微生物方可检测，对于微生物毒素检测更是无能为力；后者的不足主要是操作烦琐，不适合高通量检测。微生物基因序列研究结果的指数性增加，为人们进一步从微观水平研究致病机制和诊断方法提供了更大的可能。无疑对于一些疾病(包括过敏性疾病、自身免疫病和癌症)的诊断和治疗将极大地得益于蛋白质芯片技术。以往基于微生物培养的诊断方法将逐步被蛋白质芯片技术这种快速、敏感的方法所代替，这将成为微生物检验的一个重要进展。

Rowe 等建立了一种基于荧光免疫检测方法的抗体芯片。其基本原理类似于 ELISA 方法：将针对抗原的特异性识别抗体点布于芯片基质上用于捕获样品中的待测抗原，制备抗体芯片，与待测样品中的抗原结合后，用荧光标记的抗体对捕获抗原进行定量检测，荧光物质被激光激发后，用 CCD 摄影系统检测芯片表面的抗原-抗体复合物，通过计算机图像分析软件对荧光信号进行校正和分析。研究人员用该方法检测了葡萄球菌内毒素 B、耶尔森菌产生的特异性 F_1 抗原和一些细菌感染造成脓毒血症的特异标志物。

尽管在生物芯片的研制中还存在很多技术难题，但科学家们深信随着科技的进步这些问题都会逐一解决。生物芯片必将在生命科学研究、临床实验诊断、军事医学、司法鉴定、食品卫生监督、环境监测等领域得到广泛的应用。正如美国《财富》杂志刊文所说：“微处理器使我们的经济发生了根本改变，给人类带来了巨大的财富，改变了我们的生活方式。然而，生物芯片给人类带来的影响可能会更大……”[15]。

参考文献

[1] Fodor S P, Rava R P, Huang X C, et al. Multiplexed biochemical assays with biological chips [J]. Nature, 1993,364(6437): 555-556.

[2] Kricka L J. Microchips, microarrays, biochips and nanochips: personal laboratories for the 21st century [J]. Clin Chim Acta, 2001,307(1-2): 219-223.

[3] Sosnowski R G, Tu E, Butler W F, et al. Rapid determination of single base mismatch mutations in DNA hybrids by direct electric field control [J]. Proc Natl Acad Sci U S A, 1997,94(4): 1119-1123.

[4] Marshall A, Hodgson J. DNA chips: an array of possibilities [J]. Nat Biotechnol, 1998,16(1): 27-31.

[5] Shalon D, Smith S J, Brown P O. A DNA microarray system for analyzing complex DNA samples using two-color fluorescent probe hybridization [J]. Genome Res, 1996,6(7): 639-645.

[6] Lueking A, Horn M, Eickhoff H, et al. Protein microarrays for gene expression and antibody screening [J]. Anal Biochem, 1999,270(1): 103-111.

[7] Macbeath G, Schreiber S L. Printing proteins as microarrays for high-throughput function determination [J]. Science, 2000,289(5485): 1760-1763.

[8] Cahill D J. Protein and antibody arrays and their medical applications [J]. J Immunol Methods, 2001,250(1-2): 81-91.

[9] Hacia J G, Brody L C, Chee M S, et al. Detection of heterozygous mutations in BRCA1 using high density oligonucleotide arrays and two-color fluorescence analysis [J]. Nat Genet, 1996,14(4): 441-447.

[10] 赵伟，万建民，刘伟，等. DNA 芯片检测肝组织及血清中乙型肝炎病毒 DNA 的临床研究[J]. 中国检验医学杂志，2003,26(2): 79-82.

[11] 陟北. 检测人类基因的新型 DNA 芯片[J]. 科学，2000,51(6): 36.

[12] Gary S L, Burgers M J. Identification of the fifth subunit of *Saccharomyces cerevisiae* replication factor C [J]. Nucleic Acids Res, 1995,23(24): 4986-4991.

[13] Marton M J, DeRisi J L, Bennett H A, et al. Drug target validation of secondary drug target effects using DNA microarryays [J]. Nat Med, 1998,4(11): 1293-1301.

[14] 王秀丽，高春芳，赵光，等. SELDI 蛋白质芯片技术在医学中的应用现状[J]. 实用医药杂志，2005,22(9): 849-851.

[15] Abbott A. Betting on tomorrow's chips [J]. Nature, 2002,415(6868): 112-114.

10 下一代测序技术与精准医学

下一代测序技术(next-generation sequencing, NGS)是一种新型的高通量测序技术,其特点是具备同时对大量样品进行测序的能力,适用于对样本进行全面深度的序列分析。随着技术的不断升级优化,NGS已广泛应用于生物基因组和转录组分析、肿瘤个体化分子诊断和复杂疾病关联性分析等科研和医疗领域,是目前应用于精准医疗领域的重要研究平台。

10.1 下一代测序技术的概念及分类

第1代DNA测序技术是基于1975年由桑格(Sanger)和考尔森(Coulson)开创的双脱氧链终止法[1]或是1976—1977年由马克西姆(Maxam)和吉尔伯特(Gilbert)发明的化学降解法[2]发展而来。在1977年,Sanger测定了第1个基因组序列——噬菌体X174的基因组序列(全长5 375个碱基)[3]。桑格和吉尔伯特因此共同获得1980年的诺贝尔化学奖。自此,人类获得了窥探生命遗传差异本质的能力,并以此为开端步入基因组时代。由于双脱氧链终止法不使用有毒性的化学试剂,最终占据了测序的主流地位,成为最初的第1代DNA测序(Sanger sequencing)。研究人员在双脱氧链终止法测序的多年实践中不断对其进行改进。在2001年完成的首个人类基因组图谱就是以改进了的双脱氧链终止法为其测序基础。

双脱氧链终止法的测序原理为:由于ddNTP的2′和3′位都不含羟基,其在DNA的合成过程中不能形成磷酸二酯键,因此可以用来中断DNA合成反应,在4个DNA合成反应体系中分别加入一定比例带有放射性同位素标记的ddNTP(分为ddATP、 ddCTP、ddGTP 和 ddTTP)，通过凝胶电泳和放射自显影后可以根据电泳条带的位置确定待测分子的 DNA 序列(见图 10-1)[4]。例如，将模板、引物、DNA 聚合酶混合，然后加入 ddGTP、dGTP 和 3 种其他的 dNTP(其中一种为 α-^{32}P 标记)的混合物，在此情况下进行退火升温，即可形成一种全部具有相同的 5′-引物端和以 ddG 残基为 3′端结尾的一系列片段长短不一的混合物。将该产物进行琼脂糖凝胶电泳，利用放射自显影技术，可以得到一系列长短不同的条带。将条带按大小进行排序，并根据掺入的序列，可以推断出各个位置上的碱基。

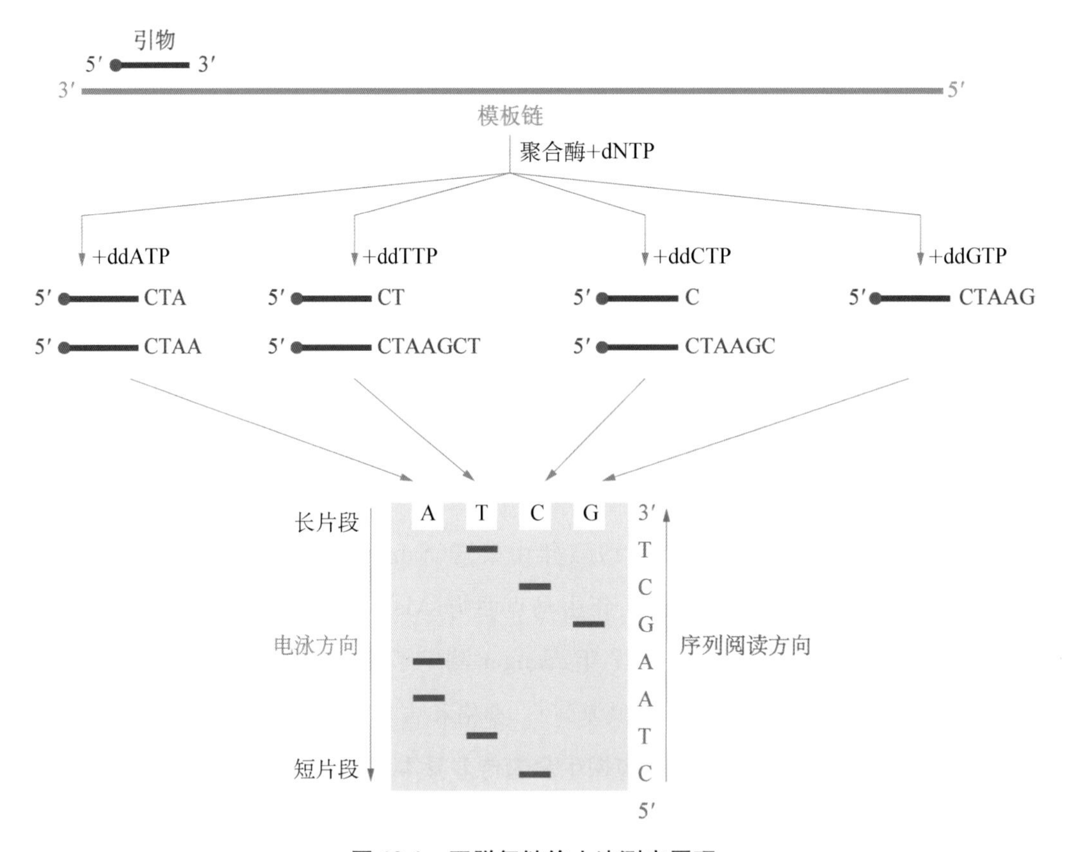

图 10-1　双脱氧链终止法测序原理

20 世纪 80—90 年代，荧光自动测序技术的产生，将 DNA 测序带入一个新时代[5]。该技术有两大改进：第一，同时加入 4 种 ddNTP，每种 ddNTP 分别用不同的荧光染料标记，避免了放射性的危害；第二，使用毛细管电泳对测序产物进行分离，使得检测更加灵敏快速。美国应用生物系统(ABI)公司一直是双脱氧链终止法测序仪的领导者。早期开发的 377 型测序仪，采用了聚丙烯酰胺凝胶电泳。后期推出的 310、3100、3130、

3730 等一系列仪器，采用了毛细管电泳，并且通量越来越高，单个测序的阅读长度也上升到 1 000 多个碱基。

DNA 测序技术给人们打开了基因世界的大门，极大地推动了分子生物学与生物化学的发展，让人们从 DNA 双螺旋结构深入到序列研究，是该领域中最常用的研究技术之一，现已被广泛应用于生命科学研究领域。其优点包括能够检测较长的 DNA 片段、准确率高等[6]。但是双脱氧链终止测序法也有一定的缺点。由于该测序方法所依赖的琼脂糖凝胶电泳只能检测少量样本，并且具有二次污染的可能性，该方法无法进一步扩大化，进而无法进行基因组序列测定的规模化应用。同时，应用该测序方法单个测序反应至少需要 20 ng DNA，这限制了对少量及微量样本的测序，无法进行样本的微量化。而且，该测序方法的试剂消耗量大，耗费时间长，所用光学系统和毛细管电泳设备昂贵。人类基因组计划采用了双脱氧链终止测序法，测定 30 亿个碱基耗费了 30 亿美元。因此，双脱氧链终止法的使用范围有限，尤其是在临床诊断上应用不多。随着测序技术的发展，在双脱氧链终止法测序之外或者基础之上还诞生了一些其他的测序技术，如连接酶测序法和焦磷酸测序法等。其中，焦磷酸测序法是基于产生的焦磷酸基团使用萤光素的方法，是罗氏(Roche)公司 454 技术所使用的下一代测序方法[7-9]，而连接酶测序法是美国 ABI 公司 SOLiD 技术所使用的下一代测序方法[7, 9]，但它们的核心技术都是基于双脱氧链终止测序法[10]中可阻遏 DNA 合成反应的 ddNTP。

自 2005 年以来，罗氏公司的 Jonathan Rothberg 博士发明了大规模并行测序，开发出了 454 测序技术，奠定了下一代测序技术的基础[11]。罗氏公司于 2005 年底推出了高通量基因组测序系统——Genome Sequencer 20 System(GS 20)，建立了边合成边测序的基础，随后推出了新的测序系统——Genome Sequencer FLX System (GS FLX)，并不断升级改进。罗氏公司用下一代测序仪对科学家詹姆斯·沃森(James Watson)的 DNA 进行了基因组测序，用时不到 2 年，相对于人类基因组计划已是质的飞跃。随后，Illumina 公司推出了 Solexa 测序技术，ABI 公司推出了 SOLiD 测序技术。这几项技术通常被称作下一代测序技术(NGS)，也有人称作第 2 代测序技术或者高通量测序技术[9]。后来，Illumina 公司的产品由于实验成本低、可拓展性强在美国占据了 80%以上的市场。拥有 ABI 公司的 Life Technologies 公司收购了 Ion Torrent 公司，先后推出了 Ion Torrent Personal Genome Machine(PGM)和 Ion Torrent Proton，其通量可以非常小，更适合少量样本的分析，在临床诊断领域占据了大量市场份额(见表 10-1)。

表 10-1　常见下一代测序平台的特征

公司	平台名称	测序方法	检测方法	读长(bp)	通量	优点	局限性
Roche	基因组测序仪 FLX 系统	焦磷酸测序法	光学	230～400		比第1代通量高;在第2代中读长最长;读段长,速度快	样品制备较难;难于处理重复和同种碱基多聚区域;对多个连续碱基测序误差大;试剂冲洗带来错误累积;仪器昂贵
Illumina	HiSeq2000, HiSeq2500/MiSeq	可逆链终止法和合成测序法	荧光/光学	2×150	2～500 Gb	测序通量高;需要低于1 μg的样品	仪器昂贵;读段短,假阳性高 用于数据删节和分析的费用很高
ABI	5500xlSOLiD 系统	连接酶测序法	荧光/光学	25～35	80～320 Gb	测序通量很高;在常见的下一代测序平台中,所要拼接出人类基因组的试剂成本最低;比 Illumina 的错误率低	测序运行时间长;读长短,造成成本高 数据分析困难和基因组拼接困难;仪器昂贵
Helicos Bioscience	Heliscope	单分子合成测序法	荧光/光学	25～30		高通量;在下一代测序中属于单分子性质的测序技术;DNA 测序无偏倚	读长短,推高了测序成本,降低了基因组拼接的质量;仪器非常昂贵;NTP 掺入,错误率高
Ion Torrent	个人化操作基因组测序仪(PGM)	合成测序法	离子敏感场效应晶体管检测 pH 变化	100～200	60 Mb～2 Gb	在自然条件下进行 DNA 合成(不需要使用修饰过的碱基) 对核苷酸碱基的掺入可以直接测定;小巧,便宜	一步步的洗脱过程可导致错误累积 阅读高重复和同种多聚序列时有潜在困难;对多个连续碱基测序误差大

（续表）

公司	平台名称	测序方法	检测方法	读长(bp)	通量	优点	局限性
PacBio	PacBio RS	实时单分子 DNA 测序	荧光/光学	约 1 000	500 Mb～7 Gb	平均读长长，比第 1 代的测序时间短；不需要扩增；最长单个读长接近 3 000 bp	并不能高效地将 DNA 聚合酶加到测序阵列中；准确性、一次性达标的机会低（81%～83%）；DNA 聚合酶在阵列中降解；总体上每个碱基的测序成本高（仪器昂贵）；错误率高，通量低
Beckman Coulter	GeXP 遗传分析系统	复合探针锚杂交和连接技术	荧光/光学	10		在第 3 代中通量最高；在所有测序技术中，用于拼接一个人基因组的实际成本最低 每个测序步骤独立，使错误的累积变得最低	读长短；模板制备妨碍长重复序列区域测序；样品制备烦琐；尚无商业化供应的仪器
Oxford Nanopore Technologies	gridION	纳米孔外切酶测序	电流	尚未定量	1.5 Gb～4 Tb	有潜力达到长读长；可以以成本价生产纳米孔；无须荧光标记或光学手段； 目前最快可以 15 分钟完成基因组测序	切断的核苷酸可能被读错方向；难以生产出带多重平行孔的装置；成本昂贵，研究数据少

随着下一代测序技术的相继诞生，大规模测序时代由此开启。下一代测序技术一次能同时对几百万甚至几千万条DNA序列进行测序，因此可以对一个物种的全基因组、转录本及外显子组进行全面分析[12-14]。

10.2 下一代测序技术的原理及仪器介绍

罗氏(Roche)公司的454 GS FLX系统、ABI公司(归属Thermo Fisher Scientific公司)的SOLiD系统、Illumina公司的Illumina Genome Analyzer、Ion Torrent公司(归属Thermo Fisher Scientific公司)的Ion Torrent Personal Genome Machine以及PacBio公司的PacBio RS是新一代测序平台的代表。ABI公司的SOLiD系统现在使用极少，所以不做介绍。罗氏公司的454 GS FLX系统虽然已经停产，但是其原理被Ion Torrent公司吸收，所以仍然对其原理进行介绍。

10.2.1 罗氏454测序法的原理和操作流程

罗氏454测序系统是第1个商业化运营的下一代测序技术平台，它的测序分为两大部分：乳化PCR与焦磷酸测序技术。总体概括起来，就是“一个片段＝一个磁珠＝一条读段(one fragment＝one bead＝one read)”。具体测序流程如下。

10.2.1.1 样品输入并片段化

罗氏公司的GS FLX系统支持各种不同来源的样品，包括基因组DNA、PCR产物、BAC、cDNA、小分子RNA等。对于大的样品如基因组DNA或者BAC等，可以利用喷雾法将待测DNA打断成300～800 bp长的小片段；对于PCR产物和小分子的非编码RNA，则无须这一步。

10.2.1.2 文库制备

利用分子生物学技术，在DNA片段两端加上不同的接头(3′端和5′端具有特异性)，再处理成单链片段，接头相当于单链片段的标识。后续的纯化、扩增和测序步骤中也包括接头，具有接头的单链DNA片段组成了样品文库。或者也可以将待测DNA变性后，通过杂交引物进行PCR扩增、载体连接、单链DNA文库的构建(见图10-2)。

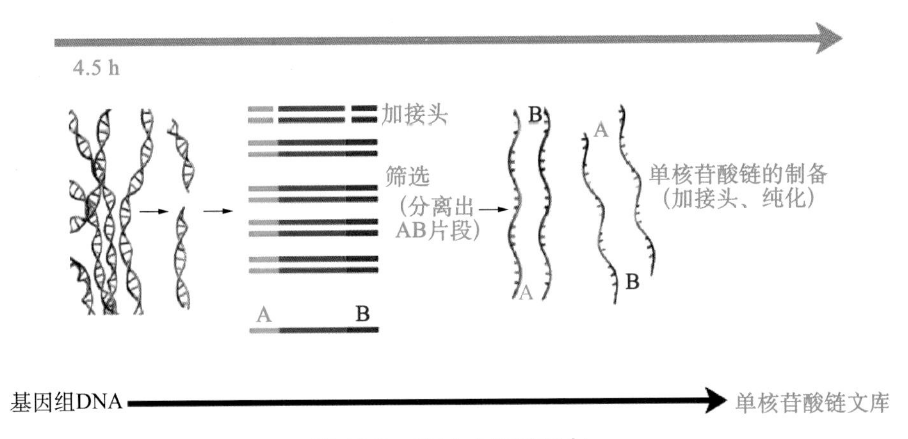

图 10-2 DNA 文库的制备

10.2.1.3 一个 DNA 片段 = 一个磁珠

单链 DNA 文库被固定在特殊的磁珠上。每一个磁珠携带了一个独特的单链 DNA 片段,两者具有一一对应关系。扩增试剂乳化被磁珠结合的文库,形成油包水的混合物,这样就形成了一个个微反应器,每个微反应器里面只包含一个磁珠和相应的 DNA 片段,并且在该反应器中所有 DNA 片段进行平行扩增。

10.2.1.4 乳液 PCR 扩增

乳液 PCR 最大的特点是可以形成数目庞大的独立反应空间进行 DNA 扩增。其关键技术是"注水到油"(油包水),基本过程是在 PCR 反应前,将包含 PCR 所有反应成分的水溶液注到矿物油表面,水溶液瞬间形成无数个被矿物油包裹的小液滴,从而构成了独立的 PCR 反应空间。理想状态下,只有一个 DNA 模板和一个磁珠存在于形成的小液滴中,该复合物在自己的微反应器里进行独立的扩增,不受其他竞争性或者污染性序列的影响,进而整个片段文库处于一种平行扩增状态,并且扩增产物仍然可以结合到该磁珠上。当反应完成后,通过破坏孵育体系将带有 DNA 的磁珠富集下来,对于每一个片段而言,扩增后产生了几百万个相同的拷贝,从而达到下一步测序所要求的 DNA 量(见图 10-3)。

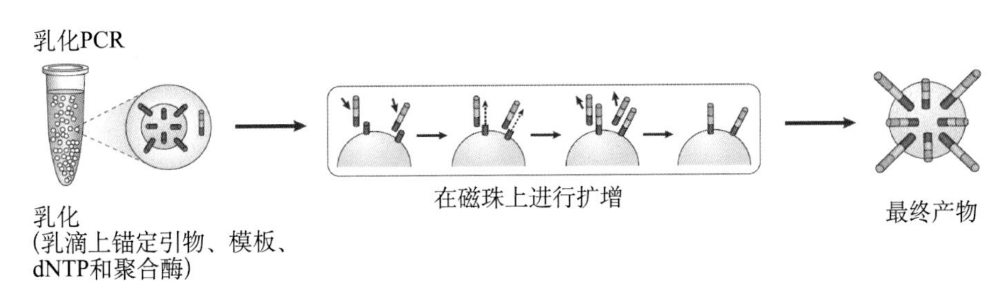

图 10-3 乳液 PCR 扩增过程

10.2.1.5 一个磁珠＝一条读段

测序前带有DNA的磁珠需要通过聚合酶和单链结合蛋白进行处理，接着将磁珠放在一种特殊的PTP平板上。这种平板上特制有许多小孔，每个小孔只能容纳一个磁珠（直径20 μm），通过这种方法固定每个磁珠的位置，以便检测接下来的测序反应过程。然后将PTP板放置在GS FLX中，测序开始。放置在4个单独的试剂瓶里的4种碱基，依照T、A、C、G的顺序依次循环进入PTP板，每次只进入一个碱基。如果发生碱基配对，就会释放一个焦磷酸。这个焦磷酸在ATP硫酸化酶和荧光素酶的作用下，经过一个合成反应和一个化学发光反应，最终将荧光素氧化成氧化荧光素，同时释放出光信号。此反应释放出的光信号可实时被仪器配置的高灵敏度CCD照相机捕获到。有一个碱基和测序模板进行配对，就会捕获到一个分子的光信号；由此依次对应，就可以准确、快速地确定待测模板的碱基序列。这种方法就是焦磷酸测序法，即单核苷酸添加合成法（single-nucleotide addition）（见图10-4）[15]。

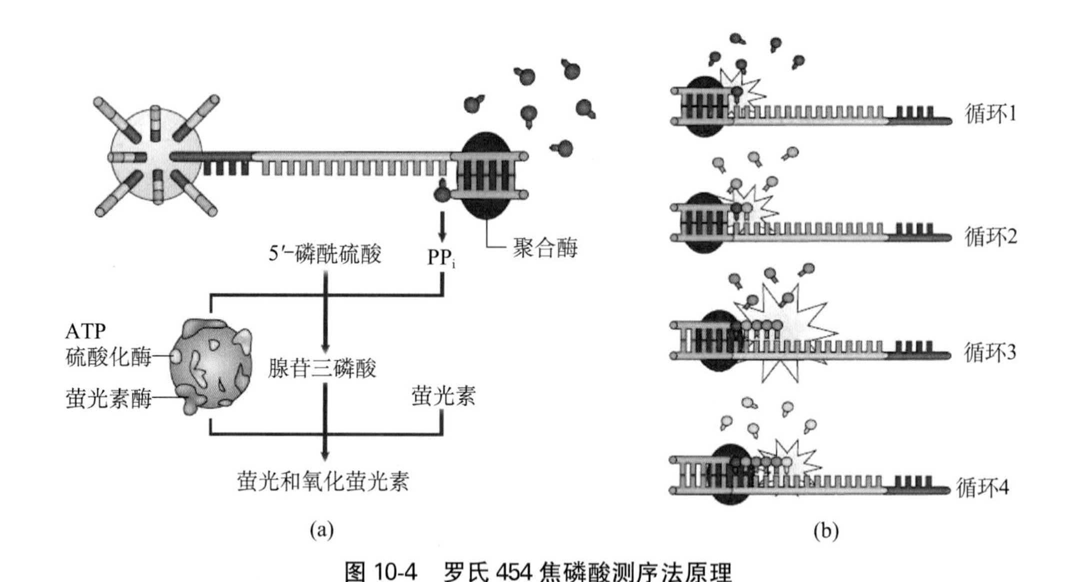

图10-4 罗氏454焦磷酸测序法原理

(a) 焦磷酸测序：当一个碱基添加后，释放出一个无机焦磷酸，引起酶联反应，导致荧光产生；(b) 单核苷酸添加：在每一个循环中，只有一种dNTP出现，若大量相同的dNTP同时添加，则荧光信号呈现增加

10.2.1.6 数据分析

经过10 h的运行，GS FLX系统可获得100多万个读长，读取超过4亿～6亿个碱基的信息。GS FLX系统提供两种不同的生物信息学工具对该系统产生的测序数据进行分析，适合于多种应用，如任何大小基因组的重测序和达400 Mb的从头拼接。

该系统的准确率在 99%以上。其主要错误来自同聚物，即相同碱基的重复掺入。例如，当序列中存在类似于多个 G 或者 poly(A)时，测序反应会一次加入多个 C 或 T，而所加入的 C 或 T 的个数只能通过荧光强度推测获得，这就会使得测序结果不准确。因此，454 测序平台的主要错误类型是插入和缺失，而不是替换。

10.2.2 Illumina 测序技术的原理和操作流程

Illumina 公司的下一代测序技术采用边合成边测序(sequencing by synthesis)，基于可逆终止化学反应原理。该公司的 Solexa 和 HiSeq 是目前两种主流的下一代测序仪，这两个系列的技术核心原理是相同的。测序基本原理是首先利用超声波将 DNA 模板处理成 200～500 bp 的片段，在 5′端和 3′端加上不同的通用接头，构建出单链 DNA 文库。单链模板的两个末端分别与芯片表面的两个引物通过碱基互补配对结合从而被固定于固体支撑物(如芯片)上，被释放的 DNA 末端可以和附近的其他引物进行互补配对，并进一步形成“桥”结构。PCR 反应过程中会从固定的引物上产生第 2 条链，而没有结合的 DNA 会被移除。通过这样进行 30 个左右循环的扩增后，每个分子会被放大1 000倍以上从而成为单克隆 DNA 簇。然后通过使用带荧光标记的 dNTP“可逆终止子”进行边合成边测序[16]。

Illumina 测序平台的流程概括起来包括下列步骤。

(1) 文库制备。将基因组 DNA 随机切割成多个小片段，并在片段末端加上接头，构建出单链 DNA 文库。在文库建好的基础上，DNA 在通过流动槽的时候会随机附着在流动槽表面的泳道上。每个流动槽有 8 个泳道，每个泳道的表面都固定有很多接头，在建库过程中，这些接头与加在 DNA 片段两端的接头相互配对(流动槽能够吸附建库后 DNA 的原因)，并能支持 DNA 在其表面进行桥式 PCR 扩增。

(2) 产生 DNA 簇。利用专业的流动槽，其表面固定有单链的引物。DNA 片段变成单链后，与泳道表面的引物通过碱基互补配对结合，一端被“固定”在流动槽上；另外一端(5′端或 3′端)随机和附近的另外一个引物互补，也被“固定”住，形成“桥”(bridge)。反复多轮扩增后，每个单分子得到了 1 000 倍扩增，每个 DNA 片段都将在各自的位置上集中成束，每一个束都含有单个 DNA 模板的很多份拷贝，成为单克隆 DNA 簇。DNA 簇产生之后，扩增子被线性化，测序引物随后杂交在目标区域一侧的通用序列上。进行这一过程的目的在于实现将碱基的信号强度放大，以达到测序所需的信号要求。

(3) 测序。Genome Analyzer 系统应用边合成边测序的原理，加入改造过的 DNA

聚合酶、接头引物和带有 4 种荧光标记的 dNTP。这些核苷酸是“可逆终止子”，因为 3′-OH末端带有可化学切割的部分，它们只允许每个循环掺入单个碱基。在 dNTP 被添加到合成链上后，将这些基团化学切割，恢复 3′端黏性，继续聚合第 2 个核苷酸，而所有未使用的游离 dNTP 和 DNA 聚合酶会被洗脱掉。再加入激发荧光所需的缓冲液，使得荧光信号被激发。之后，使用光学设备完成荧光信号的记录，并且利用计算机统计每轮收集到的荧光信号结果，将其转化为测序碱基，就可以得知每个模板 DNA 片段序列。当荧光信号记录完成后，加入化学试剂淬灭荧光信号并去除 dNTP 的 3′-OH 保护基团，以便能进行下一轮的测序反应。如此继续下去，直到每条模板序列完全被聚合为双链（见图 10-5）。Illumina 的这种测序技术每次只添加一个 dNTP 的特点能够很好地解决同聚物长度的准确测量问题，其主要测序误差来源于碱基的替换，目前其测序错误率在 1%～5%之间。目前，该测序技术的配对末端读长可达到 2×50 bp，更长的读长也能实现，但错误率会增加。读长会受到多个引起信号衰减的因素影响，如荧光标记的不完全切割等。

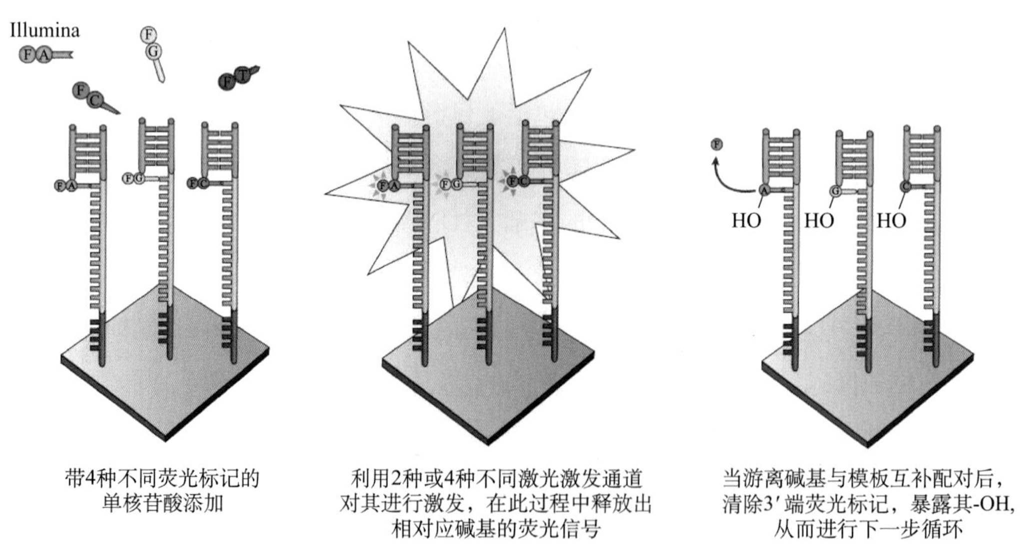

图 10-5　Illumina 下一代测序技术原理

（4）数据分析。自动读取碱基，数据被转移到自动分析通道进行二次分析。

10.2.3　Ion Torrent PGM 系统的测序原理和操作流程

与 454 焦磷酸测序技术不同的是，Ion Torrent 通过检测 DNA 链延伸时产生的氢离子(H^+),然后通过 pH 值的变化区别 4 种碱基,实现边合成边测序。首先通过油包水 PCR 制备测序模板,然后将制备得到的模板置于一种半导体芯片(场效应晶体管)上,芯片上有高度密集的微池阵列,包含着 100 多万个半导体微孔,这些微孔接收并记录测序的反应结果[17]。每个微孔就是一个单独的测序反应管,其中包含单个测序模板分子和 DNA 聚合酶。在微孔层的下面,是离子检测层,紧接着是一个高密度的和微孔一样排列的场效应晶体管阵列亚层。在微孔中进行单个的测序反应,循环加入 4 种核苷酸底物(dNTP),一般地,反应合成一个核苷酸就会释放出一个 H^+,导致反应池中的 pH 值发生改变。通过 pH 值敏感的高灵敏度电极对所释放的 H^+ 进行测定,联系反应底物(dNTP),实现对模板序列的测定。离子传感器检测到 pH 值的变化,基本上直接将该化学信号转变为数字信号。在测序过程中,如果有两个相同的碱基,会检测到双倍电压,记录两个相同的碱基,如果模板上的下一个核苷酸不匹配,则被洗脱掉,检测不到电压,也不会记录碱基(见图 10-6)。

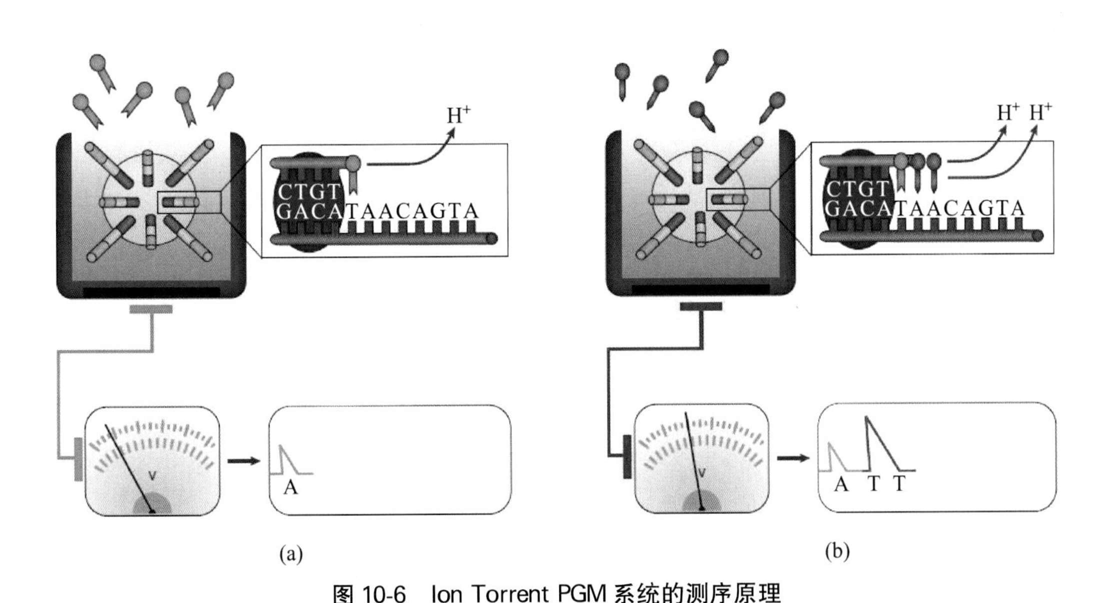

图 10-6 Ion Torrent PGM 系统的测序原理

(a) 半导体测序:当一个碱基与模板配对后,释放出 H^+,其被 CMOS-ISEET 感应器接收;(b) 单核苷酸的添加:在每一轮反应进行期间,只有一种 dNTP 出现,若干个相同 dNTP 被合并为一个信号,从而增强离子信号

目前,Ion Torrent 公司提供 3 种一次性测序芯片:Ion 314™、Ion 316™ 和 Ion 318™。Ion 314™测序芯片上大约有 120 万个微孔,可产生 60～100 Mb 的序列信息,且平均读长为 100 bp,读段长度为 400～550 kb。Ion 316™和 Ion 318™芯片分别具有 620 万和 1 110 万个微孔。Ion 316™芯片的读段长度为 2～3 Mb, Ion 318™芯片产出 1～2 Gb

的测序数据，读段长度为 4～5.5 Mb，并且平均读长为 200 bp 或更长。

Ion Torrent PGM 系统的工作流程如下。

(1) 制备文库。制备两端含 Ion Torrent 测序接头的 DNA 测序文库片段。

(2) 油包水扩增及收集纯化磁珠。将文库片段克隆到离子微球上并进行乳液 PCR 扩增。然后，乳液混合物被打破，扩增的片段仍然结合在微球上。

(3) 上机测序。将表面带模板的离子微球加入测序引物和测序酶，转移到 Ion Torrent 芯片上，通过短暂的离心将离子微球颗粒沉淀到芯片的微孔中，接着将芯片放入测序仪，开始测序。

(4) 数据分析。设立 Ion Torrent PGM 测序运行程序。测序结果以标准的文件格式显示。下游的数据处理可以用 Partek® Genomics Suite™系统的 DNA 测序数据分析工作流程进行分析。数据一旦在 Ion Torrent PGM 测序仪上产生，仪器会自动将数据传送到 Ion Torrent 测序的服务器上。

这种离子检测基础上的测序技术，将电信号转化为碱基信号，一个优点是不使用萤光素标记的碱基，降低了测序成本；另一个优点是将电信号转化为碱基信息，和将荧光信息转化为碱基信息相比，速度要快得多。此外，该方法的操作更为简单，体积也比较小，除了文库制作时间较长外，在 2～3.5 h 内可完成整个上机测序，但芯片本身并不能实现高通量，目前的通量是 10 Gb 左右，但其大小对于较小的基因组和外显子测序非常适合。与前一代的焦磷酸测序不同，Ion Torrent 的离子检测对长达 5～10 bp 的由同一种核苷酸形成的小重复序列(同聚体区域)，容易出现错误。Ion Torrent 公司已报道对大肠杆菌 DH10B 样品的同聚体的测序结果，对 5 个碱基的同聚体进行测序的准确度为 97.5%。然而，无法了解到得出这一准确度的样品总数，并且他们对于超过 5 个碱基的同聚体测序的准确度数据也未见报道。

Ion Torrent 测序平台可灵活应用于各类医学研究及临床项目，主要包括：疾病相关基因靶向重测序、胚胎植入前遗传学诊断/胚胎植入前遗传学筛查(PGD/PGS)、病原微生物检测、无创产前诊断、microRNA 测序及线粒体 DNA 测序等。虽然 Ion Torrent 测序能够实现低成本、快速基因组测序并已开始应用，但是它仍然存在一些问题。首先，Ion Torrent 技术的测序精度尚需提高，Ion Torrent 测序错误的主要原因为同质区碱基的插入与缺失，为此需要提高同质区测序的准确性，使 Ion Torrent 测序技术更加精准；此外，Ion Torrent 测序技术依然需要进行油包水 PCR，增加了操作步骤，并且烦琐的操作也容易带来误差，无形中也增加了测序时间。

10.2.4 GridION 的测序原理

美国国立卫生研究院与美国国家人类基因组研究所(NIH/NHGRI)资助改进下一代测序技术并且研究开发相关的测序技术与方法，其中包括扫描隧道显微镜(scanning tunneling microscope, STM)、荧光共振能量转换(fluorescence resonance energy transfer, FRET)、单分子检测(single-molecule detection)和蛋白质纳米孔(protein nanopores)等[17, 18]。就目前而言，太平洋生物科学(PacBio)公司和牛津纳米孔科技(Oxford Nanopore Technologies)公司在第 3 代测序技术方面处于领先地位，其最大的特点就是单分子测序，测序过程中无须进行 PCR 扩增，但缺点在于测序仍需要检测荧光活动，以提高测序速度和测序数据产量。

现有的测序技术需要将测序片段打断成长度较小的碱基片段，在预读结果时，将其拼接在一起。与此不同的是，纳米孔测序技术在测序过程中能一次检测较长的读段，简化后续的组装过程。在后续的实验操作中，发现纳米孔测序中的读段长度只受 DNA 制备过程中的断裂影响。Meller 和 Branton 表示 25 kb 的单链 DNA 可以通过生物纳米孔，5.4 kb 的单链 DNA 可以通过固态纳米孔。之后有研究表明，寡核苷酸，单、双链 DNA 都能通过高通量纳米孔。

由此，牛津纳米孔科技公司，将纳米孔技术引入其商业化的产品中(GridION 系统)。同时，公司正准备推出采用外切酶测序的 GridION 系统，用于直接单分子分析。此系统基于“芯片上的实验室”技术，将所需的元件整合在支架状的装置中。一个纳米孔(蛋白质)整合在磷脂双分子层内，位于微池顶部，配有电极。许多微池被整合在一个阵列芯片，并由一个模块控制，其中包括样本制备、检测和分析的液体流动和电子系统。模块中插入了 GridION 节点，每个节点可以单独使用也可以联合使用，所有的节点可实时互相沟通，也可与用户的网络系统和存储系统进行沟通。虽然该平台主要用于 DNA 测序，但是它也可以进行调整，用于蛋白质和小分子物质的检测。

与以往不同，牛津纳米孔科技公司所开发的测序技术是基于电信号的技术[19]。使用 α-溶血素蛋白七聚体构成生物纳米孔是该技术的关键，其纳米孔共价结合分子接头，当碱基通过纳米孔时，电荷发生变化，引起短暂的电流(4 种碱基所引起的电流变化幅度是不同的)，然后通过电子设备检测电流变化从而鉴定碱基(见图 10-7)。

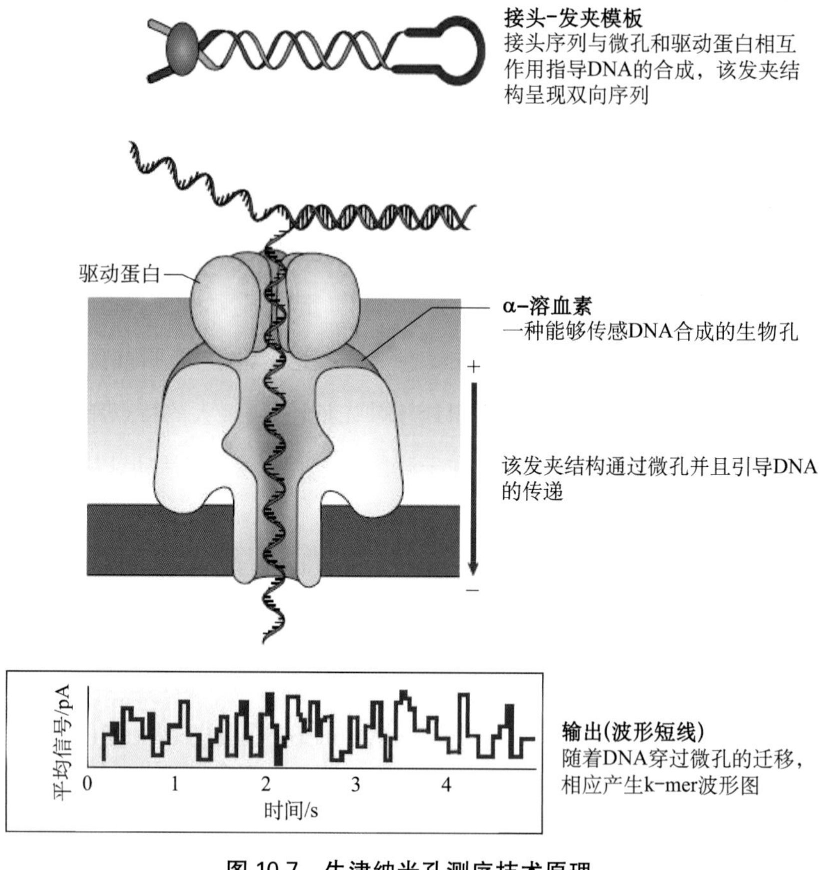

图 10-7　牛津纳米孔测序技术原理

牛津纳米孔科技公司将核酸外切酶测序技术进行商业化。在此方法中，环糊精接头分子作为 DNA 的结合位点位于纳米孔的内部。核酸外切酶与纳米孔偶联，在测序过程中逐个剪切碱基，精确检测每一个碱基。其中，核酸外切酶可调节 DNA 链的移动速率，降低其固有泳动速率。确切来说，在实际的精确检测过程中，要求其泳动速率大约为 0.05 bp/ms。理论上，100 000 个孔以此速率进行测序，可在 30 min 内得到 30 倍测序深度的基因组数据。在 2013 年的基因组生物学技术进展年会(AGBT)上，该公司推出了第 1 台实体商品化的纳米孔测序仪。其主要特点为：读段长度为 10～100 kb；错误率低，为 1%～4%，错误随机出现，不会聚集在两侧；可在实验中实时读取数据；测序速度快，通量大；对 DNA 的损伤小；样本要求低。并且，该方法的测序准确性可达 99.8%，该仪器本身也可以进行一些简单的纠错。理论上，通过纳米孔测序仪可直接对 RNA 片段进行测序。另外，该测序仪能够直接读取甲基化的碱基，而不需要用亚硫酸氢盐处理，这对在基因组水平直接开展表观遗传学研究有极大的促进作用。

10.2.5　PacBio RS 系统的测序原理

太平洋生物科学公司 PacBio RS 系统采用的单分子实时(Pacific Biosciences single-molecular real-time, PacBio SMRT)测序技术也应用了边合成边测序的理念[17]，该技术的测序载体是 SMRT 芯片，基本原理是：在 DNA 合成过程中，用 4 种颜色荧光标记 4 种碱基(即 dNTP)；在碱基配对阶段，加入不同碱基，会发出不同颜色的光，根据光的波长与峰值对模板碱基进行判断与读取(见图 10-8)。phi29 DNA 聚合酶是实现超长读长的关键因素之一，读长主要跟酶活性的维持时间长短有关，它主要受激光对其造成的损伤影响。PacBio SMRT 技术的另外一个关键是利用零模波导(ZMW)孔将反应信号与周围游离碱基的强大荧光背景区别开。该方法的主要原理与微波炉相似，在微波炉炉壁上有很多密集的小孔，小孔直径各不相同，如果微波波长小于小孔直径，微波就会发生衍射而穿透面板，并且小孔之间也会发生干涉；如果微波波长大于小孔直径，微

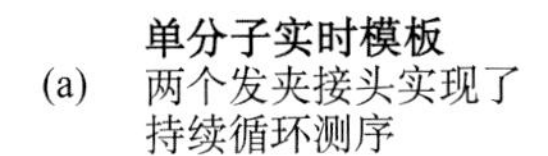

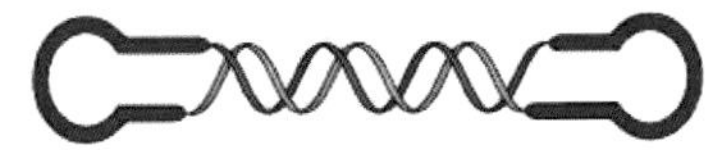

(b)　**零模波导孔**
测序发生的空间

(c)　**被标记的单核苷酸**
所有的4个dNTP都被标记以用于后续的延伸

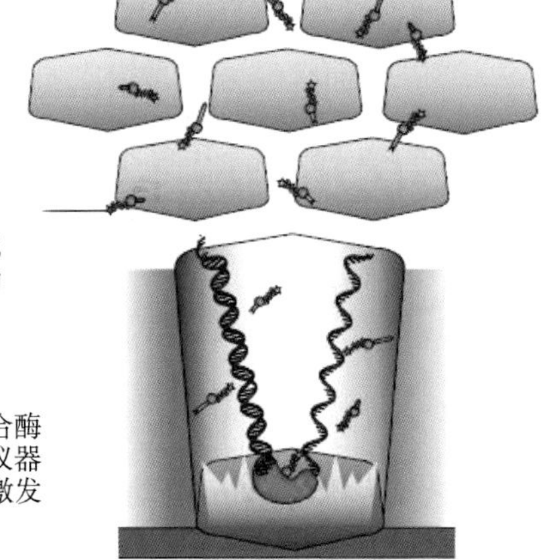

(d)　**修饰的聚合物**
当一个核苷酸被聚合酶添加到模板上后，仪器会实时记录碱基所激发出的荧光

(e)　**PacBio结果输出**
仪器记录零模波导孔中颜色的变化，每一个颜色的变化对应一个碱基

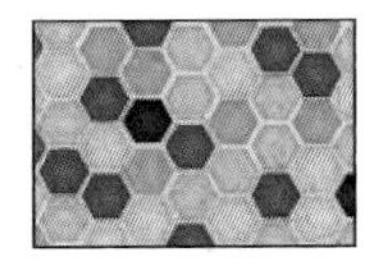

图 10-8　PacBio SMRT 技术的测序原理

波不会发生衍射，而会沿直线传播，从而可起保护作用。同样，在 PacBio SMRT 技术中，一个反应管有许多纳米小孔，直径为 100 nm 以上，比所检测激光的波长小数百纳米，检测激光被激发后不能穿透小孔进入上方溶液区，能量被限制在一个小范围里，覆盖需要检测的部分，使得检测信号仅来自小反应区域，从而实现将背景降到最低。另外，如果碱基存在修饰，则通过聚合酶时的速度会减慢，相邻两峰之间的距离增大，可以通过检测相邻两个碱基之间的测序时间检测一些碱基的修饰情况，即可以通过这个方法检测甲基化等信息。SMRT 技术的测序速度很快，每秒约 10 bp。但是，不乏出现检测错误率高的现象，但该现象随机出现，并不会像下一代测序技术那样存在测序错误的偏向性，可以通过多次测序校正错误。

综上，主要对第 2 代和第 3 代测序技术的原理进行了简要的阐述，其中读长、通量和测序成本是评估某一种测序技术先进与否的 3 个重要指标。第 2 代测序技术的优点是一个单独样本的测序成本较第 1 代有所下降，通量大幅提升，并且准确率也有所增加。第 2 代测序技术的缺点是在 PCR 过程中会使错误率增加，并且具有一定的系统偏向性，同时大部分第 2 代测序技术的读长也比较短。第 3 代测序技术是为了解决第 2 代测序技术存在的缺点而开发的，它们的根本特点是单分子测序，不需要任何 PCR 过程，能够有效避免因 PCR 偏向性导致的系统错误，同时也延长了读长，并且保持了第 2 代测序技术的高通量、低成本的优点。

10.3 下一代测序技术的实验方案

10.3.1 高通量实验方案的选择

测序技术推进了科学研究的发展。传统的对单个基因进行研究的方式已无法满足后基因组时代的需求，要对生命的复杂活动有全面和深入的认识，必然要在整体、动态、网络的水平上进行研究。随着下一代测序技术的迅猛发展，医学界开始越来越多地应用下一代测序技术解决临床的生物学问题。医学领域中，下一代测序技术在遗传学、肿瘤学和感染医学中应用最多。临床常用的下一代测序可以分为 3 类：基因组测序、个体转录组测序和微生物测序。基因组测序包括全基因组测序、全外显子测序和目标区域测序；个体转录组测序包括 DNA 甲基化测序、mRNA 测序和非编码 RNA 测序；微生物测序，可以用于鉴定微生物，也可以用于微生物与人类相互作用的转录组测序，目前用得最多的是宏基因组中 16S rRNA 的测序。跨组学的研究也在不断深入(见表 10-2)。

表 10-2 常用测序方案的选择

方　案	读长(Mb)	测序类型	读长(Mb)
转录组分析			
SAGE/CAGE	>10	单链	20～50
小 RNA	>10	双链	20～50
mRNA Seq	>30	单链	>50
核糖体图谱	>20	单链	20～50
ChIP-Seq	>20	单链或双链	>50
从头测序	>30	长单链或双链	尽可能长
宏基因组分析			
ITS、16S	>0.1	长单链或双链	尽可能长
鸟枪法	>100	长单链或双链	尽可能长
甲基化分析			
全基因组	>400	双链	>100
富集方法	>50	双链	>100
感染	>25	单链	>100
无创产前检测	10～20	单链	>50
疾病基因确认诊断			
全基因组	>1 000	双链	>100
外显子	>60	双链	>100

这里以临床医学中应用最多的肿瘤患者 DNA 突变测序为例，讨论高通量测序的主要实验步骤和关键问题。

通常来说，测序的基因组范围越广，对可能引起疾病的基因组突变的分析就越全面。全基因组测序的成本可全面分析基因组水平的变异，尤其是较大的结构变异(如拷贝数变异、倒位、易位)、不可预测的未知突变类型，是最严谨的检测手段。全基因组测序的成本已经大幅度下降，但绝对成本仍然很高，除了很多大型的研究之外，临床中很少使用。全外显子测序包括 3 000 万个碱基对，能够解释 85%以上的肿瘤突变，同样受成本的限制，目前使用范围有限。针对肿瘤相关基因的检测，从几十到几百个基因的检测在临床中应用最广泛。开展测序首先要考虑的是平台的选择。目前有 Illumina 公司的各种下一代测序仪和 Thermo Fisher Scientific 公司的 Ion Torrent 系列测序仪。每款仪器有一到几种配套的测序芯片，每种芯片都会标记有包含的数据量，用计算机常用的单位 Mb（1×10^6 bp）和 Gb（1×10^9 bp）表示，对应着一次测序检测的总碱基数量。这是一个重要的参数。研究者根据检测基因覆盖的碱基数目，乘以所需要的测序深度，得到一次测序所需要的数据量，选择合适的芯片。如果芯片的总容量低于所需数据量，那么测序深度就会降低。如果芯片的总容量超过所需数据量太多，就会造成资金的浪费。每一次开机测序，都会有一笔固定的试剂消耗支出，这往往也是整个测序中最主要的成本，所以研究者必须合理安排，降低单个样本的平均测序成木。通常来说，样本量比较少，使用 Ion Torrent PGM 等低通量的仪器比较合适；样本量比较大，需使用 Illumina 的高通量测序平台。

测序深度是下一代测序中特别关键的一个概念。测序深度表示所检测的一个特定位点或者一段特定序列在测序过程中总共被检测到的次数。通常测序深度越高，结果越可靠。但是过高的测序深度增加成本，而且没有必要。测序深度主要取决于待分析样本占总样本的比例。对于石蜡切片，肿瘤细胞占总细胞的 20%～50%，通常需要（200～500）× 测序深度。对于循环肿瘤 DNA（ctDNA），肿瘤 DNA 占总 DNA 的 0.1%～5%，需要（5 000～20 000）×测序深度。

对于建库方案，检测基因数量不同导致总碱基数量不同，根据碱基总数的不同，下一代测序分为扩增子法和靶向捕获法。一般说来，几千到几万个碱基，应该使用扩增子法；几十万到几百万个碱基，应该使用靶向捕获法。

建库方案是开放的，研究者可以根据自己的需要选用多种建库方案。建库的方法学对检测的可靠性影响很大，甚至是决定性的。但是建库方案对应着后期的数据处理，因此，除了建库方案本身的优劣之外，还需要考虑后期数据处理能否配套。仪器生产商会提供一些免费的数据处理平台，基因测序公司也有自建的多种数据处理系统。如果一个研究方案不能利用现有的数据分析方案，研究者需要将网络的免费开源软件改写成适合的数据分析系统。

10.3.2 下一代测序实验流程的质量控制

下一代测序技术的实验操作包括以下部分：病例样本的采集处理，核酸的提取、片段化，生物分子标签（barcode）的添加，目标区段/基因的捕获、富集、连接、扩增，文库的构建，上机测序，数据产出。通常，每种下一代测序的平台，在实验操作部分都有与标准流程相应的试剂盒。研究者通常按照既有的方案运作，但是高通量测序实验是由很多独立步骤组合而成的复杂实验，每步流程都需要分别优化到一个最佳经验值，以此来综合决定最佳的实验操作条件及各参数的设置。

样本的采集处理看似简单，却往往是实验成本的第 1 步。以石蜡切片作为模板，通常有两个问题。第一，石蜡切片的质量好坏，会影响提取核酸的浓度和纯度。第二，石蜡切片中肿瘤细胞只占一定比例，如果肿瘤细胞比例过低或者是不典型的病理组织，后期检测会有更多的背景干扰，需要更高的测序深度才能检测出突变。对循环肿瘤细胞和循环肿瘤 DNA 进行测序，由于其含量低、浓度低（血液中主要是血细胞和血浆游离 DNA），并且会被血液中的各种核酸酶和蛋白酶降解，加以适当的保存条件就十分必要。对于感染的检测，情况更复杂。由于许多患者在检测之前会接受抗生素治疗，患者血液中病原体核酸的数量不多。因此，选择什么样的检测组织，以及什么时间点的样本，都需要进一步研究。

核酸提取、纯化的原则是尽可能获得待分析的核酸，去除不需要的核酸。通常采用商业试剂盒，原理是硅胶膜过柱法和磁珠法。这两种方法的得率其实都不算高。对于全血来说，采取哪种方法都可以试验成功。但对于稀有样本来说，通过硬件和软件富集细胞就更加重要。

DNA 的片段化通过超声或者酶切进行。这一步通常是均一的，不会引起偏倚。但在染色质免疫共沉淀测序（ChIP-Seq）分析中，常染色质比异染色质更容易片段化。随后，对片段进行修复，在一端或两端连上合适的接头。对于片段的选择，通常采用凝胶电泳或者贝克曼公司的磁珠法。PCR 扩增的效率和偏倚是重点考虑的内容。GC 含量适中的基因比 GC 含量高的基因（如乙型肝炎病毒基因 1）或 GC 含量低的基因（如疟原虫基因）更易于扩增。因此，需要选择合适的 PCR 酶，优化 PCR 反应体系的成分和扩增条件。目前，推荐用 KAPA HiFi 作为建库试剂，效果优于大多数产品。

10.3.3 下一代测序的验证

下一代测序作为临床上使用的常规方法，需要验证下列基本参数：实验的敏感性和特异性、准确性、精确性及检测能力的上限和下限（动态范围）。其中最重要的是实验敏感性。下一代测序的实验敏感性通常是指某一个突变与正常基因的比例低于某一个值时，就不能被检测出来。突变指单核苷酸多态性（SNP）、拷贝数变异（CNV）、连续相同碱基序列（homopolymers）等，每一种突变的分析灵敏度都要单独考察。

可以参考一个“金标准”的方法观测下一代测序技术。“金标准”的设立因情况而异。比如，常用同一患者组织的突变作为其循环肿瘤 DNA 检测的“金标准”；也可以自行构建特定分析物，如构建突变基因的质粒与含有野生型基因的质粒，稀释后按一定比例混合，测试下一代测序技术检验变异能力的动态范围。另外，也可以使用其他检测方法（如双脱氧链终止测序法、芯片）和“特定分析物（阳性对照）”的手段验证下一代测序实验的检验性能。但需要指出的是，“金标准”指的是方法学更可靠，并不意味着每一次“金标准”的结果都比下一代测序更可靠。例如，如果用下一代测序检出肿瘤突变后，用双脱氧链终止测序法不能测出，这不一定是下一代测序结果产生了假阳性，还要考虑该次双脱氧链终止测序结果本身的测序质量问题。

检测的假阳性和假阴性问题也要慎重考虑。假阴性和假阳性可能由实验部分引起，也可能由数据分析的不完善引起。

对于任何一个分子生物学实验，对不同的样本类型（血液、唾液、组织等）都需要独立进行一个验证。

10.4 下一代测序技术的数据分析

下一代测序的数据处理内容，主要包括几个方面：质量控制（quality control）、组装（assembly）、基因预测（gene prediction）、基因组特征（genome feature）、基因功能（gene function）、差异表达基因分析和富集分析（DEG and enrichment analysis）、同源基因分析（homology gene analysis）、系统发育树与进化（phylogeny tree and evolution）和比较基因组学（comparative genomics）。

这里探讨的主要是与临床医学紧密相关的一些问题，包括在遗传学、肿瘤学和感染医学的高通量检测中，如何理解并分析测序结果中的一些关键问题。

10.4.1 测序结果的质量控制

通常，首先要做的是去除下一代测序结果中低质量的部分。无论是来自 DNA-Seq

文库还是 RNA-Seq 文库，都可将测序结果自左向右依次分为 3 个区：5′接头(adapter)区、目标序列区和 3′接头区。这一特征普遍存在于多种下一代测序仪中。由于受诸多因素的影响(如荧光标记的不完全切割等)，Illumina 测序仪所检测到的荧光信号，会从 5′端开始逐渐衰减，尤其是在快接近 3′最末端的区域时荧光信号会大幅度降低，导致这一区域的碱基质量分数普遍小于要求(如 Q20)。除了 3′端质量分数降低以外，Illumina 测序仪得到的测序结果的 5′端前端区域的碱基质量分数也不高，这样就形成了 5′端和 3′端的低质量区和中间的高质量区。因此，针对 Illumina 测序数据质量分布不平衡的规律，对 Illumina 读段的 3 个不同质量区域进行不同的处理。首先，切除 5′端和 3′端的低质量区，而中间的高质量区予以保留；其次，对高质量区进行再次判断，若出现一定数量无法确定的碱基(通常标注为“N”)或者低质量(如 Q20)碱基，就舍弃整条读段，否则就保留读段中的高质量区作为处理后的结果。

一般情况下，去除接头时，有两个难点：①在测序过程中会出现长度不确定的接头污染，需要与已知接头序列匹配以去除接头；②一般情况下，接头部分处于测序末端，其片段的质量分数必然很低，因此在实际操作过程中需要先去除 3′端低质量区，再对接头进行序列匹配，而且还需要在匹配过程中允许一定的错配出现。接头匹配的过程需要从不同长度的接头序列进行尝试，首先接头的匹配应从读段的全序列开始(接头与读段 3′端对齐)，逐步将接头序列向 3′端移动，直到找到符合要求的匹配结果。此外，在匹配的过程中还需要灵活调整错配碱基的数量。

此外，自连的接头、断开的接头连接到一起，或者 PCR 扩增中的跳跃引起扩增错误，这些都要设置相应的算法和参数加以去除。在整个实验流程中也有可能引入各种污染。生物信息学家 Rob Edwards 说，污染出现的来源很多，首先就是实验室成员可能混淆了两个样品，不小心给文件或者样品贴上了错误的标签；其次，污染也有可能来自其他本不应该出现在样品中的外来遗传物质，又或者来自培养细菌周围的环境，如 rRNA 和各种微生物。对于此，可以先将测序结果中出现频率比较高的前 10 个读段进行序列比对，先查看一下序列的来源，之后分析测序数据结果。

将数据清洗以后，再将数据用质量控制软件进行分析统计，如目前最流行的数据质量查看软件 FastQC 会给出基本的统计数据、每个碱基的测序质量、每个碱基的质量评分、碱基的 GC 含量、未知碱基(N)的含量、序列长度的分布等。合格的数据用于基因组拼接。

10.4.2 基因组的拼接

一个双脱氧链终止法测序反应得到一个序列，长度可达 600～1 000 bp。而基于下一代测序技术，得到的是大量较短的基因序列，称为读段（read）。因此，将这些片段组装成完整的基因组，需要先分析下一代测序技术产生的读段的特点。

下一代测序技术所得的读段长度较短，而且数量较多，在实际拼接的过程中不易发现读段之间的重叠关系。而且在测序过程中错误的碱基会比较多。由于在人的基因组中存在许多重复序列，这些重复序列可能导致拼接错误，或者导致在拼接过程中出现不连续的较短重叠群（contig）。

有关 DNA 拼接的算法可分为两类。其中一类算法是对于测序有参考价值的重测序，对于这种情况而言，与之相对应的参考基因组和其测序基因组相差不大，所以在实际拼接的过程中参考基因组起到很大的作用。而另一类算法是无参考测序，在拼接过程中没有能参考的基因组，对于这种情况人们提出了从头测序，即使用测序过程读出的一条条读段拼接组装成整个基因组。

然而针对从头测序相关的 DNA 拼接算法主要有 3 类：①贪婪算法；②基于重叠—排列—生成一致序列（overlap-layout-consensus，OLC）思想的算法；③基于 de Bruijn 图的算法。其中贪婪算法和 OLC 算法是针对第 1 代测序数据提出的，因为第 1 代测序拼接的过程中读段较长且数量较少，比较容易观察到读段之间的重叠。与此相对，基于 de Bruijn 图的算法是针对下一代测序技术的需要所得到的：在拼接过程中，将测序所得的读段转化成定长的 k-mer（长度较短的碱基片段），然后根据片段之间的重叠关系建立 de Bruijn 图，实质上是将 DNA 拼接问题转化为路径问题。

贪婪算法的具体步骤是：首先将所有读段中满足一定要求的读段选作重叠群（contig）的种子片段，之后寻找和重叠群片段的两端含有重叠区域的读段，以此方式扩展重叠群片段，之后寻找与扩展后的重叠群片段含有重叠区域的读段，重复上述操作，直到拼接结束。

对于 OLC 算法而言，在进行 DNA 拼接时需要先确定判断重叠与否的阈值，当重叠区域的长度大于阈值时，便判断两个读段之间存在重叠区域。后续的拼接方式与贪婪算法相似：将其中之一的读段视为重叠群种子片段，然后通过重叠区域扩展重叠片段，重复操作，直到最终得到一定长度的重叠群片段。最后根据重叠群图把所有读段按照一定顺序进行排列，根据碱基的质量值对读段进行加权计算，比较不同可能的重叠群片段确定最终的 DNA 序列。

20 世纪 80 年代末，Pevzner 等提出基于 de Bruijn 图的算法，并首次将该算法用于 DNA 序列拼接[20-22]。该算法的核心思想是将序列拼接问题转换为欧拉路径问题。具体方法如下。①在读段集合 $A=\{a_1, a_2, \cdots, a_n\}$ 中，首先将每一条读段分割成若干 k-mer（长度较短的碱基片段）。假定集合 A 中任意一条读段的长度均为 l，k-mer 的长度值设为 k，那么集合 A 中的任意一条读段均可被分为 $l-k+1$ 条 k-mer，并且这些k-mer 作为 de Bruijn 图的顶点。②对于给定的两条 k-mer x 和 y，如果在某读段 a_i 中存在一条长度为 $k+1$ 的子串，且该子串的前 k 个碱基与 k-mer x（或 y）精确匹配，同时该子串的后 k 个碱基与 k-mer y（或 x）精确匹配，那么认为 k-mer x 和 y 之间存在一条公共边。

与 OLC 算法相比，基于 de Bruijn 图的算法时间复杂度更低，主要是因为在算法过程中将 DNA 拼接问题转化为一个线性的问题。Velvet、EULER-SR、EULER 和 ALLPATHS 等拼接算法都是利用欧拉路径思想。

10.4.3　测序数据分析的主要问题和解决方案

为了解决上述问题，除了不断优化各种与下一代测序相关的分析算法外，目前与下一代测序相关的突破性进展主要体现在工作流（pipeline）系统和云计算（cloud calculation）的应用两个方面。国外有 Galaxy 等生物信息学集成平台，国内也有基因公司建立了类似的平台。

10.5　下一代测序技术在精准医学临床检测中的应用

对基因组检测的范围越广，可能发现的未知突变越多。美国的 Foundation Medicine 公司，推出了检测 400 多个基因的组合套装（panel），包括了所有和肿瘤相关的基因。其服务在美国很普及，也在临床取得了不少成果。比如，他们发现一些胰腺癌晚期患者存在一些肿瘤相关基因突变，使用相关的靶向药物后，疾病未发生进展。目前，该服务在美国的收费标准是 4 000～7 000 美元。由于目前仪器和试剂都来自国外，因为成本问题，国内没有开展类似的检测。目前，很多公司已经推出了肿瘤检测的组合套装，针对一种肿瘤最相关的几个或十几个基因，或者通常与肿瘤发生最相关的几十个基因进行检测。

不管是什么组合套装，都有一些普遍性的问题。

第 1 个问题是取样的问题。这种检测的最佳取样方式，是从组织取样得到石蜡切片。但是，由于取样的有限性，取到的样本未必能够代表肿瘤的异质性。有相当一部分实体瘤，还是存在取样困难的问题。如果用针对循环肿瘤 DNA 的组合套装取代石蜡切片的基因检测，目前各家公司的循环肿瘤 DNA 检测结果与石蜡切片检测结果的一致性还有差异。如果用 CTC 检测，理论上效果更好，基因组更完整，而且能代表肿瘤细胞的异质性。但是，目前 CTC 的分离效率比较低，远远没有实现稳定的自动化分离，也是暂不可行的。但是肿瘤的液体活检，是临床研究的热门和未来的发展方向。

第 2 个问题是生物意义不明的突变问题。这是高通量测序中普遍遇到的问题。当这种突变发生时，研究者会有疑问，这是新的 SNP，还是无义突变，抑或是有义突变？进一步的分析除了查阅文献外，还需要做家系分析，这种突变需要额外的深入研究，在临床上应用往往不可能。

第 3 个问题是涉及患者隐私的伦理问题。在进行高通量测序分析肿瘤的时候，可能会发现其他的疾病，是否需要将发现的疾病告诉患者，还是置之不理，这就涉及患者的隐私和伦理问题。

总之，下一代测序技术正在蓬勃发展，新的小型快速的仪器、简易快速的生物信息学分析设备正在开发。但是从发展中国家的临床应用来看，目前高昂的成本仍是一个突出的问题。面对精准医疗这一场革命，医疗的内涵和形式都会发生很大的变化。

参考文献

[1] Sanger F, Coulson A R. A rapid method for determining sequences in DNA by primed synthesis with DNA polymerase [J]. J Mol Biol, 1975,94(3): 441-448.

[2] Maxam A M, Gilbert W. A new method for sequencing DNA[J]. Proc Natl Acad Sci U S A, 1977, 74(2):560-564.

[3] Sanger F, Air G M, Barrell B G, et al. Nucleotide sequence of bacteriophage phi X174 DNA[J]. Nature, 1977, 265(5596):687-695.

[4] 陈丹，刘根焰，徐建，等. 基因测序技术及其临床应用[J]. 中华临床实验室管理电子杂志，2014，2(4): 216-222.

[5] Smith L M, Sanders J Z, Kaiser R J, et al. Fluorescence detection in automated DNA sequence analysis [J]. Nature, 1986,321(6071): 674-679.

[6] 马俊香，段化伟，郑玉新. 基因组高通量测序技术进展及其在预防医学中的应用[J]. 中华预防医

学杂志,2012,46(5): 471-474.
[7] Mardis E R. Next-generation DNA sequencing methods [J]. Annu Rev Genomics Hum Genet, 2008,9: 387-402.
[8] Shendure J, Ji H. Next-generation DNA sequencing [J]. Nat Biotechnol, 2008, 26 (10): 1135-1145.
[9] Metzker M L. Sequencing technologies—the next generation [J]. Nat Rev Genet, 2010,11(1): 31-46.
[10] Sanger F, Nicklen S, Coulson A R. DNA sequencing with chain-terminating inhibitors [J]. 1977,74(12): 5463-5467.
[11] Marsh M, Tu O, Dolnik V, et al. High-throughput DNA sequencing on a capillary array electrophoresis system [J]. J Capillary Electrophor, 1997,4(2): 83-89.
[12] Korbel J O, Urban A E, Affourtit J P, et al. Paired-end mapping reveals extensive structural variation in the human genome [J]. Science, 2007,318(5849): 420-426.
[13] Mortazavi A, Williams B A, McCue K, et al. Mapping and quantifying mammalian transcriptomes by RNA-Seq [J]. Nat Methods, 2008,5(7): 621-628.
[14] Bentley D R, Balasubramanian S, Swerdlow H P, et al. Accurate whole human genome sequencing using reversible terminator chemistry [J]. Nature, 2008,456(7218): 53-59.
[15] Margulies M, Egholm M, Altman W E, et al. Genome sequencing in microfabricated high-density picolitre reactors [J]. Nature, 2005,437(7057): 376-380.
[16] Timmerman L. DNA sequencing market will exceed $20 billion, says Illumina CEO Jay Flatley. [EB/OL]. [2015-04-29]. http://www.forbes.com/sites/luketimmerman/2015/04/29/qa-with-jay-flatley-ceo-of-illumina-the-genomics-company-pursuing-a-20b-market/#4dbd19943bf5.
[17] Rothberg J M, Hinz W, Rearick T M, et al. An integrated semiconductor device enabling non-optical genome sequencing [J]. Nature, 2011,475(7356): 348-352.
[18] Eid J, Fehr A, Gray J, et al. Real-time DNA sequencing from single polymerase molecules [J]. Science, 2009,323(5910): 133-138.
[19] Richards C I, Luong K, Srinivasan R, et al. Live-cell imaging of single receptor composition using zero-mode waveguide nanostructures [J]. Nano Lett, 2012,12(7): 3690-3694.
[20] Niedringhaus T P, Milanova D, Kerby M B, et al. Landscape of next-generation sequencing technologies [J]. Anal Chem, 2011,83(12): 4327-4341.
[21] Pevzner P A, Mironov A A. Effective method for physical mapping the DNA molecule [J]. Mol Biol (Mosk), 1987,21(3): 788-796.
[22] Pevzner P A, Tang H, Waterman M S. An Eulerian path approach to DNA fragment assembly [J]. Proc Natl Acad Sci U S A, 2001,98(17): 9748-9753.

11 单细胞基因组测序技术与精准医学

单细胞基因组测序技术是在单细胞分离和基因组预扩增的基础上，对单个细胞进行深度序列测定和数据分析的手段。单细胞测序技术是目前应用于肿瘤精准治疗和胚胎植入前遗传学诊断(PDG)的关键技术，对肿瘤异质性、分析和预后判断以及胚胎植入风险性评估具有重要的临床意义。

11.1 单细胞测序概述

人体由大约 37.2 万亿个细胞组成。传统的基因组分析，都是以群体细胞为原材料，以获得微量高品质的基因组 DNA 为基础，所得结果是一个群体的平均信息，而忽略了细胞群体内多个亚群，以及个别细胞的信息。例如，在组织中，含有基因突变的细胞含量只占 1%甚至更低，通过传统的分析方法，这些低丰度的突变难以检出。另外，有的样本中细胞数量极为有限，如胚胎植入前遗传学诊断或微量残留癌细胞检测中，通常只有一个单细胞。一些法医样本、古生物学样本、甲醛固定样本或石蜡包埋组织样本的处理和保持都会减少 DNA 的数量和质量。因此，以单细胞作为对象进行分析，具有重要的意义。

单细胞分析的概念由来已久，但一直发展缓慢，主要是因为存在重大的技术障碍。近几年单细胞测序技术发展迅速，主要是因为几项技术进步：第一，单细胞的样本分离技术更加成熟，以微流控技术为代表；第二，单细胞的基因组扩增技术日趋成熟；第三，下一代测序技术的发展，以及相应的数据处理能力的提高。现在，单细胞的基因组测序，已经有了公认的通用流程，主要步骤包括：①单细胞的分离；②单细胞的基因组扩增；③基因测序文库的建立；④基因测序；⑤数据分析。2013 年，*Nature Methods* 杂志把“单细胞测序”的应用列为2013年度最重要的方法学进展[1,2]。

单细胞测序在临床医学上有两个热门的应用，肿瘤治疗和胚胎植入前遗传学诊断[3-5]。肿瘤是一个高度异质化的细胞群，根据基因组变异和转录组的差异分为很多异质性的细胞亚群。换句话说，许多肿瘤细胞具有克隆多样性，使得肿瘤细胞群能够应对选择性压力，可在肿瘤侵袭、转移中发挥重要作用。胚胎植入前遗传学诊断是指在体外受精过程中，对具有遗传风险患者的胚胎进行种植前活检和遗传学分析，以选择无遗传学疾病的胚胎植入宫腔。表11-1总结了近年来单细胞测序的一些重要进展。

表11-1 单细胞测序的进展

年份	作者	主要内容
2009	Fuchou Tang 等	单个哺乳动物细胞的转录组测序
2011	Nicholas E. Navin 等	乳腺癌患者100个单细胞的DNA测序
2012	Xun Xu、Yong Hou 等	肾癌和白血病患者的外显子组测序
2012	Chenghang Zong 等	单细胞扩增新技术MALBAC的发明及其在结肠癌的应用
2013	Ellen Heitzer 等	肿瘤患者单个循环肿瘤细胞的DNA测序
2013	Xiaohui Ni 等	肺癌患者单个循环肿瘤细胞的DNA测序
2013	Jeff Gole 等	使用纳升级微孔板进行单细胞测序(MIDAS)
2014	Anoop P. Patel 等	恶性胶质瘤患者单细胞的RNA测序和动力学弹性分析
2014	Yong Wang 等	乳腺癌患者的单细胞RNA测序分析突变和拷贝数变化
2014	Jens G. Lohr 等	前列腺癌患者循环肿瘤细胞的DNA测序
2014	Nicola Aceto 等	乳腺癌患者循环肿瘤细胞细胞团的RNA测序
2014	Angel E. Dago 等	用循环肿瘤细胞单细胞测序评价前列腺癌的治疗效果
2015	Peter Eirew 等	乳腺癌移植小鼠的单细胞DNA测序
2015	Lain C Macaulay 等	同时对DNA和RNA进行单细胞测序
2015	H. Christina Fan 等	使用微孔板法对大量肿瘤细胞进行RNA测序
2015	Evan Z. Macosko 等	使用液滴法进行大规模肿瘤细胞测序
2015	Chengzhong Zhang 等	染色体碎裂的活细胞成像和DNA测序

11.2 单细胞的分离

单细胞的分离是实验第1步，也许是最重要的一步。对基因组测序而言，控制污染是最重要的因素，因为单个细胞极容易被相邻细胞及环境中的核酸分子污染。无论是进行DNA测序还是RNA测序，单细胞分离都应当在严格管理的单独空间进行。所有设施、仪器、耗材都要进行去污染处理，处理的原则是使环境中的RNA和DNA降解；同时如果进行RNA测序的话，还要抑制环境中的RNase。通常，用含有降解RNA和DNA的去垢剂擦拭实验室设施和仪器，玻璃类器皿在220℃下烘烤过夜，使用无RNase的耗材。

对RNA测序而言，分离实验的速度必须加以考虑。最近的研究发现，细胞的转录谱在很短的时间内就会发生变化，实验时间过长、外部环境刺激都会导致转录谱的改变。生物医学研究常常需要分析一个组织样本的多个单细胞，或者同时分析多个样本的单细胞，所以分离技术的通量要考虑。如果要结合细胞成像，还应考虑细胞的完整性。

根据2014年的一项市场调查，德国目前使用最多的单细胞分离技术依次是流式细胞术（flow cytometry）、激光显微切割（laser microdissection）、显微操作（micromanipulation）、有限稀释（limiting dilution）和微流控（microfluidics）技术。在世界范围内，这些也是最常用的5种方法。下面依次对这5种方法进行介绍和讨论。

11.2.1 流式细胞术

流式细胞术又称荧光激活细胞分选法，常常是从液相中分离单细胞的第一考虑。荧光激活的细胞分选原理是根据对细胞的物理和化学性质（如大小、抗原、内部结构、DNA、RNA、抗原、酶活性）进行快速测量，并进行分类收集。荧光激活的细胞分选有许多优点：可以根据细胞的多个性质同时进行分离；操作简单，通量极高，目前已经达到50 000个/秒；能分选活细胞；对细胞的完整性影响微小等。流式细胞术的商业发展从20世纪70年代开始，其技术已经非常成熟和普及，成为科研机构和医院不可或缺的技术。根据统计，现有的单细胞分离有1/3是用荧光激活的细胞分选完成。

根据激光器的数量、检测参数、收集装置等进行分类，常见的临床流式细胞仪有488 nm和633 nm 2个激光器，4个荧光参数和2个散射光参数。各大仪器公司也不断推出改进的产品。比如BD公司推出的BD LSRFortessa X-20，激光系统提供18种波长的激光器，横跨从紫外到红外的全光谱范围，还提供多种激光功率和滤光片以便用户优化分析。对于各种新型仪器的参数和性能，可参见BD、Thermo Fisher Scientific、

Beckman 等公司的相关网站。

流式细胞仪的缺点是：①无法用于筛选特征未知的异质细胞；②设备的敏感度、抗体的特异性及样本自身的性质等因素往往带来偏差；③流式细胞仪的操作环境对转录水平的影响至今未有定论。

11.2.2 激光显微切割

对于从固相组织中分离单细胞，激光显微切割往往是第一选择。最常见的方法是激光捕获显微切割(laser capture microdissection, LCM)。其原理是将专用组织切片放置在倒置显微镜的载物台上，贴附一层小的透明热塑性薄膜。通过机械手使薄膜的另一面以适当压力紧密覆盖在切片的表面，在显微镜下通过定位光束标定被选细胞后，引导适当强度的脉冲激光束照射于所选细胞上。薄膜受照射后瞬间温度升高溶解，并与其下方的细胞紧密粘连，与薄膜相连的细胞可以被完整地从组织切片中取出而不会受损。

世界上第 1 台商业化的 LCM 机由 Arcturus 公司推出，该公司先后推出了 PixCell、Veritas、ArcturusXT 等几代产品。目前，该公司的旗舰产品为 ArcturusXT，是目前唯一将红外激光捕获和紫外激光切割整合在一起的仪器。红外激光捕获更温和，能更好地保留生物分子的完整性；紫外激光切割速度快，精度高，适合高密度组织结构的切割和大量细胞的捕获。德国 Leica 公司的 LMD6500 和 LMD7500，使用高精度的光学组件控制激光束移动，显微镜样品台和样品本身不动，提高了切割的精度，同时被切割细胞在重力作用下落入收集管中，避免了样品和其他物体的接触，降低了污染。PALM 公司的 LCM 技术是采用激光加压弹射(laser pressure catapulting, LPC)实现对样品的切割与分离，即利用激光能量对特定组织细胞进行切割后，用激光脉冲产生的压力把所获样品弹射到收集帽中，同样可以高效、精确地捕获所选细胞，甚至是活细胞。瑞士 MMI 公司的 Cell Cut Plus 激光显微切割系统应用也比较广泛。

激光捕获显微切割有很多优点：操作过程自动化，可在显微镜下直观地选取目的细胞，而且速度快，切割过程可以在几秒内完成。由激光取代传统的探针和刀片，有效避免了组织碎屑造成的交叉污染。捕获的细胞保留了原始的形态和完整的结构，包括酶的活性和 RNA 的完整性，能够基于组织细胞的表型或功能特征进行分离。除细胞分离外，还可以进行染色体的切割。目前，利用该技术还可以进行单细胞 RT-qPCR、短串联重复(STR)序列分析、单细胞蛋白质印迹和单细胞质谱分析。

11.2.3 显微操作

显微操作系统是最传统的液相单细胞分离操作系统,虽然在很多方面已经被其他方法取代,但很多样品还是必须采取这种方法。显微操作系统通常由倒置显微镜和可移动的微型操作台组成。微型操作台上的微型移液器通常包括一个超薄的玻璃毛细管和进样、去样设备。样本通常是在平板中的活细胞。在显微镜下选择一个合适的细胞,吸取并转移到一个容器中。显微操作在克隆操作、囊胚球取样中常用。

11.2.4 有限稀释

现在,仍然有很多实验室通过有限稀释法获取单细胞。有限稀释法是将浓度为 $10^5 \sim 10^6$ 个/L的细胞经过多次 10×倍比稀释,再接种到多孔板中。根据泊松分布统计,当浓度低到一定程度,可以让大多数孔中只有一个细胞。本方法因几十年来一直用于单克隆细胞培养而闻名。过去的机械制造工艺有限,396 孔板常常就是极限,须使用加样器依次上样。现在可以在一个玻璃片上加工出几万个体积为纳升级的小孔,不再使用加样器,而是通过毛细作用,让细胞悬液分散到微孔中。为了确保大多数小孔中只有一个细胞,通常悬液中细胞的数目不超过小孔数目的 1/10。如果配备合适的显微系统和机械设备,可以确定哪些孔中有细胞,这样可以高通量地完成细胞的分离、裂解和全基因组扩增。

11.2.5 微流控技术

使用微流控技术对细胞进行操作近年来一直是研究的热点。在微流控芯片上有多种操纵细胞的方法:机械方法、光学方法、电场方法、磁力方法。机械方法是在微流控芯片上刻蚀出各种微阱、微沟,根据细胞的大小分离单细胞。光学方法的原理与激光捕获类似,用光照射细胞,将细胞捕获到光的焦点处,实现对细胞的操纵。电场方法与单细胞的毛细管电泳类似,都是利用介电力进行细胞分离。磁力方法使用免疫磁珠实现对单细胞的操纵,其分离原理与流式细胞术类似。

微流控技术在商业上应用不广,主要原因是操作缺乏弹性,不能针对样品做方法优化。微流控系统分离单细胞技术是研究的热门领域,专利层出不穷。估计未来微流控技术在单细胞转录组的分析中用途会更大，因为单细胞转录组的分析步骤繁多，更需要快捷的时间和无污染的环境，微流控系统封闭的一站式系统比其他几种分离方法更有优势。

11.3 单细胞全基因组扩增

将单个细胞分离到容器中以后，为了避免在构建单细胞核酸文库过程中核酸的丢失，从采集细胞结束到基因组扩增之前，所有反应步骤最好整合到一个试管中完成，这些反应的缓冲液相互兼容。通常裂解细胞都是在容器中直接加入温和的裂解试剂，与高温处理相结合。针对具体样本，裂解试剂的选择可参考相关文献。热灭活前一步加入反应的酶。一个正常的体细胞中含有 6～12 pg DNA，10～50 pg 总 RNA，其中 mRNA 的含量为 1%～5%。对构建文库来说，至少需要 10 ng 的模板，因此全基因组的扩增效率对整个实验的成败和效果至关重要。对于培养的细胞，一种方法是采用G2/M期的单细胞，此时细胞的染色体数量加倍，从而提高了起始模板的含量。

单细胞全基因组扩增过程中常常出现如下技术错误。①覆盖率低（uneven coverage），即部分基因组区域被有效扩增，而另一部分区域扩增效率低或者不被扩增。覆盖率低主要是由于基因断裂和降解、无有效的引物结合、DNA 聚合酶的进行性不够等原因。单细胞全基因组扩增中覆盖率低的情况比群体细胞全基因组扩增更严重，因为单个细胞基因组的信息丢失不能从其他细胞的信息中得到弥补。在目前的一些单细胞基因组测序中，30%左右的覆盖率很常见。②不均一性扩增（uneven amplification），即有的区域被高效扩增，有的区域不被扩增或扩增效率低。这种错误对拷贝数变异（copy number variation，CNV）的判断有影响，在肿瘤细胞的检测中尤其重要。③等位基因丢失（allele dropout，ADO），即一个等位基因被高效扩增，而另一个等位基因不被扩增。单细胞扩增时等位基因丢失的发生率较高，产生的原因主要有模板的长度引起某些序列的选择性扩增，模板的 GC 含量或二级结构不同，导致与引物结合的扩增效率也不同。随着起始模板从单细胞提升至 10 个细胞，多重置换扩增（multiple displacement amplification，MDA）产物的平均等位基因丢失发生率从 17.9%逐渐下降至 0.1%。故应用于单基因病胚胎植入前遗传学诊断时，可将胚胎尽量培养至囊胚阶段以活检更多的滋养外胚层细胞，这样可提高起始模板量，降低等位基因丢失的发生率和减少诊断误差。④假阳性错误，是由DNA聚合酶的错误引起的。

早期的单细胞全基因组扩增是从PCR衍生的一系列方法，现在通常采用从phi29 DNA聚合酶的多重置换扩增活性衍生的一系列方法。下面将对这些方法分别进行介绍。

11.3.1 PCR衍生的相关技术

PCR衍生的相关技术主要有连接-适应子PCR(linker-adaptor PCR)、Alu PCR、标记随机引物PCR(tagged random primer PCR，T-PCR)、改良扩增前引物延伸(improved primer extension preamplification，IPEP)和简并寡核苷酸引物PCR(degenerate oligonucleotide primer-PCR，DOP-PCR)。

11.3.1.1 连接-适应子PCR

整个基因组DNA经限制性核酸内切酶(如*Mbo* J、*Mse* I等)作用产生数百个碱基大小的DNA片段，Klenow修饰两末端后，各连接互补的特异性的20个碱基对的DNA片段，并以此作为PCR反应的起始模板，连接子序列同时作为引物参加扩增。该方法扩增除酶切位点间长度有偏差外，序列选择性偏移较少发生，但其扩增前操作烦琐，在单细胞分析时可能丢失部分基因组DNA。

11.3.1.2 Alu PCR

Alu序列是一类人类特有的、在基因组DNA广泛分布并高度保守的间隔重复序列。在人单倍体基因组中约有900 000个拷贝，平均间隔4 kb，部分为染色体G带富集区域。合成Alu PCR引物可扩增跨越两个Alu序列区间的DNA。Alu PCR主要用于从杂合细胞或YAC克隆中选择性扩增人染色体DNA。扩增产物可用于制备染色体或特异区域的FISH涂色探针、克隆新的标记等。由于Alu序列在人类基因组中分布不均，重复次数不等，该方法获得的DNA有明显的扩增不均匀性，不同区域扩增率差异极大。

11.3.1.3 标记随机引物PCR

该法由Jeffreys在1991年首先报道，其引物3′端为9～15 bp的随机引物，5′端为17 bp的固定标记序列。反应分为以下两步。①首个循环随机引物与模板DNA在30～40℃退火杂交，在Taq DNA聚合酶引导下延伸，使5′端标记；第2个循环，以新合成的DNA链为模板，使其两端均带有标记的碱基序列；2～5个循环后，离心移去未结合的引物和引物二聚体。②加入与标记序列互补的PCR引物，特异性扩增第1步的扩增产物。标记随机引物PCR的扩增效率和特异性均较高，这与其第2步的特异性指数扩增有关。产物长度绝大部分集中在400～1 600 bp，60个循环后可用琼脂糖凝胶电泳检测产物。其主要影响因素是随机引物浓度，浓度过高产物量增加，但片段短小；浓度过低则产物量减少。

11.3.1.4 改良扩增前引物延伸

以随机组成的15个碱基的寡核苷酸为引物，37℃低温条件下引物与DNA退火，55℃延伸，随机扩增整个基因组DNA。改良扩增前引物延伸可对大部分基因进行扩增。由于产量低，无法用常规方法检测改良扩增前引物延伸产物的大小和分布，但根据后续巢式PCR产物的长度，估计某些片段的长度至少在800 bp以上。

11.3.1.5 简并寡核苷酸引物PCR

简并寡核苷酸引物PCR的原理与标记随机引物PCR类似，均采用部分随机引物二步法PCR反应，但第2步扩增时不变换引物。简并寡核苷酸引物PCR的引物序列为5′-CCGACTCGAGNNNNNNATGTGG-3′，3′端的ATGTGG序列是一种频率极高的DNA短序列，退火时起引导作用，中央6个随机序列起加固引物及与DNA结合的作用，5′端的CCGACTCGAG序列则用于末端修饰。低温退火条件下，引物能与众多基因组DNA位点连接。反应呈两步法扩增：最初几个循环(3～5个循环)设置低退火温度，使引物在DNA链的全长范围随机退火连接并延伸，产物片段两末端分别为引物5′端的CCGACTCGAG序列和其互补序列；在第2步继续进行的25～35个PCR循环则类似普通PCR，退火温度升高至62℃，引物进行特异性连接、延伸，按比例均匀扩增整个基因组DNA，并能获得较高的扩增效率，扩增产物大小在300～1 700 bp，平均为500 bp。

11.3.2 二代扩增技术

11.3.2.1 多重置换扩增技术

多重置换扩增(MDA)技术是Lizardi等基于环状滚动扩增方法创建的一种链置换扩增技术。该技术利用phi29 DNA聚合酶和六聚体随机引物对基因组进行扩增，在30℃条件下恒温进行。扩增时，phi29 DNA聚合酶在多个位点同时起始复制，合成新的DNA链取代模板互补链，被置换出的新的DNA链又成为模板进行扩增，形成级联放大系统。最终生成大量的高保真基因组DNA。

MDA技术的优点有以下两点。①扩增高效和高保真性。phi29 DNA聚合酶兼具3′→5′核酸外切酶校读活性，对模板有很强的结合能力，能连续扩增100 kb的DNA模板而不从模板上解离，扩增的平均长度约为 10 kb，而且 phi29 DNA 聚合酶具有高保真性，其错配率仅为 10^{-6}～10^{-7}，比 Taq DNA 聚合酶的 3×10^{-4} 至少低 100 倍，可以确保扩增的保真性。②扩增长度和产量稳定。基因组 DNA 在 30℃反应 4～6 h，MDA 扩增达到高峰后维持在一个稳定的水平，使所有反应的 DNA 产量几乎相等。扩增时，硫酸化的随机引物能够抑制聚合酶的核酸外切酶活性，使扩增产物大大增加。近年来，大多数单细胞基因组扩增选择此方法。Qiagen、NEB 和 Sigma 等公司都有商品化的试剂盒。

11.3.2.2 多重退火环状扩增循环技术

多重退火环状扩增循环技术由谢晓亮团队在 2012 年发明[6]。步骤为：①首轮多重置换扩增，单细胞基因组在 94℃熔解成单链，然后在 0℃加入 MALBAC 引物[序列 5′端为 27 个碱基(GTG AGT GAT GGT TGA GGT AGT GTG GAG)、3′端为 6 个碱基的随机引物]，用 *Bst* 酶在 65℃延伸；②预扩增，将首轮产物作为模板，按照第①步的操作再重复 1～5 个循环；③常规的 PCR 扩增。假定第①步有 n 个引物结合，就生成 n 个 5′端为通用引物的长单链产物。第②步预扩增中，假定每个新模板还是结合 n 个引物，经过相同的反应条件，一个新模板又生成 n 个预扩增产物。如果进行 m 轮扩增($m=1\sim5$)，总共生成的预扩增产物数量是($n\times n\times m$)个。并且，第②步预扩增的产物 5′端和 3′端是互补的通用引物序列，可以形成闭合的环状分子。MALBAC 提高了基因组的物理覆盖，但因 *Bst* 聚合酶不具有校正活性，错配率更高。

11.3.2.3 微孔板置换扩增系统

美国加州大学圣地亚哥分校的 Gole 等在 2013 年报道了微孔板置换扩增系统(microwell displacement amplification system，MIDAS)技术[7]。在一块聚二甲基硅氧烷板中蚀刻出 22×16 个 12 nl 的小孔，细胞用 SYBR Green 染色后通过毛细作用流入小孔中。细胞和小孔的比例为 1∶10，经过扫描电镜成像分析，99.5%的孔中只有一个细胞。使用这套系统可以用纳升级的反应体系同时进行数千个多重置换扩增反应。科研人员可以通过手工或者用机械手取出这些扩增产物，进行测序。借助这套 MIDAS 系统，该课题组只进行了很少的测序工作就在人类神经元细胞中发现了单拷贝变异(single-copy-number change)，分辨率达到 1～2 Mb。

11.3.2.4 乳液全基因组扩增技术

北京大学的黄岩谊团队在 2015 年报道了乳化全基因组扩增(emulsion WGA，eWGA)技术[8]。单细胞裂解后，加入 MDA 反应缓冲系统和矿物油，置于自己研发的微流控装置上，用压缩空气进行高速冲击，形成油包水液滴。单个 MDA 扩增体系可以形成 10^5 个皮升级的液滴，当每个液滴含有 1～2 个 DNA 分子片段时，基因组得到了很好的扩增。该研究用乳液全基因组扩增技术对人正常细胞和肿瘤细胞进行了单细胞测序，效果与其他方法相当或者更好。

11.3.3 各种基因组扩增方法的选择

单细胞基因组 DNA 测序方法正在不断发展和改进，还没有一种各方面都很完善的方法。对于不同的实验对象和实验目的，应该选择合适的方法。对于各种方法的比较，主要从 GC 偏好性、扩增重复性、扩增均一性等多个方面考虑。

南方科技大学贺建奎团队等在 *Scientific Reports* 期刊报道过 MALBAC、GenomePlex WGA4 和 MDA 的比较结果[9]，MALBAC 和 GenomePlex WGA4 的方法在拷贝数变异检测方面明显优于 MDA 方法。华大基因的侯勇在 *Gigascience* 杂志发表了简并寡核苷酸引物 PCR、MDA 和 MALBAC 的比较结果[10]，这些结论有一致也有冲突的地方。

简并寡核苷酸引物 PCR 的样品间一致性高，但在所有方法中它的基因组覆盖率最低。简并寡核苷酸引物 PCR 方法适用于检测拷贝数变异、非整倍性，也适用于胚胎植入前遗传学筛查/诊断，以及癌症研究。

MDA 方法的操作最简单，但是扩增比较随机，对 GC 含量完全没有偏好，一次样品间的一致性低于 MALBAC。MDA 不适用于检测拷贝数变异，适合研究样本量较少的肿瘤单核苷酸多态性。但是关于 MDA 和 MALBAC 的基因组覆盖率，各家的报道不一致。从原理上说，MDA 使用的 phi29 DNA 聚合酶，比 MALBAC 使用的 *Bst* 聚合酶具有更好的进行性；同时因为 MALBAC 的预扩增可能损失了一部分模板，所以 MDA 的全基因覆盖率在理论上不低于 MALBAC。MDA 的商品化试剂盒经过公司优化，在 CNV 和 SNP 的分析中接近或超过了 MALBAC。

MALBAC 的基因组内均一性最好，样品间的一致性最好，适用于 CNV 和 SNP 等的检测。MALBAC 的操作步骤复杂程度和实验成本都高于 MDA，对科研和临床中单细胞测序的通量和成本有一定影响。

MIMDS 需要使用芯片系统和扫描电镜系统，目前还没有商品化。但该方法将单细胞的分离和全基因组扩增整合，对微量混合样本有独特的优势。比如，脑脊液、尿液中的微量细胞和微生物，不必经过逐个纯化就可以进行多种细胞同时检测。

eWGA技术推出时间不长，但是很有应用前景。eWGA继承了MDA操作简单、成本低的优点，通过一步快捷的乳化过程，形成了油包水反应系统，有效提高了反应的效率。另外，MIMDS的反应体系目前是微升级，而eWGA的反应体系达到了纳升级。预计将有更多eWGA的研究发表。

11.4　单细胞转录组研究技术

转录组的研究和细胞的各项生理功能紧密联系。在干细胞研究、胚胎发育分析中，因为样本数量极其有限，所以单细胞转录组研究的意义重大。例如，汤富酬等通过所建立的单细胞RNA测序(single-cell RNA sequencing，scRNA-Seq)技术分析了小鼠的内细胞团，并跟踪分析了内细胞团转变为体外培养的胚胎干细胞的过程，发现细胞在转变过程中发生了一系列包括基础代谢、microRNA和可变剪接在内的转录组全局改变[11]。他们还发现在细胞转变过程中，抑制性的表观遗传调控基因表达上调，同时激活性的调控基因表达下调，这种变化可能参与了小鼠胚胎干细胞全能性的维持。Trombetta等对树突状细胞被脂多糖激活的单细胞转录组进行了分析。在脂多糖刺激4 h后，他们采集了18个小鼠骨髓来源的树突状细胞，利用SMART-Seq[SMART(switching mechanism at 5′ end of the RNA transcript)为RNA转录过程中的5′端转换机制]构建了单细胞cDNA文库并随后进行了测序分析[12]。在单细胞水平，树突状细胞的反应具有相当高的异质性。许多已知的炎症反应基因在部分细胞中被强烈激活，而在部分细胞中仅被低度激活或完全未被激活，呈现一种双峰模式。另外，他们还意外地发现了大量具有细胞异质性的可变剪接形式。Dalerba等利用微流控芯片高通量单细胞定量PCR方法对正常结肠上皮组织和结肠肿瘤进行了分析。他们通过流式细胞术分选出相当于正常结肠隐窝底部的EpCAMhigh/$CD44^+$细胞，该群细胞包含了结肠上皮的干细胞。他们从正常结肠上皮组织中的EpCAMhigh/$CD44^+$细胞群中分辨出5类细胞亚群。来自肿瘤组织的EpCAMhigh/$CD44^+$细胞也能分出类似的细胞亚群。他们进一步发现，这种与分化过程相关的基因表达模式与肿瘤的恶性程度有关，并提出了新的结肠癌分型方法，该方法与现有的分型方法相比可以更好地预测患者的预后。

但是单细胞转录组的研究难度更大，原因在于单细胞的转录组文库更难构建，具体原因包括以下几点：①尽管细胞中总 RNA 量是总 DNA 量的 5～6 倍，但是 RNA 容易降解；②RNA 具有异质性，最主要的研究对象 mRNA 只占总 RNA 量的 1%～5%；③细胞的转录组图谱容易在样本预处理过程中发生变化，包括降解；④RNA 测序的实验步骤，尤其是反转录，不能获得完整的 mRNA 信息。在文库构建过程中如何避免核酸丢失以及如何均匀扩增 cDNA 是构建单细胞 cDNA 文库首先要解决的两个关键技术问题。下面介绍目前几种常用的单细胞 cDNA 文库的测序方法，包括 scRNA-Seq、单细胞标记反转录测序(single-cell tagged reverse transcription sequencing, STRT-Seq)、SMART-Seq、CEL-Seq (cell expression by linear amplification and sequencing) 和 PMA-Seq(phi29-mRNA amplification and sequencing)。

11.4.1 scRNA-Seq

该方法是第 1 种单细胞 RNA 测序方法，由汤富酬等在 2009 年发表[13]。用第 1 链反转录引物 UP1[5′端为一段锚定序列，3′端为 oligo(dT)]反转录出第 1 链 cDNA，并在其 3′端后加上一段 oligo(dA)，再用引物 UP2[5′端为另外一段锚定序列，3′端为 oligo(dT)]合成第 2 链 cDNA。合成的所有双链 cDNA，两端各带一段锚定序列；然后以这两段锚定序列作为引物进行 PCR 扩增、建库。最初这个测序过程是在 SOLiD 系统上完成的，但也能适用于 Illumina 系统。汤富酬等从单个小鼠胚胎干细胞中检测到 10 800个基因。这是目前主要采用的经典方法。

11.4.2 STRT-Seq

该方法由 Islam 在 2011 年发表。第 1 步用第 1 链反转录引物[5′端起顺序为 Illumina P1、*Pvu* I 识别位点、oligo(dT)]合成第 1 链全长 cDNA，当到达 mRNA 的5′端时，反转录酶通过末端转移酶活性可以在第 1 链 cDNA 的 3′端加上数个脱氧胞苷酸。一段接头[5′端起顺序为 Illumina P1、独特的分子标识符(unique molecular identifiers, UMI)、3～6 个 G]与数个脱氧胞苷酸退火，反转录酶以接头为模板，继续合成第 1 链 cDNA。第 2 步使用与 P1 序列互补的引物合成双链 cDNA，然后进行 PCR 扩增。第 3 步是将 PCR 产物片段化，在游离端加上 Illumina P2 和细胞条码(遗传标记)序列，进行测序。这种方法的优势在于能够相对富集 mRNA 的 5′端序列。

11.4.3 SMART-Seq

该方法在 cDNA 文库片段化之前的步骤和 STRT-Seq 相同，只是引物不同。不同之处是 cDNA 片段化用 Tn5 转座酶完成，并加入 5′端和 3′端引物，然后用测序引物再进行一轮扩增。该方法主要用于得到 mRNA 中间片段的信息，与 STRT-Seq 方法互补。由于反转录酶的末端转移酶和模板转换活性不能达到 100%，这两种方法的灵敏度比 scRNA-Seq 低。虽然在转录本丰度极高的卵母细胞中，SMART-Seq 检测到的基因数目与 scRNA-Seq 接近，但是从较小的单个人类胚胎干细胞中，scRNA-Seq 可以检测到大约12 000个基因，而 SMART-Seq 只能检测到大约 8 000 个基因，说明大量低丰度的基因丢失。

11.4.4 CEL-Seq

该方法用引物[5′端起顺序为 T7 启动子序列、Illumina P1、UMI、oligo(dT)]合成第 1 链 cDNA。合成双链 cDNA 后，因为有 T7 启动子序列，T7 DNA 聚合酶可以用第 2 链 cDNA 作为模板，合成新的转录产物。这种线性扩增没有 PCR 扩增的效率高，但是均一性更好；并且由于每个样本都带有 UMI，可以将多个样本混合，共同进行体外转录反应，所扩增的 RNA 随后被片段化并加上 Illumina 3′端接头序列，最后利用接头序列进行 PCR 扩增，完成建库。CEL-Seq 只需要进行一轮体外扩增，而且能够同步分析多个单细胞。

11.4.5 phi29 DNA 聚合酶为基础的方法

潘星华等于 2013 年报道了两种基于 phi29 DNA 聚合酶的 cDNA 扩增方法，分别叫作基于 phi29 的 mRNA 扩增技术(phi29-mRNA amplification, PMA)和半随机引物转录组 PCR 扩增技术(semi-random primed PCR-based mRNA transcriptome amplification, SMA)[14]。这两种方法的原理都是反转录后将第 1 链 cDNA 环化，然后利用 phi29 DNA 聚合酶进行连续的滚环扩增。利用这种策略，潘星华等可以从单个 K562 细胞中检测到大约 5 000 个转录本。

11.5 数据分析

11.5.1 基因组的数据分析

目前,单细胞基因组测序数据的分析方法和分析过程与多细胞的相同。软件GATK、SNPdetector、SOAPsnp 和 VarScan 用于单核苷酸多态性分析。软件CNV-seq、PennCNV、CNAseg、readDepth 和 cn. MOPS 等广泛用于拷贝数变异分析。

但是单细胞基因组扩增由于起始模板太少,数据质量远比多细胞的测序结果差,应该谨慎分析。基因组覆盖率、等位基因丢失和酶的保真性不佳等问题,在单细胞基因组测序中比多细胞严重,会影响单核苷酸多态性的准确性。从基因组覆盖率来看,MDA在 25 个测序深度的平均基因组覆盖率为 73%,MALBAC 在同样测序深度的覆盖率为34%,而多细胞在 4 个测序深度的平均基因组覆盖率为 90%。从等位基因丢失来看,估计 MDA 方法达到 65%。从酶的性质来看,MALBAC 中使用的 *Bst* 保真性不如phi29 DNA聚合酶,可能引起的 SNP 假阳性率为 5%。有学者建议开发针对单细胞测序的相关算法,减少数据分析中的误差。

11.5.2 转录组的数据分析

基因表达定量包括两个步骤:将 RNA 测序的读取序列定位到基因组的区域,并计算表达水平。软件 TopHat、RUM、SpliceMap、MapSplice、GSnap、BLAT、Bowtie、SOAP 和 BWA 常常用于第 1 步。在第 2 步中,RPKM 和 FPKM 常用于测量基因表达水平。

单细胞 RNA 生物信息学分析的挑战,来自整个转录扩增过程的偏差和变形:①扩增不能产生全长 cDNA;②转录物扩增倍数不同;③低丰度转录物难以检测到。第 1 个问题使得 mRNA 的 3′端数据更多。汤富酬等获得的 RNA 转录物中缺少了 38%的表达基因。Quartz-SEQ 方法的平均基因组覆盖率为 53.8%,低于常规 RNA 测序的84.4%。Ramsköld 等研究认为,FPKM/RPKM 值能用于测量基因表达水平,但可能不适用于分析单细胞 RNA 测序。GC 含量和 cDNA 长度分布还可能在转录过程中引入假象。

上述问题的解决方案可能是修正现有 FPKM/RPKM 的单细胞 RNA 测序计算方法。另外，可通过开发新的生物信息学方法减少放大偏差。

11.6 单细胞基因组测序技术在精准医学临床检测中的应用

除了单细胞基因组 DNA 测序和单细胞转录组外显子测序外，还有单细胞表观遗传学测序、单细胞各种非编码 RNA 测序、单细胞 Hi-C 测序等。单细胞基因组分析，是精准医学的一项重要技术。单细胞测序在癌症研究（尤其是循环肿瘤细胞检测）、胚胎发育、干细胞多能性、细胞分化、细胞治疗及 CRISPR 基因编辑等领域研究中都有广泛应用。在研究清楚细胞的微观调控机制上，只有单细胞技术是无可取代的。

当然，单细胞技术的每个环节，从细胞分离到文库建立再到数据分析都需要改进。另外，单细胞中 DNA、RNA 和蛋白质两两之间的同时测定，以及它们在细胞中定位的相关研究技术也在开发中，这将会使人类对细胞的微观调控机制有更深刻的理解。

参考文献

[1] Grün D, van Oudenaarden A. Design and analysis of single-cell sequencing experiments [J]. Cell, 2015,163(4): 799-810.

[2] 文路，汤富酬. 单细胞转录组分析研究进展[J]. 生命科学，2014,26(3):228-233.

[3] Hodne K, Weltzien F A. Single-cell isolation and gene analysis: pitfalls and possibilities [J]. Int J Mol Sci, 2015,16(11): 26832-26849.

[4] Navin N E. The first five years of single-cell cancer genomics and beyond [J]. Genome Res, 2015,25(10): 1499-1507.

[5] Gawad C, Koh W, Quake S R. Single-cell genome sequencing: current state of the science [J]. Nat Rev Genet, 2016,17(3): 175-188.

[6] Huang L, Ma F, Chapman A, et al. Single-cell whole-genome amplification and sequencing: methodology and applications [J]. Annu Rev Genomics Hum Genet, 2015,16: 79-102.

[7] Gole J, Gore A, Richards A, et al. Massively parallel polymerase cloning and genome sequencing of single cells using nanoliter microwells [J]. Nat Biotechnol, 2013,31(12): 1126-1132.

[8] Fu Y, Li C, Lu S, et al. Uniform and accurate single-cell sequencing based on emulsion whole-genome amplification [J]. Proc Natl Acad Sci U S A, 2015,112(38): 11923-11928.

[9] Ning L, Li Z, Wang G, et al. Quantitative assessment of single-cell whole genome amplification methods for detecting copy number variation using hippocampal neurons [J]. Sci Rep, 2015, 5: 11415.

[10] Hou Y, Wu K, Shi X, et al. Comparison of variations detection between whole-genome amplification methods used in single-cell resequencing [J]. Gigascience, 2015,4: 37.

[11] Tang F, Barbacioru C, Bao S, et al. Tracing the derivation of embryonic stem cells from the inner cell mass by single-cell RNA-Seq analysis [J]. Cell Stem Cell, 2010,6(5): 468-478.
[12] Trombetta J J, Gennert D, Lu D, et al. Preparation of single cell RNA-Seq libraries for next generation sequencing [J]. Curr Protoc Mol Biol, 2014,107: 4. 22. 1-4. 22. 17.
[13] Tang F, Barbacioru C, Wang Y, et al. mRNA-Seq whole-transcriptome analysis of a single cell [J]. Nat Methods, 2009,6(5): 377-382.
[14] Pan X, Durrett R E, Zhu H, et al. Two methods for full-length RNA sequencing for low quantities of cells and single cells [J]. Proc Natl Acad Sci U S A, 2013,110(2): 594-599.

12 数字 PCR 技术与精准医学

数字 PCR 技术是通过对 PCR 反应单元设备进行微型化和集成处理，即将传统模式上一个整体的 PCR 反应体系分割成成千上万个相互独立的 PCR 反应体系，从而使得样本中各种丰度的模板得到相同的扩增机会，极大地消除了传统 PCR 技术的不均一性。数字 PCR 技术配置有专门的数据观察及分析系统，可实现高通量数字化的突变检测和序列分析，是目前应用于单细胞测序、肿瘤中期诊断和产前分子诊断领域的热门技术。

12.1 数字 PCR 技术的发展历史

自从聚合酶链反应(polymerase chain reaction, PCR)技术在 20 世纪 80 年代被发明以来，这一技术已经成为生命科学及医学研究领域中最基础和最常规的实验方法之一。第 1 代传统的 PCR 技术采用琼脂糖凝胶电泳方法对 PCR 扩增产物进行分析，但是这一方法主要适用于定性和半定量研究[1]。在 20 世纪 90 年代初，出现了第 2 代的定量 PCR 技术(qPCR)，通过在反应体系中加入荧光染料，检测反应中发出的荧光信号达到阈值时的循环数，即循环阈值(cycle threshold, *Ct*)，来计算目的核酸序列的含量。尽管经过十几年的迅速发展，qPCR 技术已经达到快速、简易和经济的特点，可用于除外伤和营养缺乏症之外所有疾病的诊断[2]，目前仍被各科研机构实验室和临床诊断科室广泛地使用，但是 qPCR 技术所谓的“定量”仍然是相对的，依赖于 *Ct* 值和标准曲线。在 PCR 扩增过程中影响其扩增效率的因素有很多，同一反应在扩增过程中扩增效率会逐渐下降，另外，由于不同样品质量之间的差异导致其扩增效率不同，并由此导致其定量分析所依赖的基础——循环阈值(*Ct*)不是恒定不变的，其在目的序列含量低、表达量差异十分微小、反应体系中含大量背景序列或抑制物等情况下，灵敏度和精确度都受到很大限制。因此，qPCR 的准确度和重复性依然不能满足分子生物学定量分析和临床精确诊断的要求。在这种背景下，第 3 代 PCR——数字 PCR（digital PCR，dPCR）应运而生。

早在 1992 年，在 qPCR 技术还未成熟之前，Sykes 等[3]检测复杂背景下低丰度的 IgH 重链突变基因时，将样品进行有限稀释，让每个反应孔中只获得单个模板分子，通过计算 PCR 后的扩增信号，以期准确地确定样本中起始分子的数量，灵敏度可达2/160 000。虽然当时并未明确地将这一方法称为“数字 PCR”，但是已经建立了数字 PCR 基本的实验流程，并且确定将数字 PCR 检测中一个极其重要的原则——“终点信号的有或无”（all-or-none end point）作为定量方法，此研究奠定了数字 PCR 的雏形，这也是后来这一方法被命名为数字 PCR 的主要原因[4]。1997 年，Kalinina 等[5]通过使用 20 nl 毛细管反应体系，验证了 TaqMan 探针可以检测到单分子，并且使用泊松分布进行数据统计，解决了 PCR 产物难以对目标分子进行精确定量的问题，将一个整体反应体系分割成多个细小体系，从而得到精准定量的结果。这构建了数字 PCR 技术的雏形，并获得美国专利。1999 年，Vogelstein 等[6]在检测结直肠癌患者粪便中癌变组织脱落细胞的 *BRAF* 特异突变型基因时，因受到体细胞基因的干扰，遇到检测灵敏度和检测分辨率的瓶颈，因此采用了在 384 孔板中对每一个反应孔中的样品量进行极限稀释并且通过增加反应孔数进行检测的方式，从而提出了数字 PCR 的概念，同时也指出如果采用更多的反应孔板，其检测灵敏度会进一步提高，这也指出了数字 PCR 系统的发展方向。随后，Dressman 等[7]将链霉抗生物素蛋白与磁珠进行共价结合，磁珠外包裹一层携带生物素的 PCR 引物，进行扩增反应；反乳化作用后，使用流式细胞仪通过磁珠分析等位基因的变异性。尽管数字 PCR 技术具备广阔的应用前景，但是由于 96 孔或 384 孔平板加样的复杂操作为其精确测量带来了困难，高通量检测的问题也难以解决。微流控的出现和纳升（nl）反应仪器的开发克服了这些技术瓶颈。在 2003 年，Liu 等[8]使用微流控（microfluidics）的概念及性质，在微流控芯片上进行了 400 个独立的 3 nl PCR 反应。2008 年，Dube 等[9]发明的嵌入式芯片的 PCR 反应次数已经达到 9 180 个 6 nl 的 PCR 平行反应。如今的数字 PCR 技术在微流控装置（microfluidic devices）中能在一次 PCR 扩增反应中执行高度平行的分析。美国 Fluidigm 公司开发出一种通过数字芯片和 BioMark 系统的结合操作微流控数字 PCR 的技术，这种数字芯片是利用多层软刻蚀（multilayer soft lithography, MSL)专利技术,将成千上万的控制液体流动的阀和液流通道集成到一张很小的芯片上,从而实现对微小体积液体的精确控制;同时构造出大量独立的微小反应腔,从而可以实现在一张芯片上同时进行上千个 PCR 反应。数字 PCR 需要放在 Fluidigm 公司开发、生产、销售的集成流体系统上,该系统由仪器、软件和一次性使用的集成流体通路装置组成,能够对极微量的实验对象同时进行成千上万次复杂的测定。2011 年,Heyries 等[10]报道了一个百万级的微流控数字 PCR 装置,成为数字 PCR 技术的又一次重大突破,该装置通过表面张力实现样品分布和疏水控制,主要提高了单分子 DNA 扩增的保真性,每皮升(pl)进行 100 万个反应,从而达到每平方厘米(cm^2)进行 44 万个反应,这种装置可实现每 10 万个野生型序列中低于一个变异拷贝的检测,其灵敏度和精确度已达到临床检测应用的水平。这种生物学集成通路是通过在单一的微型设备上对液体处理部件进行微型化和集成处理实现的,与传统的实验室 PCR 系统相比,该系统扩大了 PCR 反应通量,降低了成本,大大提高了灵敏度。

与 qPCR 不同的是,数字 PCR 可以不需要对照标准样本制作标准曲线实现绝对定量。该技术提出至今虽然只有十几年的时间,但是由于其独特的技术优势和应用前景,其产业化发展相当迅速。迄今为止,已有包括 Thermo Fisher Scientific、Fluidigm 和 Bio-Rad 等几家公司相继推出了数字 PCR 产品,并已经将其应用于单细胞分析[11, 12]、肿瘤早期诊断[13, 14]和产前诊断[15, 16]等热门研究领域。

12.2 数字 PCR 技术的原理

12.2.1 技术原理

数字 PCR(也称单分子 PCR)主要包括两部分内容,即 PCR 扩增和荧光信号分析。在 PCR 扩增阶段,与传统技术不同,数字 PCR 一般需要将含有初始模板的反应体系稀释到单分子水平,并平均分配到几十至几万个单元孔中进行反应。不同于 qPCR 对每个循环进行实时荧光检测的方法,数字 PCR 技术是在扩增结束后对每个反应单元的荧光信号进行采集,有荧光信号的反应单元记为 1,无荧光信号的反应单元记为 0,有荧光信号的反应单元中至少包含一个拷贝。理论上,在样品中目标 DNA 分子浓度极低的情况下,有荧光信号的反应单元数目等于目标 DNA 分子的拷贝数。但是,通常每个反应单元中可能包含两个或两个以上的目标分子，这样就需要使用泊松分布统计函数(Poisson distribution)进行计算，根据反应单元总数、有荧光信号的单元数以及样品的稀释系数，就可以得到样本的最初拷贝数(浓度)[4, 17]。最初，Vogelstein 等[6]提出的数字 PCR 是在 96 孔板中进行的，如图 12-1 所示，DNA 模板被稀释成大约平均每两个孔内有一个拷贝的浓度，在经过优化的实验条件下进行 PCR 扩增。他们设计了两种带有不同荧光基团的分子信标探针分别与 PCR 产物杂交，其中一种探针可以与野生型和突变型两种产物都杂交，另一种探针只与野生型(或突变型)杂交，通过直接计数，每个孔内的荧光信号得到同一样品中等位基因(或野生型与突变型)的数目和比值，并利用统计学方法分析样品间的显著性差异。目前的数字 PCR 技术主要采用分子信标和 TaqMan 探针(或 MGB 探针)这两种方式对 PCR 产物进行荧光标记。其中分子信标法[见图 12-1(b)]通过一对通用引物得到包括野生型和突变型在内的 PCR 产物，再经过不对称 PCR(asymmetric PCR)得到单链 DNA 分子与两种荧光分子信标分别杂交，利用荧光颜色区别野生型和突变型，通过具有不同荧光反应单元数量的多少和比率进行

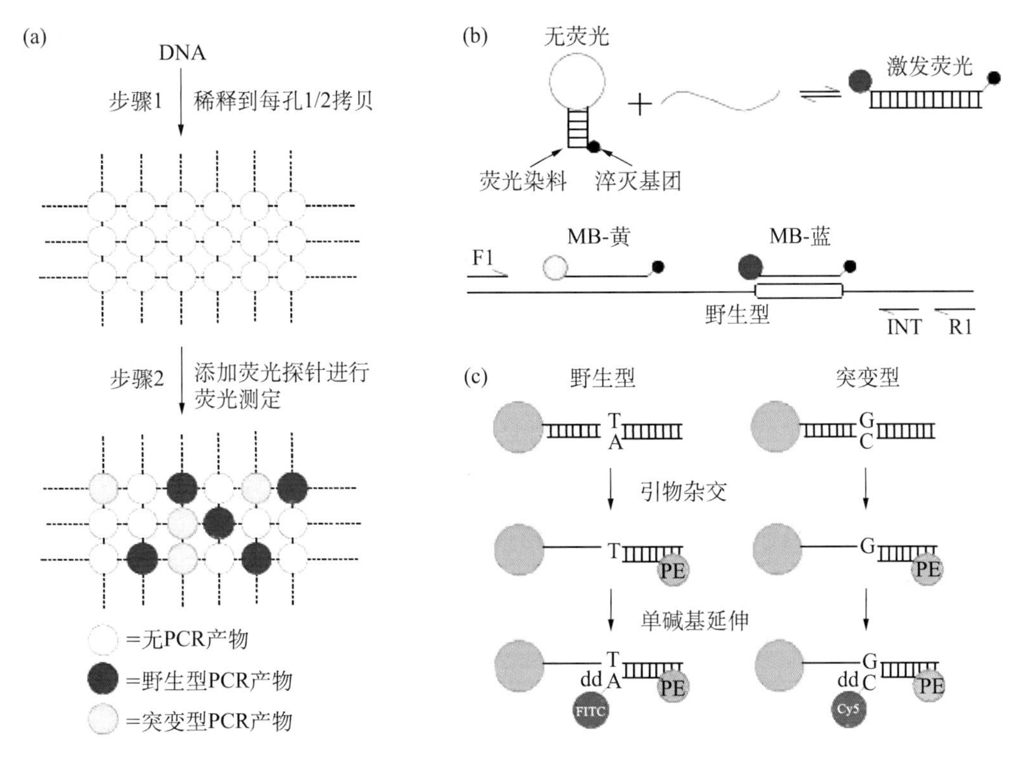

图 12-1　数字 PCR 原理图

(a) 探针杂交法分析样品中基因突变频率示意图；(b) 分子信标法标记 PCR 产物示意图；(c) 磁珠和微乳液的固相数字 PCR 技术，微球的扩展端单个碱基延伸，野生型和突变型碱基分别结合不同的荧光

分析[6]。TaqMan探针和MGB探针则除可用于突变检测外，还可以用于基因表达分析和单细胞多重PCR[12]等。Vogelstein等[6]提出一种基于磁珠和微乳液的固相数字PCR技术——BEAMing，原理如图12-1(c)所示。BEAMing技术首先将引物化学键整合在磁珠表面，再将单个磁珠与目标分子包裹在微乳液滴中进行PCR扩增，将野生型和突变型目标分子在磁珠表面进行复制，扩增结束后进行破乳，再利用流式细胞术进行荧光检测和收集。该技术通过预扩增反应，提高了系统的灵敏度，适用于低频率的等位基因突变分析。BEAMing技术还可通过固液分离除去多余荧光探针，从而降低背景干扰；也可采用普通荧光探针代替高成本分子信标和TaqMan探针，降低成本。但是该方法需要将单个目标分子与单个磁珠包裹在同一液滴中，这样就增加了操作的复杂性和难度，需要进行大量条件优化实验。此外，Zhong等[18]提出通过调节荧光探针浓度实现多重PCR的技术，突破了通常只有4个荧光通道的局限。

总而言之，数字PCR的关键是稀释模板，通过将一个样本分成几十到几万份，分配到不同的反应单元，每个单元包含0个或1个(至数个拷贝)目标分子，在每个反应单元中分别对目标分子进行PCR扩增，扩增结束后对每个反应单元的荧光信号进行泊松分布分析。

12.2.2 定量分析方法

数字PCR采用直接计数的方法进行定量分析，即在PCR扩增结束后有荧光信号的反应单元记为1，无荧光信号的反应单元则记为0，因此在有荧光信号的反应单元中至少包含1个拷贝的目标分子。理论上，在目标DNA浓度极低的样品中，有荧光信号的反应单元数目即等于目标DNA分子的拷贝数。但是，在通常情况下，数字PCR的反应单元中可能包含两个或两个以上的目标分子，即具有一定的随机性，在这种情况下需要采用泊松概率分布公式进行计算。$p(X=k)=e^{-\lambda}\lambda^k/k!(k=0,1,2,\cdots)$，式中$\lambda$为每个反应单元中所含目标DNA分子的平均拷贝数(浓度)，p为在一定的λ条件下，每个反应单元中具有k个拷贝目标DNA分子的概率。λ的决定因素主要是样品的稀释倍数m，即有$\lambda=cm$，其中c为样品的原始拷贝数(浓度)。当$k=0$(不含目标DNA分子)时，上式可简化为$p=e^{-\lambda}=e^{-cm}$，p可以看作是无荧光信号的反应单元数与反应单元总数的比值，即$(n-f)/n=e^{-cm}$(其中，n为反应单元总数，f为有荧光信号的反应单元数)，上式两边取对数(ln)得到$cm=-\ln(1-f/n)$，根据数字PCR反应单元总数和有荧光信号的单元数以及样品的稀释倍数，就可以得到样本的最初拷贝数(浓度)。因为数字 PCR 通过终点法计算目标序列的拷贝数，所以无须采用内参和标准曲线就可以进行精确的绝对定量检测；此外，数字 PCR 采用终点检测的理论基础，决定了该技术不依赖于 *Ct* 值，同时该技术受扩增效率的影响大大降低，对 PCR 反应抑制物的耐受能力大大提高，具有很高的准确度和重现性。在数字 PCR 标准反应体系分配的过程(稀释过程)中能够极大地降低与目标序列有竞争性作用的背景序列浓度，因而该技术也特别适合在复杂背景中检测稀有突变。数字 PCR 的灵敏度也称分辨率，指的是对目标基因或突变位点的识别能力，它除了与检测器的灵敏度和 PCR 扩增效率等因素有关外，很大程度上取决于反应单元总数 n。理论上，每个反应单元中至多有一个拷贝的 DNA 分子，在相同体积的情况下，$n=10^2$ 时，该方法的最大分辨率为 1/100，也就是说样品中靶标的浓度最低为 1%可以被检出。如果 $n=10^4$ 时，就可以从 10^4 个分子中检测到 1 个靶标，即样品浓度最低为 0.01%可以被检出。因此，在同一条件下，反应单元数目越多，数字 PCR 的灵敏度越高，准确度也越好[4,17]。

12.3 数字 PCR 仪器的介绍

数字 PCR 理论自提出至今，相关技术和产业化发展都非常迅速。迄今为止，可进行数字 PCR 的仪器主要有 4 个品牌，分别是：RainDance、Bio-Rad、Fluidigm 及 Life Technologies 公司(属于 Thermo Fisher Scientific 公司)的 QuantStudio™ 3D 数字 PCR 系统。

12.3.1 RainDance 数字 PCR 仪器

RainDance Technologies 公司拥有专利技术 RainStorm，即皮升级微流控液滴制备技术，以该技术为基础的 RainDrop™系统能够高效、快速并且均一化地制备高达 10^7 个皮升级大小的液滴。每个液滴包裹单个 PCR 反应体系，通过检测反应体系，最终的荧光信号强度及荧光类型可以使研究者快速确定目标基因的浓度及基因型。此外，RainDrop™系统还可以将来自每种标记单一颜色(single-color-per-marker)方法的现有数字 PCR 模式转换成探针信号强度不同的两种颜色，从而实现 10 个标记的多重分析。因此，该系统在检测灵敏度、定量准确性、多重反应技术等方面都远远优于现有的技术和同类产品。

基于系统的 RainStorm 技术，RainDrop™数字 PCR 系统可以实现目标分子的绝对定量及多重分析，可应用于重要研究应用领域如低频肿瘤基因检测、基因表达谱、DNA 拷贝数的绝对定量和 SNP 分析检测等方面，这从根本上提高了现有分子检测平台的性能和效率。因此，RainDrop™的系统优势表现在多个方面。第一，该系统能够检测出 250 000个野生型分子中的 1 个突变，检测极限低至 1/1 000 000。RainDrop™系统将每种标记单一颜色的 PCR 模式转换成更加扩展且精确的每种标记多种颜色及多种强度的 PCR 模式。这种新方法能够检测 1 000 万个皮升级大小的液滴内单分子 PCR 产物的荧光信号，比现有方法的灵敏度提高了 500～10 000 倍。由于每个信号代表一个分子，通过统计荧光信号类型、强度和颜色数量，研究人员可快速确定包含特定目标 DNA 液滴的绝对数量，即不同待测基因绝对拷贝数及基因型。为了评估基因突变的最低检测下限（lower limit of detection, LLOD），将野生型 DNA 模板和不同浓度的突变体 DNA 模板混合，进行突变位点检测。在 1 000 万个液滴体系中，即使 25 万个野生型分子中混入 1 个突变基因都能被检测到，并且稀释浓度与稀释次数呈线性关系。第二，多重 PCR 反应的使用，使得 10 重 PCR 分析得以实现。通过采用单分子多色检测技术，仅利用 VIC 和 FAM 两种荧光基团，即可同时检测 4 个突变及野生型基因，设置不同探针浓度可以对同一样品进行最高达 10 重 PCR 检测，从而快速而有效地进行单个 DNA 样品中多个突变的检测、鉴定和测定。第三，该系统具有灵活的反应设计和闭管设计，可以根据用户需要的灵敏度和待测基因数目优化多重 PCR 反应的数量，同时 PCR 反应结束后，扩增产物无须开盖检测，从而避免了气溶胶二次污染，确保了检测质量。第四，该系统是成熟的皮升级液滴制备技术平台，能够在半小时内高效均一地制备高达 1 000 万个皮升级大小的液滴。第五，该系统成本低、应用广泛，可以针对每个待测基因检测位点给出数字结果，实现单分子绝对定量，同等价位下产生的数据量高出同类产品几个数量级。

RainDrop™数字 PCR 技术通过荧光读值直接得出 DNA 分子的个数，可对起始样品绝对定量，因此特别适用于 qPCR 依靠 *Ct* 值不能很好进行分辨的领域，包括拷贝数变异、突变检测（包括低频率突变检测）、基因相对表达研究（如等位基因不平衡表达）、下一代测序结果验证、microRNA 表达分析、单细胞基因表达分析等。RainDance Technologies 公司的 RainDrop™系统由两部分组成（两台独立电脑控制的台式仪器）。

其中，RainDrop™ Source 仪器将每个样本制备成 1 000 万个皮升级大小的液滴，RainDrop™ Sense 仪器对扩增后的全部液滴进行荧光检测。此外，该系统还包括 RainDrop™数据分析软件包。该仪器系统设计的特征主要是封闭式设计、FAM 和 VIC 双通道检测、友好的使用界面、简洁的操作流程、整合的读数系统以及国际标准数据输出格式。

12.3.2 Bio-Rad数字PCR仪器

Bio-Rad公司的数字 PCR 目前主要有 QX100 系统和 QX200 系统，这两种数字 PCR 系统均采用液滴技术（与 RainDance 公司的技术原理相同）。以下主要介绍 QX200 Droplet Digital PCR (ddPCR)系统。该系统可对目标 DNA 分子或 RNA 分子进行绝对定量分析，适用于基于染料 Eva Green、SYBR Green 或基于探针的数字 PCR 应用领域。QX200 Droplet Digital PCR 系统主要由两种仪器（QX200 微滴生成仪和 QX200 微滴分析仪）及其相关的消耗品构成，QX200 微滴生成仪用于将总体 PCR 反应分割生成 20 000 个纳升大小的液滴。在使用热循环仪进行 PCR 反应后，QX200 液滴分析仪将逐个分析每个反应孔中的液滴。微滴被吸入后，管路将分解乳化后的液滴，并且这些液滴依次通过一个双色光学检测系统，每次运行最多可处理 96 个样品，系统将计算阳性和阴性微滴的数量，随之系统自行进行计算，从而以数字的形式对靶 DNA 分子进行绝对定量分析。此外，经过 PCR 反应的液滴，还可以提取扩增的产物用于下游环节，如测序或克隆。QX200 Droplet Digital PCR 系统的使用需要配备 96 深孔反应模板的C 1000 Touch™热循环仪和 PX1™ PCR 热封仪。该仪器必备附件包括：DG8™微滴发生卡、DG8™密封垫、发生卡底座、QX200 微滴发生油（用于 Eva Green 染料测定）、微滴发生油（用于探针）、微滴分析油；微滴式数字 PCR 试剂（用于基于 Eva Green 或 TaqMan 水解探针的领域），主要包括 QX200 ddPCR Eva Green 预混液、ddPCR 预混液（用于探针）、Droplet PCR 预混液、一步法 RT-ddPCR 试剂盒（用于探针）。

该系统的主要优点表现在多方面：第一，该系统是准确度与灵敏度最高的数字 PCR 解决方案，具有广泛的应用；第二，该技术的数字 PCR 方法具有很好的灵活性，已针对 TaqMan 水解探针和 Eva Green 染料测定进行了优化；第三，灵活的测定设置，通过对系统的扩展可以实现高度灵敏性或较大的通量，通量可达 96 个样品；第四，简便而易操作的工作流程；第五，QX200 Droplet Digital PCR 技术的微滴划分功能可减少扩增效率和 PCR 抑制剂对 PCR 反应的影响；第六，便捷的测定设计，不需要标准曲线的制作。

QX200 Droplet Digital PCR 系统的应用领域主要有：第一，拷贝数变异分析和癌症生物标志物的筛选与研究，该系统以卓越的灵敏度和解析能力测量肿瘤基因的变异程度、检测稀有的靶标 DNA 分子拷贝数以及解析拷贝数变异状态；第二，病原体检测，采用极为精确的 QX200 系统对靶标 DNA 分子或 RNA 分子中的细微变化进行定性和定量分析，从而检测和实时监测病原体；第三，下一代测序，无须使用标准曲线，直接对下一代测序的建库执行绝对定量分析；第四，基因表达分析，对少量 mRNA 和 microRNA 的细微变化进行可靠和重复性高的检测；第五，环境监测，使用 QX200 系统可测试多种环境样品，如土壤和水；第六，食品检测，采用经过验证与可靠性评估的微滴式数字 PCR 方法对转基因生物体(genetically modified organisms, GMO)进行评估。

12.3.3 Fluidigm 数字 PCR 仪器

2006 年，美国 Fluidigm 公司开发出第 1 台商业化的数字 PCR 系统，它基于集成流体通路(integrated fluidic circuit, IFC)芯片，结合微流控技术、生物技术和微电子技术等，推出了 Bio-Mark™高通量基因分析系统。Fluidigm 的原理就是巧妙地利用微液流把一个个的微液滴从空间上彻底分开，从而在微液流体系中对每个微滴进行 PCR 反应。其创新就在于集成与流体通路技术：利用集成电路制作工艺(光刻)在硅片或石英玻璃上面刻上许多微管和微腔体，通过不同的控制阀门控制液滴在其中的流动，实现生物样品的分液、混合、PCR 扩增。集成流体通路技术极大地简化了生物样品和试剂的分液操作，从而提高了分析通量和灵敏度，通过纳升级的反应环境，使得高通量的基因分析应用节省大量成本(试剂用量更少、样品量更少)成为现实。Bio-Mark™基因分型系统由 Bio-Mark™实时 PCR 系统(整合了高性能计算机)、IFC 微液流芯片(耗材)、IFC 控制器(将生物样品、反应试剂导入 IFC 微液流芯片中)和数据分析软件 4 部分构成。IFC 微液流芯片有 2 种：动态芯片(48.48 动态芯片和 96.96 动态芯片)和数字芯片(12.765 数字芯片和 48.770 数字芯片)。数字芯片通过将预混液(样品与 PCR 试剂)分成数百个单独的 PCR 反应单元，开展数字 PCR 分析。整个过程分为 5 步：准备芯片；将每个样品预混液移至芯片的独立入口；将芯片放入 IFC 控制器；利用软件界面迫使分析组进入单独的反应板；以及将芯片放入 Bio-Mark™系统，进而开展热循环 PCR 反应和荧光检测，利用分析软件查看和分析扩增曲线。Fluidigm 公司数字 PCR 技术的流程显然比传统的qPCR更简单，但通量较低。然而，其数字PCR产品更加特异，特别是在搜索稀有和低频突变时，拷贝数变异分析就是一个很好的例子，采用12.765数字芯片，通过数字PCR，每个反应体系用量仅6 nl，即可有效分辨12倍与13倍（或更高）的差异。此外，IFC的核心技术主要是通过多层软膜设计，把数以千计的超微管、阀门集成到薄膜内，形成数以千计的超微（纳升级）反应仓，利用弹性材料制造NanoFlex阀门，通过气体压力控制流体进入。Bio-Mark™系统的数字芯片将应用于不同的基因检测领域中：拷贝数变化分析、高通量基因突变检测、下一代测序中进行快速简单的DNA文库浓度确定及定量、检测单拷贝基因、基因分型、基因定量、单细胞基因表达分析等。

12.3.4 QuantStudio™ 3D数字PCR仪器

2013年下半年，Life Technologies公司推出了QuantStudio™ 3D数字PCR系统，这也是目前数字PCR市场上最新型号的产品。该产品的基本原理就是需要把两张载玻片合在一起，在其中一张载玻片上挖好多孔，从而形成一个个小腔，把PCR反应液灌入小腔内，然后把两张载玻片挤紧，让各个小孔之间彻底隔开进行单独的PCR反应，最后用激光扫描这些小孔，根据是否有荧光，是什么颜色的荧光，进行检测结果的判读。QuantStudio™ 3D数字PCR系统采用高密度的纳升微流控芯片技术，样本均匀分配至20 000个单独的反应孔中，每个反应孔产生0.8 nl液滴，满足了目前大部分数字PCR市场应用的需求。此外，该仪器还具有很好的可扩展性，未来的芯片容量将呈指数增长，满足研究不断增长的需求。该系统具有以下特点：第一，实验流程简单，基于芯片的工作流程，只需载入芯片并运行即可获得数据，2 h的实验时间，手动操作只需几分钟；第二，可获得兼具高精确度和高灵敏度的绝对定量数据，同时能够进行单分子监测和计数；第三，处理平台经济而具有实效，通过选择不同的芯片，以最少的投资进行研究，同时以较低的采购和运行成本立即开展数字PCR，因此，具有更高的性价比，比其他数字PCR平台成本更优惠；第四，系统封闭，操作的简单流程和基于密封芯片的平台隔绝任何污染物，降低了样品污染的风险，无须转移步骤，避免样品在空气中暴露，以减少液滴系统中常见的DNA损失及二次污染，这一技术能够准确检测癌症或传染病中的稀有或低频突变；第五，具有很强的兼容性，使用现有的TaqMan分析方法即可获得数字化结果；第六，宽动态范围，可实现5 Log的动态范围；第七，直观性能强、方便，可在仪器触摸屏上直接看到数据，也可以轻松地将数据转移至计算机上，采用Analysis Suite™数字

PCR 软件进行分析。QuantStudio™ 3D 数字 PCR 系统主要由芯片、芯片阅读仪、芯片点样仪和 PCR 四大部件组成，此外还需要有计算机及相关分析软件的配置。基于以上特点，该仪器应用范围广，可在多个领域进行高灵敏度和高精确度的检测、分析，如稀有和低频等位基因检测、基因表达绝对定量、病毒载量绝对定量及病原体检测、核酸标准品绝对定量以及下一代测序文库构建的绝对定量。

12.4 数字 PCR 仪器的实验方案

要全面了解数字 PCR 的性能，对各个数字 PCR 平台的原理有基本的了解至关重要(包括样本制备、样本划分、核酸扩增、结果推导)(见图 12-2)。

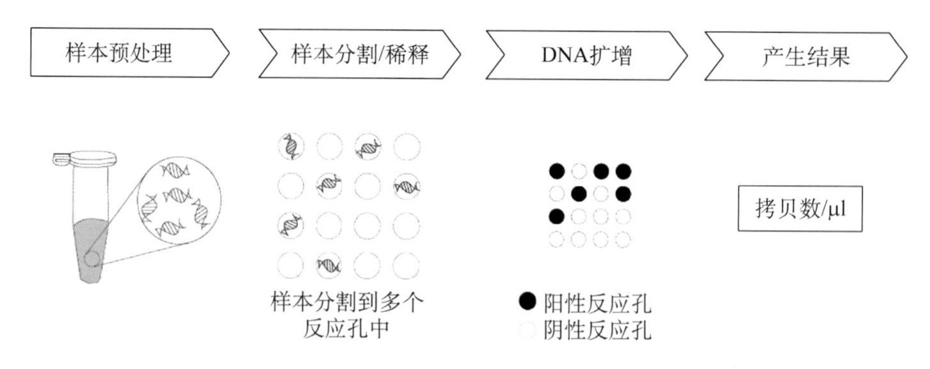

图 12-2 数字 PCR 基本流程图

如需成功完成数字 PCR 实验，必须符合 3 个标准：

(1) 标准 PCR 反应混合液中必须包含有限浓度的靶标 DNA 分子(含有特定检测序列)；

(2) PCR 反应混合液必须分割到大量独立的反应孔中，确保并非所有的反应孔都含有目的分子；

(3) 必须能够轻松鉴别各反应孔是否有扩增，且最大限度地减少假阳性检测结果。

数字 PCR 的目标是通过确定各独立反应孔是否有扩增，检测是否存在靶标 DNA 分子，同时根据检测的数字结果，可实现高度精确且灵敏的绝对靶点浓度计算。

12.4.1 拷贝数变异分析实验方案

拷贝数变异(CNV)分析的主要目的是确认目的序列的拷贝数是否偏离野生型序

列，以及偏差多少。传统 qPCR 平台提供了足够的分辨率，可以鉴别低拷贝数（如 0～5 个拷贝）；但更高的拷贝数需要更加精确的测量，以确定准确的拷贝数。数字 PCR 尤其适用于更高拷贝数的分析，检测精度超过 10%。数字 PCR 系统分析拷贝数变化时，必须考虑下列两点。①基因组 DNA 需要预先酶切，由于数字 PCR 只考虑各反应中是否存在扩增，因此必须将各序列的不同部分与目标序列相区别。由于单个 DNA 片段可能包含一个拷贝以上的靶点，因此，密切相关的重复可能无法区分开，在分析之前先进行 DNA 片段化可以克服上述限制。片段化必须将串联重复分成不同的片段，最可控的方法是仔细选择限制性核酸内切酶，在重复序列之间进行酶切，同时保持 PCR 目标序列的完整性。也可以使用机械剪切，但结果通常并不理想，因为可能会剪切到目标序列内部。②使用恒定的对照位点对基因组数量进行标准化。CNV 分析的总体目标是确定每个基因组中的目标序列拷贝数，数字 PCR 实验结果以浓度（拷贝数/μl）表示，要转换为拷贝数/基因组，必须估计数字 PCR 实验中的基因组数量。例如，在 QuantStudio™ 3D 数字 PCR 系统上利用第 2 个颜色通道，可在同一个数字 PCR 实验中检测某个恒定的对照位点（野生型基因中的已知序列）的拷贝数/μl 值。用检测到的目标靶点的拷贝数/μl 值除以同一实验中恒定的对照位点的拷贝数/μl 值，对基因组数量进行标准化，其结果就是每个单倍体基因组中目的基因的拷贝数。

12.4.2 低靶点拷贝检测实验方案

许多应用领域（如病原体检测、病毒储主监测和转基因生物体筛选）需要检测极低数量的特定目的核酸序列。这些实验与稀有等位基因检测存在一个重要的区别：不考虑相关性极高的序列的竞争。此类低靶点拷贝检测实验的两个重要混淆因素是信噪比（假阳性率最终会决定检测下限）和总样本量（灵敏度必然会受实验中存在的总样本量的限制）。例如，如果从 10 μl 样本中提取核酸并进行数字 PCR 分析，则理论上的最佳灵敏度是 1 次扩增/10 μl 样本。鉴于此，在进行低靶点拷贝检测实验时应考虑如下几点。①鉴别样本不存在情况下的检测信噪比，每种检测各不相同，因此必须先确定低靶点拷贝检测采用的检测噪声。当样本包含的靶标分子拷贝数的预期值低于 10 个拷贝时，必须运行无模板对照（从 PCR 反应预混合液中去除样本）和无靶点对照（用 DNA 序列组成和复杂度相当但不含目的序列的样本替代实验样本）。如果检测下限达不到应用要求，则建议重新设计实验。②增加样本量可以提高分析的灵敏度，当分子数接近数字 PCR 系统检测下限时，增加总样本量可以提高检测的绝对分子数。例如，在 QuantStudio™ 3D 数字 PCR 系统上可以用多个芯片运行更多体积的样本或者增加样本浓度，然后利用 Analysis Suite™ Cloud 软件将数据汇集至更大的“虚拟”芯片上实现。

12.4.3 稀有等位基因检测实验方案

关键调控基因(如原癌基因或肿瘤抑癌基因)中的突变累积是促进肿瘤发生的一个重要因素。极少量体细胞的基因突变就足以促进癌症的发生或发展。鉴于信噪比的问题，采用传统方法(如双脱氧链终止法测序或 qPCR)很难从野生型序列背景中检测出极少量的突变靶标位点。然而，采用数字 PCR 平台，其检测灵敏度可低于 1%。在数字 PCR 过程中，上述位点被分到各个孔中，每个孔内只含有极少量的靶标位点，因此大多数孔内不存在稀有的突变序列；但在包含突变靶点的反应孔中，其相对于野生型背景的浓度大大增加，突变序列的高度富集提高了信噪比，简化了使用标准 TaqMan SNP Genotyping Assay 的检测。在数字 PCR 系统上检测稀有等位基因时，应考虑如下两点。①热循环实验方案可能需要优化，由于使用 TaqMan 探针检测的 SNP 基因分型分析试剂盒(TaqMan SNP Genotyping Assay)中包含独立但存在竞争关系的探针，可以靶向检测相同扩增区域内的突变型和野生型等位基因，因此反应的动态范围比单一探针实验复杂很多。适当调整快速参考卡(QRC)上的标准循环实验方案可以获得更高质量的结果，此时建议先稍稍调整退火温度(如增加 2℃)，通常退火温度对实验性能的影响最大。②尝试多种实验设计，数字 PCR 无法弥补实验性能不佳的缺陷。现有的 TaqMan SNP Genotyping 实验主要用于生殖细胞系差异检测，其灵敏度无法达到稀有等位基因检测的需要，因此无法获得满意的数字 PCR 结果。如果循环实验方案优化过程无法获得理想的结果，则应尝试不同的实验设计。

12.4.4 低水平差异基因表达检测实验方案

qPCR 常用于检测差异性基因表达，但该方法一般只能检测出 2 倍或者更大的差异，而一些研究则需要检测低于 2 倍的基因表达变化。数字 PCR 的检测精度可达 10%甚至更高，能够分辨更小的差异。在数字 PCR 系统上进行差异性基因表达检测实验时，应考虑如下两点。①先将 RNA 转变为 cDNA 再进行数字 PCR 分析，数字 PCR 系统可用于检测 DNA，RNA 样本必须先转变为 cDNA 再进行分析检测。②使用内源性对照基因对细胞数目进行标准化，尽管数字 PCR 可提供某个样本中 cDNA 拷贝数的绝对数量估计值，但真正反映基因表达性差异的因素并不限于样本之间的拷贝数差异，因为在数字 PCR 分析之前，许多步骤（RNA 提取、反转录和移液误差）均存在差异。在大多数情况下，为使上述误差的影响最小化，建议对另一种基因——内源性对照基因（在样本组中的表达高度稳定）进行数字 PCR 定量。利用内源性对照基因对数字 PCR 实验中的细胞数目进行标准化，可准确评估基因表达差异。

12.4.5 数字 PCR 技术讨论

首先，精确度随靶点浓度的变化而变化，在极限水平下，检测的不确定性会大大增加。因此，在中间范围（峰值稍稍偏离中心，约 20%的反应为阴性）进行检测可以达到最高的精度。准确估计样本稀释度，使检测拷贝数处于最佳范围内十分重要。其次，增加反应单元数将大大提高检测精度。检测时的反应单元总数越多，数字计算中的数据点也就越多，从而可以降低数值的不确定性。鉴别更高的拷贝数时，提高检测精度十分重要。

此外，在数字 PCR 实验设计中包括适当的对照和重复对于鉴别工作流程误差、试剂问题、仪器故障以及了解检测系统的总体差异至关重要。这不仅局限于数字 PCR 实验本身，还适用于从采购到解答结果等所有样本操作过程。

12.5 数字 PCR 技术在精准医学临床检测中的应用

12.5.1 数字 PCR 在精准医疗中面临的问题

精准医疗是近几年兴起的疾病检测与治疗方案，它强调在治疗时考虑个人的基因变化、环境影响、生活方式等，基于患者遗传信息的诊断测试结合其他分子或细胞的分析结果，再有针对性地选择适当的和最佳的疗法。目前，支持技术包括分子诊断、液体活检、成像和分析软件。这几年得益于大规模生物数据库的建立（比如人类基因组测序）、高通量组学的发展（如蛋白质组学、代谢组学等），以及各种检测手段的兴起，还有计算和分析大规模数据的生物信息学的发展，精准医疗飞速发展。目前，精准医疗的主要进展集中在癌症、心脑血管疾病及安全用药治疗领域（患者存活率得到了显著提升）。

针对数字 PCR,目前在精准治疗领域还存在一些问题。首先,数字 PCR 技术本身仍然存在一些不足,制约了该技术的广泛应用。例如,数字 PCR 的自身特点决定了其分析的样本通量较低,基本上每块芯片上万个反应单元都是针对一个样本进行分析。而荧光检测技术的局限性限制了多个芯片的同时检测,因此该技术目前在常规基因表达分析中没有优势。基于精密仪器和复杂芯片的数字 PCR 技术成本昂贵,一般为一次性使用,操作较为烦琐,反应单元的生成及转移混合液过程中溶液的损耗导致灵敏度和准确性需进一步进行验证,检测线性范围较窄,样本通量低,生成和检测混合液滴时耗时较长等,也是制约其广泛应用的原因[19]。其次,基于精准医疗的高速发展及海量数据结果的产生,数字 PCR 的优越性在精准医疗中还没有得到广泛应用,这使数字 PCR 技术及其相应仪器的发展显示出一定的滞后性,不能满足快速发展的精准医疗中下一代测序建库所要求的高通量性;同时,数字 PCR 检测耗时的特点也不能提升其优越性及推进目前精准医疗的快速发展。

12.5.2 数字 PCR 的发展趋势

由于数字 PCR 具有比传统 qPCR 更加出色的准确性、最低检测限、灵敏度、高耐受性和绝对定量的优点,数字 PCR 在多个方面具有很好的发展趋势。

12.5.2.1 在医学检验领域的发展趋势

(1) 肿瘤早期诊断。数字 PCR 可应用于癌症的等位基因突变、拷贝数变异、DNA 甲基化等方面检测,为肿瘤靶向诊断提供新的工具。等位基因突变及基因甲基化可能会引发肿瘤,并且突变基因及 DNA 甲基化与靶向用药、肿瘤药物疗效观察相关,但突变序列往往与大量正常序列同时存在,给检测带来困难。Zhang 等[20]利用数字 PCR 检测出 0.1% *EGFR* 基因突变,而同时使用的基于扩增耐突变系统 qPCR 只能检测到 1%的突变率。Watanabe 等[21]利用液滴数字 PCR 检测治疗前非小细胞肺癌患者 T790M 突变率为 79.9%,突变频率为 0.009%~26.900%。拷贝数变异研究需要极高的定量精度以区别不同拷贝数之间的微小差异。因其极高的扩增准确性和灵敏度,数字 PCR 技术可通过对目标基因与参照基因的数目进行直接计数,计算比值,理论上可实现每 10 万个野生型序列中低至 1 个变异拷贝的检测。Pretto 等[22]将 22q11 微缺失综合征纳入初生儿筛查,检测 22q11 缺失区域的拷贝数变异,最低可检测出 1.5~3 个碱基缺失。DNA 甲基化(或去甲基化)与很多疾病也有一定的相关性,如癌症、衰老、老年痴呆等。

稀有甲基化检测方法如甲基化特异性 PCR、亚硫酸氢盐测序法、焦磷酸测序等，一般难以检测到 0.01%的突变位点。Wiencke 等[23]同时采用数字 PCR 和甲基化特异性 PCR 检测外周血 T 细胞 *CD3Z* 基因去甲基化 CpG 启动区域，结果和流式细胞术进行对比显示，数字 PCR 的检测结果与流式细胞术更为接近。

（2）感染性疾病诊断。现有病毒感染检测方法主要有 qPCR 法和免疫法等，需等病毒复制到一定的浓度或待相关抗体产生后才能检测到。数字 PCR 检测灵敏度高，理论上可检测出样本中单个拷贝模板分子，因此可检测出极微量的病原体，达到早期诊断感染性疾病的目的。而且，由于数字 PCR 具有很强的准确性，无须进行细菌的培养、分离和纯化，即可检测出目的病原菌，适用于临床复杂样本的分析。Schell 等[24]采用数字 PCR 系统直接检测出血中白念珠菌 DNA，最低检测限可低至 5～10 个菌。

（3）产前诊断。基于提高产前筛查准确性与降低产前诊断风险性的目的，从孕妇外周血取样直接分析胎儿遗传信息的无创产前诊断掀起了研究热潮。数字 PCR 可提高唐氏综合征检测的准确度和灵敏度，唐氏综合征的本质改变为体细胞内增加了一条额外的 21 号染色体。数字 PCR 将 DNA 分子分布到上万甚至上百万个独立的反应体系中，每个反应体系都含有指示 21 号染色体和 1 号染色体片段的探针，最后统计不同探针信号的比例，就可以获得 21 号染色体和 1 号染色体的相对数量信息，最低可检测到 10%的三倍体基因，并可在数小时内给出结果，分析时间比常规的 1～2 周大为缩短。

12.5.2.2 数字 PCR 在转基因植物检测方面的发展趋势

转基因植物及相关食品的定量分析主要测定转入基因的相对含量，目前常用 qPCR 或者 Qubit 荧光定量作为核酸定量方法，数字 PCR 可以不需要校准物而准确测量低拷贝的 DNA 分子。Corbisier 等[25]用微滴式数字 PCR 分析了提取于 MON810 玉米种子的外源检测基因和 *HMG* 基因的拷贝数，验证了微滴式数字 PCR 的绝对拷贝数比例定量结果和质粒 DNA 作为标准物质进行 qPCR 的相对定量比率一致。因此提出数字 PCR 具有计量特性，可以用来测量转基因相关标准物质的 DNA 拷贝数比率。单分子扩增效率对于改善总 DNA 片段的拷贝数和短片段完整 DNA 的估计偏差有显著意义，目标 DNA 分子在反应单元的随机和独立分布是数字 PCR 准确定量的关键。Bhat 等[26]认为，反应单元的容量是不确定度的主要来源，并且评定的相对不确定度在 6%以下，这项发现可以用于其他微滴式数字 PCR 测量的置信水平研究。随后，Burns 等[27]采用经验证的检测转基因成分的 qPCR 反应体系，评估了微滴式数字 PCR 技术的绝对检测限和定量限，也阐述了采用梯度预实验的方式可以使微滴式数字 PCR 更精确地测量拷贝数。经过 30 个平板重复后，实验结果表明在每个平板发生 200～700 个反应是最为精确的，这和仪器厂商的推荐是一致的。因此，基于以上研究，数字 PCR 在转基因植物检测方面具有广阔的应用前景。

12.5.2.3 数字 PCR 在单细胞基因表达方面的发展趋势

White 等[28]设计开发了一种能够高精度、高灵敏度测定单细胞中数以百计基因表达的微滴式数字 PCR 设备，此设备可以进行包括细胞获取、裂解、反转录和 qPCR 等单细胞加工处理。此外，为了提高通量、降低成本，White 等通过采用微升体积处理，减少了测量噪声，增加了灵敏度，提高了单核苷酸的特异性，并且应用这项技术测定了 3 300 个单细胞。同时，Spurgeon 等[29]报道了基于微流控微滴式数字 PCR 的高通量基因表达平台，此平台同时对 2 304 个基因进行扩增反应，与 96 孔板相比需要更少的上样量。在单芯片上还可以检测 18 个组织中 45 个不同的基因，实验结果与传统的 qPCR 十分吻合，并且同商业化的 DNA 芯片相比具有更好的重复性。Warren 等[11]报道了数字 qPCR 微流控芯片可实现转录因子表达量的系统定量分析，并且可以计算出源自单细胞的 cDNA 样品。因此，将数字 PCR 技术用于单细胞基因表达领域的研究是数字 PCR 技术发展的里程碑，其在该领域的应用将会极大地促进单细胞基因表达方面的研究。

12.5.2.4 微滴式数字 PCR 在环境微生物研究方向的发展趋势

Ottesen 等[12]使用一个在白蚁和其肠道菌群相关的多级关键酶基因作为诱饵，采用微滴式数字 PCR 技术，发现了未知的核糖体 RNA。对于复杂生态环境中携带目的基因的细菌，这种技术能够系统并且准确地鉴定出来，并根据一两个目的基因追溯到其种属。因此，数字 PCR 技术高通量扩增和分析的优点使同时研究自然界多个细菌单细胞的多个不同基因得以实现，从而将为环境研究领域提供新的契机。

12.5.2.5 基于数字 PCR 的单分子测序技术研究发展趋势

自从 2003 年单分子测序技术应用到测序领域后，此类技术的各种新形式相继被报道，包括基于数字 PCR 的单分子测序技术，并且以每年 10 倍的速度进行增长。如今，下一代测序技术(next-generation sequencing, NGS)如 454、PGM、Solexa 和 SOLiD 平台需要通过测序校正分子数量。此条件存在两种不利后果。①大量微克级的样品需要制备为文库，因此限制了可测序样品的范围。对多数应用来讲，包括宏基因组、考古学样本、法医样本和稀有临床样本测序，DNA 的样本量是非常有限的。②每个文库需要滴定法测序，因此增加了成本，降低了测序的通量。为此，使用数字 PCR 精确定量 454 和 Solexa 等测序文库，使测序文库的制备达到纳克级，同时消除了花费在仪器滴定的成本和时间，并且成功地对 454 FLX 和 Solexa 测序平台低于纳克级的细菌和哺乳动物的 DNA 样本进行了测序。因此，数字 PCR 可以为高通量测序提供灵敏的和绝对的校准，并且实现测序文库的绝对定量，消除构建 PCR 定量标准曲线等不确定因素，将会使相对标准偏差低于 10%，在无滴定情况下，足够满足直接测序的精度要求。

12.5.2.6 复杂样本基因表达检测的发展趋势

由于数字 PCR 具有很高的耐受性特点，因此该技术将会在石蜡包埋样本、血液、粪便、食品、土壤、淤泥等复杂样本的检测及研究中得到广泛的应用。这些样本中含有大量 PCR 反应的抑制物，极大地影响了 PCR 反应效率，但是如果使用数字 PCR，由于使用了单分子水平的扩增体系，其检出率会大大提高。另外，在某些检测中，难以制备测定标准曲线所需的标准物质，因而在不受 PCR 抑制物的影响、不依赖标准曲线的优势背景下，数字 PCR 特别适用于这些复杂样本中基因表达的准确定量检测[30]。

分子生物学技术和生物学基础研究的发展伴随着更精确和更灵敏的测量技术的发展。值得一提的是，在这些技术中，数字 PCR 具有测量独立性、无须任何校准物、绝对定量的特点。因此，该技术是潜在的核酸测量基准方法，并从原理上为核酸微量计量提供了保证。与其他方法相比，数字 PCR 的绝对定量方法能准确定量靶标 DNA 分子和提供可靠的定量数据。商业化数字 PCR 仪器(如 Fluidigm 公司的 Bio-Mark™ System、Life Technologies 公司的 QuantStudio™ 3D 数字 PCR 系统)的大量出现进一步推动了该技术的发展，扩大了该技术的应用范围。数字 PCR 技术及其应用凸显了单分子定量技术的潜力。相信不久之后，数字 PCR 就会突破反应速度和反应体积的限制，实现自动化和高通量的应用。数字 PCR 是一个拥有巨大潜力的新兴技术，具有高灵敏度、高精确度、高耐受性和绝对定量的优点，已经在稀有突变检测、CNV 分析和复杂样本基因分型及表达检测等方面有着广泛的应用。此外，数字 PCR 技术将会进一步发展与完善，应用范围也会大大扩展。核酸测序将是基于数字 PCR 的单分子扩增技术最重要的应用领域。数字 PCR 的克隆扩增可以减少下一代测序的时间和成本，并使个人基因组测序得以实现。期望在不远的将来，这项技术的发展将对单分子核酸扩增领域产生深远影响,在分子生物学和医学等基础研究和应用方面发挥更大的作用。

参考文献

[1] 黄留玉. PCR最新技术原理、方法及应用[M]. 2版. 北京:化学工业出版社,2011.
[2] 金钦汉. 一种将改变人类"命"运的新技术——集成流路芯片-数字PCR(IFC芯片-dPCR)[J]. 科学中国人,2010(7): 32-33.
[3] Sykes P J, Neoh S H, Brisco M J, et al. Quantitation of targets for PCR by use of limiting dilution [J]. Biotechniques, 1992,13(3): 444-449.
[4] 李春勇. 数字PCR技术原理及应用[J]. 生物技术世界,2014(11): 10-13.
[5] Kalinina O, Lebedeva I, Brown J, et al. Nanoliter scale PCR with TaqMan detection [J]. Nucleic Acids Res, 1997,25(10): 1999-2004.
[6] Vogelstein B, Kinzler K W. Digital PCR [J]. Proc Natl Acad Sci U S A, 1999,96(16): 9236-9241.
[7] Dressman D, Yan H, Traverso G, et al. Transforming single DNA molecules into fluorescent magnetic particles for detection and enumeration of genetic variations [J]. Proc Natl Acad Sci U S A, 2003,100(15): 8817-8822.
[8] Liu J, Hansen C, Quake S R. Solving the "world-to-chip" interface problem with a microfluidic matrix [J]. Anal Chem, 2003,75(18): 4718-4723.
[9] Dube S, Qin J, Ramakrishnan R. Mathematical analysis of copy number variation in a DNA sample using digital PCR on a nanofluidic device [J]. PLoS One, 2008,3(8): e2876.
[10] Heyries K A, Tropini C, Vaninsberghe M, et al. Megapixel digital PCR [J]. Nat Methods, 2011,8(8): 649-651.
[11] Warren L, Bryder D, WeissmanI L, et al. Transcription factor profiling in individual hematopoietic progenitors by digital RT-PCR [J]. Proc Natl Acad Sci U S A, 2006,103(47): 17807-17812.
[12] Ottesen E A, Hong J W, Quake S R, et al. Microfluidic digital PCR enables multigene analysis of individual environmental bacteria [J]. Science, 2006,314(5804): 1464-1467.
[13] Zhou W, Goodman S N, Galizia G, et al. Counting alleles to predict recurrence of early-stage colorectal cancers [J]. Lancet, 2002,359(9302): 219-225.
[14] Pohl G, Shih IeM. Principle and applications of digital PCR [J]. Expert Rev Mol Diagn, 2004,4(1): 41-47.
[15] Lo Y M, Lun F M, Chan K C, et al. Digital PCR for the molecular detection of fetal chromosomal aneuploidy [J]. Proc Natl Acad Sci U S A, 2007,104(32): 13116-13121.
[16] Zimmermann B G, Grill S, Holzgreve W, et al. Digital PCR: a powerful new tool for noninvasive prenatal diagnosis [J]. Prenat Diagn, 2008,28(12): 1087-1093.
[17] 林彩琴,姚波. 数字PCR技术进展[J]. 化学进展,2012,24(12): 2415-2423.
[18] Zhong Q, Bhattacharya S, Kotsopoulos S, et al. Multiplex digital PCR: breaking the one target per color barrier of quantitative PCR [J]. Lab Chip, 2011,11(13): 2167-2174.
[19] 潘小艳,陶志华. 微流控芯片数字PCR技术及临床应用前景[J]. 中华检验医学杂志,2015,38(9): 592-594.
[20] Zhang B O, Xu C W, Shao Y, et al. Comparison of droplet digital PCR and conventional

quantitative PCR for measuring EGFR gene mutation [J]. Exp Ther Med, 2015, 9 (4): 1383-1388.

[21] Watanabe M, Kawaguchi T, Isa S, et al. Ultra-sensitive detection of the pretreatment EGFR T790M mutation in non-small cell lung cancer patients with an EGFR-activating mutation using droplet digital PCR [J]. Clin Cancer Res, 2015,21(15): 3552-3560.

[22] Pretto D, Maar D, Yrigollen C M, et al. Screening newborn blood spots for 22q11. 2 deletion syndrome using multiplex droplet digital PCR [J]. Clin Chem, 2015,61(1): 182-190.

[23] Wiencke J K, Bracci P M, Hsuang G, et al. A comparison of DNA methylation specific droplet digital PCR (ddPCR) and real time qPCR with flow cytometry in characterizing human T cells in peripheral blood [J]. Epigenetics, 2014,9(10): 1360-1365.

[24] Schell W A, Benton J L, Smith P B, et al. Evaluation of a digital microfluidic real-time PCR platform to detect DNA of Candida albicans in blood [J]. Eur J Clin Microbiol Infect Dis, 2012, 31(9): 2237-2245.

[25] Corbisier P, Bhat S, Partis L, et al. Absolute quantification of genetically modified MON810 maize (Zea mays L.) by digital polymerase chain reaction [J]. Anal Bioanal Chem, 2010,396 (6): 2143-2150.

[26] Bhat S, Herrmann J, Armishaw P, et al. Single molecule detection in nanofluidic digital array enables accurate measurement of DNA copy number [J]. Anal Bioanal Chem, 2009,394(2): 457-467.

[27] Burns M J, Burrell A M, Foy C A. The applicability of digital PCR for the assessment of detection limits in GMO analysis [J]. Eur Food Res Technol, 2010,231: 353-362.

[28] White A K, VanInsberghe M, Petriv O I, et al. High-throughput microfluidic single-cell RT-qPCR [J]. Proc Natl Acad Sci U S A, 2011,108(34): 13999-14004.

[29] Spurgeon S L, Jones R C, Ramakrishnan R. High throughput gene expression measurement with real time PCR in a microfluidic dynamic array [J]. PLoS One, 2008,3(2): e1662.

[30] 詹成,燕丽,王琳,等. 数字 PCR 技术的发展和应用[J]. 复旦学报(医学版),2015,42(6): 786-789.

13 循环肿瘤细胞检测技术与精准医学

癌症治疗失败或复发的主要原因之一就是恶性肿瘤细胞的转移，这些肿瘤细胞能破坏原发部位周围的组织或器官，通过血液或淋巴转移到其他器官形成新的肿瘤。据研究显示，肿瘤发生的早期就可能出现了转移，而循环肿瘤细胞（circulating tumor cells，CTC）的存在正是实体恶性肿瘤远处转移的根源，它是存在于外周血中的各类肿瘤细胞的统称，因自发或诊疗操作从实体瘤病灶（原发灶、转移灶）脱落，而进入了外周血循环。CTC 非常稀少，每毫升血液中 10^9 个血细胞只有几个 CTC。大部分 CTC 在进入外周血后会发生凋亡或被吞噬，少数能够逃逸并发展成为转移灶，增加恶性肿瘤患者的死亡风险。传统方法诊断出癌症的时候，大部分已经是晚期。晚期癌症的治愈率极低，其 5 年生存率也很低。在肿瘤的发生过程中，早期到中期之间是最佳治疗期，因此，如果在早期就可以发现肿瘤的存在，必然可以提高治愈率。《临床癌症研究》（*Clinical Cancer Research*）杂志上发表的荟萃分析（meta-analysis）结果证实了 CTC 在乳腺癌预测中的价值，结果表明早期和转移性乳腺癌患者的 CTC 检测是一个稳定的预测和预后工具。如果将肿瘤易感性基因检测和 CTC 检测完美结合，能够将肿瘤的早期发现率提高数倍。肿瘤易感性基因检测是对未来可能患有癌症的一种风险预测。如果风险等级高，除了改变生活方式外，还可以定期做 CTC 检测，而且检测频率可以适当增加，每 2～3个月检测一次，从而达到实时监控的目的。

CTC 检测的临床意义主要体现在体外早期诊断，血液中的肿瘤在 1 mm 时即可检出 CTC，利于患者抓住最佳治疗期；另外，CTC 检测还可以用于预后判断，根据治疗前后 CTC 的个数判断预后与存活时间，制定最佳的治疗方案。此外，CTC 检测还可以用于肿瘤复发检测、耐药性检测、化疗药物的疗效评价以及新药的研发等。

因此，检测患者外周血中的CTC及其类型在早期发现肿瘤细胞的复发转移，评估放、化疗治疗效果，判断预后，确定肿瘤分子特征，选择合适的个体化治疗等方面有重要意义。进一步对CTC进行分子生物学分析，可以制订个体化的治疗方案。尤其需要注意的是，随着基因组学研究及对肿瘤标志物表达、缺失、差异性表达研究的深入，科学家们发现，由于受肿瘤异质性的影响，临床组织活检虽起到确诊及指导用药的作用，但单次组织活检可能会造成分子标志物分析的偏差，在肿瘤的进展过程中更加明显，然而实时活检在临床上难以被患者接受。因此，通过对CTC分子特征及突变的分析将会促进更多分子标志物的发现及药物的开发，对CTC单细胞的进一步研究将使人们有可能对肿瘤的生物学行为、疾病进展及转移过程有更深入的认识。

本章将从CTC的生物学特征、检测技术和潜在的临床应用等几个方面对CTC的研究现状进行阐述。

13.1 循环肿瘤细胞的起源和演化

1869年，Thomas Ashworth第1次观察到从实体肿瘤转移到血液的肿瘤细胞，首次提出了CTC的概念[1]。他提出这些转移的肿瘤细胞很可能就是癌症治疗失败或复发的原因之一，CTC这个概念从此渐渐形成。循环肿瘤细胞的定义是自发或因诊疗操作由实体瘤或转移灶释放进入外周血循环的肿瘤细胞，而其中大多数不能存活，只有个别肿瘤细胞凭借高活力等特性生存下来，成为CTC，甚至进一步聚集形成微小癌栓——循环肿瘤微栓(circulating tumor microemboli, CTM)，其成分可能包括癌细胞、白细胞及血小板等[2]。但因为CTC数量少且分离检测手段缺乏，直到20世纪90年代，CTC的价值才慢慢被认识到。1889年，英国病理学家Paget提出了著名的“种子和土壤”假说(seed and soil hypothesis)。该学说中“种子”是指处于活跃状态的肿瘤细胞，“土壤”是指合适的器官、组织的基质环境，“种子”会在适宜的“土壤”中定居、生长，也就是发生了肿瘤的转移，形成了转移灶。但原发部位的肿瘤(种子)是如何到达远处器官或组织(土壤)的问题一直困扰着人们。

据统计，90%以上的肿瘤患者死于肿瘤的转移和复发，实体肿瘤或转移灶的肿瘤细胞在特定条件下，通过上皮-间质转化(EMT)，发生向间充质细胞表型的转变，并且最终具有转移能力。这一类上皮-间质转化肿瘤细胞，可以通过细胞外基质和基底膜，进入外周血循环[3]，间充质细胞与上皮细胞相邻，只是其结构松散，缺乏细胞连接（cell adhesion）和细胞极性，并且具有转移和侵袭能力。因此，脱落的 CTC 得以进入外周血循环，这是肿瘤发生转移的必要前提。脱离原发灶入血的 CTC 至少面临着血流剪切力、失巢凋亡、免疫细胞识别杀伤等三重致命考验，因而进入外周血循环的大部分肿瘤细胞都会死亡，只有极少数 CTC 在适宜的微环境条件下发生上皮-间质转化，生成新的肿瘤。

13.2 循环肿瘤细胞的生物学特征

因为 CTC 是从实体瘤进入血循环的肿瘤细胞，所以它可以体现肿瘤的某些特征并且可反映肿瘤的发生发展状况，因此检测 CTC 非常有助于早期诊断，监测复发、转移，而且在治疗过程中可根据 CTC 的变化判定疗效及预后。

13.2.1 CTC 的形态特征

CTC 与正常外周血细胞相比，有细胞异形性特点，如有核质比较高、体积大、细胞核为颗粒状及某些癌基因表达较高等特点。目前，可以通过显微镜、流式细胞术等技术对 CTC 的形态特征、细胞大小和核质比等基本信息做出相对粗略的描述。Marrinucci 等利用光纤扫描技术结合免疫荧光方法，观察并检测到 CTC，CTC 同原发肿瘤细胞、转移肿瘤细胞具有相似的细胞特点[4]。但是，CTC 在细胞形态大小上异质性高，根据核质比不同可以将其进行分类，高核质比的 CTC 约占 22.9%，具有显著的细胞异形性；相反，低核质比的 CTC 无明显的细胞异形性。Meng 等也发现，CTC 的核质比明显高于外周血白细胞（0.8±0.1 与 0.55±0.05，$P<0.0001$）[5]。一些研究者根据细胞大小的差异利用过滤器分离 CTC，但有研究显示在同一患者的不同部位采集血样获得的 CTC 大小也不同。

13.2.2 CTC 的可塑性

上皮-间质转化是指从上皮细胞表型到间质细胞表型进行可逆的转化。在转化过程中，一些蛋白质上调，如上皮细胞黏附分子（epithelial cell adhesion molecule，EpCAM）、钙黏素 E 和细胞角蛋白（cytokeratin，CK）等，也有一些蛋白质下调，如

EGFR、波形蛋白等，这些改变使细胞间的紧密连接功能及细胞骨架发生改变，从而使肿瘤细胞发生转移[6]。一些转化生长因子等可激活转录调节因子，从而使肿瘤细胞通过自分泌的方式维持间质细胞表型。乳腺癌患者的CTC细胞团只有部分上皮-间质转化改变，所以它们有间质细胞的转移特性和上皮细胞的连接、增殖作用。而肿瘤微环境的改变是造成肿瘤细胞可塑性的一大重要因素，微环境引起肿瘤细胞可塑性改变主要体现在如下几个方面：低氧，代谢改变，酸性环境，细胞外基质刚度，肿瘤相关纤维细胞和巨噬细胞、内皮祖细胞等细胞活化。

13.2.3 CTC的转移性

CTC进入外周血循环的方式有两种：被动性转移和主动性转移。

被动性转移是指CTC受外力作用并脱离原位的过程。肿瘤细胞在增殖过程中会分泌血管内皮生长因子，它促进了功能还不完善的新血管的形成，导致细胞之间连接疏松，CTC就容易透过血管，再加上肿瘤生长带来的外力，最终导致血液循环中出现了CTC。除此之外，CTC进入血液循环还有其他途径，如CTC可以通过蛋白质水解产生的微通道和一些未成熟的组织结构进入血液循环。

主动性转移是指肿瘤细胞自身获得转移的能力，在转移过程中，肿瘤细胞的形态、运动状态和周围组织会发生相应变化，但并不都需要表型的转化[7]。肿瘤细胞有多种迁移方式，可以以单个细胞、细胞团和细胞串的方式迁移[8]。主动性转移包括上皮-间质转化和非上皮-间质转化。其中上皮-间质转化并没有在中心体扩增的肿瘤细胞浸润中发挥作用[9]。而在非上皮-间质转化转移中，CTC细胞团的释放发挥重要作用，因为虽然CTC细胞团中细胞凋亡少，但其阻塞在血管中的可能性高，因此部分CTC细胞团到达远端器官会选择外渗的方式[10]。

13.2.4 CTC的耐受性

机械损伤、免疫攻击的杀伤和促发凋亡的环境，这些不利因素会使CTC数量减少。据研究显示，在结直肠癌中CD47的上调提高了CTC对免疫系统的抵抗力，可使其避开巨噬细胞和树突状细胞的攻击。CTC增强抵抗力的另一方式是改变自身分子。例如，在乳腺癌等癌症中发现，癌细胞的主要组织相容性复合体分子完全缺失[11]。同时，CTC表达的B7-H1分子能与T细胞结合从而诱导其凋亡，以此抵抗免疫系统的攻击。CTC

也会使细胞毒性免疫因子的敏感性下降，从而使CTC耐受性增强。有学者研究表明CTC还可表达一种对抗凋亡蛋白的生存素，从而耐受细胞毒作用[12]。除此之外，CTC周围血小板的聚集、CTC调节低氧诱导因子以及一些肿瘤细胞通过表达抑制颗粒酶B都能降低自身死亡率。

13.2.5 CTC的增殖特性

哈佛大学的一项研究发现，CTC细胞团是由单克隆肿瘤细胞群形成而不是在血液循环中聚集形成。虽然血液中CTC细胞团相对单个CTC而言较为稀少，但是其形成转移的潜能是单个CTC的20～50倍。该项研究说明循环肿瘤细胞团有更大的转移潜能。Spiliotaki等发现肿瘤静止期患者的CTC比复发患者的CTC更易凋亡[13]。研究表明，循环系统中的CTC细胞团容易被清除，所以循环系统中CTC细胞团的数目比转移灶中CTC细胞团的数目少。

13.3 循环肿瘤细胞的检测方法

因为在外周血中每10^5～10^7个有核细胞才有一个CTC，所以CTC的检测方法要更为准确和敏感。CTC的检测方法主要分为两部分：CTC富集技术和CTC检测技术。最近，非常多的新型检测方法已经显示出较为确切的临床价值[14]。总体而言，CTC的检测方法很多，而理想的CTC检测方法应该具备：敏感度高，易于临床应用和结果可重复。

13.3.1 CTC富集技术

根据CTC的物理学和生物学特性将细胞进行富集。常用的富集方法有以下几种。

13.3.1.1 密度梯度离心法

密度梯度离心法(density gradient centrifugation，DGC)的原理是利用血液中各种正常细胞与CTC密度的差别，利用在密度梯度介质中的沉降系数不同而将CTC与其他细胞分离，离心后各层成分依次为血浆成分、单个核细胞、分离液、中性粒细胞和最下层的红细胞，从而获取目的细胞。有报道用OnceQuick系统分离肿瘤细胞得到了632倍的富集效果，表明该系统对CTC的平均回收率高、富集效果好，而采用Ficoll-

Paque 介质只有 3.8 倍的富集效果。密度梯度离心法操作简便、成本低，但该分离方法一般要求血量较大，并且灵敏度和特异性均较低，在操作过程中还可能会损失 CTC。

13.3.1.2 膜过滤法

基于细胞大小不同和机械性能差别分离 CTC 的方法称为膜过滤分离肿瘤细胞技术(isolation by size of epithelial tumor cells, ISET)。肿瘤细胞的直径一般为 15～30 μm，大于多数血细胞的直径，因此制作的特定过滤膜能将直径大的肿瘤细胞与血细胞分离，使 CTC 聚集于过滤膜上，从而达到富集效果。该方法对技术、设备要求不高，由于对肿瘤细胞和血细胞的直径只有大致的区分，会丢失一小部分直径小于过滤膜孔径的 CTC，所以分离敏感性不强，导致检测灵敏性降低。

13.3.1.3 免疫磁珠分离法

与普通血细胞相比，CTC 具有某些特殊的生物标志物，如其表面的上皮细胞黏附分子(EpCAM)、细胞角蛋白(CK)及肿瘤特异性抗原，而且血液中几乎所有的细胞都是反磁性或弱磁性的。该技术的原理是肿瘤细胞表面抗原能与带磁珠的特异性抗体相结合形成复合物，在外加磁场中能够吸附特定区域，没有表面抗原的其他细胞不能结合抗体最终从血液中分离出来。该方法的敏感性一定程度上受到 CTC 表面抗原表达的制约。例如，采用 EpCAM 抗体捕获 CTC，由于 EpCAM 在 CTC 的表达率一般为 60%～70%，往往会丢失部分 CTC；单一的 CK 抗体也不能完全识别癌细胞表达的所有 CK；在 CTC 发生上皮-间质转化过程中，一些基于标准化上皮标志物的筛选抗体无法检测出所有 CTC 等。这一切都受到目标抗原的表达量与特异性及其与相应抗体的结合能力影响。目前，CellSearch 系统就是基于 EpCAM 阳性富集得到 CTC，用于临床检测转移性乳腺癌、前列腺癌和结直肠癌患者外周血中的 CTC[15]。

13.3.1.4 微流控芯片分离技术

微流控芯片(microfluidic chip)分离技术可以用来处理更大容量的血液标本。可以检测出血液中极微量癌细胞的微流控硅芯片，其表面有数万个包被抗体的微位点，当血液样本流过芯片时，肿瘤细胞可与该抗体结合，因而被黏附在芯片上[16]。目前已经成功开发出第 2 代机器，称为 HB-Chip(herringbone-chip)，为 CTC 更精细的分析奠定了基础。

13.3.2 CTC 检测技术

CTC 的检测也是通过对 CTC 特异表达的肿瘤、上皮蛋白或者 mRNA 进行检测实现的。主要方法包括配体靶向PCR法(ligand-targeted PCR method, LT-PCR)、免疫荧光法(immunofluorescence, IF)、流式细胞术(flow cytometry, FCM)、反转录聚合酶链反应(reverse transcription PCR, RT-PCR)和酶联免疫斑点试验(enzyme-linked immunospot assay, ELISPOT assay)。

13.3.2.1 LT-PCR

该方法是目前最新的CTC检测技术,而且为国内原创。其原理是肺癌等CTC表面会过量表达某些特异性受体,如叶酸受体(folate receptor, FR),靶向PCR利用配体类似物交联核苷酸片段作为检测探针,通过细胞表面特异性受体与其配体类似物的结合实现探针与CTC细胞的结合,从而将CTC数目转化为探针的数目,并且通过对探针的PCR定量检测计算CTC的数目。传统的细胞免疫荧光分析往往对纯度要求很高,负向富集的纯度往往满足不了需求。由于具有受体配体结合(1个CTC表面存在上万个特异性受体)及PCR的两次信号放大,可使1个CTC信号放大约10^{12}倍。因此,配体介导的靶向PCR法具有超高的灵敏度,可使从早期肺癌中检测CTC成为可能。目前,已有多篇文献报道了该方法在肺癌辅助诊断中的作用[17,18]。该方法主要通过FR识别肺癌CTC。已发表的组织活检数据显示,约83%的肺癌细胞表面过量表达FR。人类FR有3种亚型:FR-α、FR-β和FR-γ。FR-α的表达具有很强的组织和肿瘤特异性,除在少数正常组织(肾、胎盘、脉络丛)有表达之外,在其他正常组织中的表达水平非常低。FR-α是一种理想的CTC筛选靶标。

13.3.2.2 IF

IF这里是指用荧光标记的特异性抗体在CTC原位通过抗原抗体反应可以显示荧光所在的细胞或组织,从而确定抗原的性质、定位,以及利用定量技术测定其含量。该技术的优势在于CTC的鉴定与可视化。通常认为,血液循环中CK阳性而CD45阴性的有核细胞可鉴定为CTC,可伴有或者不伴有其他特殊类型的细胞表面受体阳性(如前列腺癌中的雄激素受体)。但是,对于部分形态学判断为CTC但CK阴性/CD45阴性,或者CK阳性/CD45阴性但形态学上小于白细胞的CTC则需要由有经验的医师进行判读。而且,由于采用荧光显色,1个CTC在显微镜下通常只有一个荧光显像,所以缺乏信号放大的过程。总体而言,该方法的特异性较高但敏感性较低[19]。目前,国际上最常用的CellSearch CTC检测系统就是使用免疫荧光法,但是目前只被批准用于转移性乳腺癌、结直肠癌和前列腺癌的CTC检测。Tanaka等研究证实,该方法在肺癌领域检测的敏感性较低。他们通过 CellSearch CTC 检测系统检测了 101 例原发性肺癌患者的 CTC，发现在7.5 ml外周血中，只有 32%的Ⅳ期肺癌患者能检测到 CTC，Ⅲa 期患者的检出率为 0[20]。这主要是因为 CellSearch CTC 检测系统主要通过上皮表型 EpCAM 识别 CTC。而肺癌 CTC 在迁移入血的过程中通常会发生上皮-间质转化，从而丢失了上皮细胞特征。因此，以上皮表型 EpCAM 检测肺癌 CTC 的方法，可能会产生假阴性的结果。

13.3.2.3 FCM

FCM 是一种结合激光、计算机、细胞免疫学等方法为一体的对细胞或亚细胞结构进行分析的技术。它广泛应用于 CTC 检测实验中，原理是将肿瘤细胞的单克隆抗体与荧光物质结合，从而使肿瘤细胞染色，接着用流式细胞仪分析细胞的染色状况，从而对外周血样本的 CTC 进行定量分析，这是目前检测肿瘤隐匿微转移最有效的方法[21]。近来，高通量 FCM(如 Fishman-R microfluidic FCM)以及新肿瘤标志物(如 EGFR、磷酸化 EGFR)的应用大大提高了流式细胞术的诊断效率。

13.3.2.4 RT-qPCR

检测 CTC 的另一种方法是 RT-qPCR，其原理是利用了肿瘤细胞特异性 mRNA 的表达。正常状态下，这些 mRNA 在外周血中不表达，当肿瘤发生转移后，会在外周血中检测到特异的 mRNA，扩增由肿瘤特异性 mRNA 序列反转录的 cDNA 片段，识别出特异性 mRNA 的表达或异常表达的 RNA，可以间接证明 CTC 的存在。目前，此方法的检测灵敏度很高。例如，在晚期癌症患者的外周血中，RT-qPCR 技术可以从每毫升血液中检测到单个肿瘤细胞。但是，由于 mRNA 的不稳定性、取样时上皮细胞的污染、肿瘤标志物在外周血的非正常表达及假基因干扰等因素的影响，可致假阳性结果。同时，该方法无法进行形态学观察，而且肿瘤细胞的数量限制了该技术的应用。

13.3.2.5 ELISPOT 试验

ELISPOT 试验利用活细胞能产生或分泌特异性蛋白质的特性，与包埋在培养皿底部的荧光抗体结合，通过检测荧光而间接检测 CTC。这种方法首先应用免疫磁珠分选去除 CD45 阳性细胞，富集 CXCR4(肿瘤转移相关蛋白)阳性的细胞，从而进一步检测分泌特异性蛋白质的 CTC。但这种方法只能用于识别活细胞，因为死亡的细胞不能分泌足够的蛋白质用于检测。

13.4 循环肿瘤细胞检测技术在精准医学临床检测中的应用

CTC在临床上具有很大的应用价值，一系列研究聚焦于CTC在肿瘤诊断、治疗、预后及临床管理中的价值。

13.4.1 CTC的诊断价值

研究发现在部分早期肿瘤患者中，采用影像学方法还未发现病灶时已经可以在外周血中检测到CTC，因此CTC可以用于肿瘤的早期诊断。近年来，CTC检测在临床上的应用使其成为TNM传统分期系统的有效补充，可以指导下一步的治疗。一项关于乳腺癌的研究显示，24.4%的患者在术前即可检测到外周血CTC，相对于乳腺X线或核磁共振成像等影像学手段，CTC能够在疾病早期即提供诊断帮助[22]。另外，检测CTC也可及时发现肿瘤的早期复发。Lobodasch等对25例非转移性乳腺癌患者进行CTC定期监测结果显示，相对于临床常规检测手段，CTC检测能提前5个月或者更早诊断肿瘤复发，从而可以提示临床医师及时调整治疗方案、控制肿瘤复发[23]。

13.4.2 CTC对疗效的判断

目前，肿瘤治疗的方式越来越多，如何评估患者的治疗效果显得尤为重要。研究表明，患者在治疗前后CTC数量的变化与标准的疗效评价体系有很好的对应关系。在肿瘤治疗过程中，通过动态监测CTC数量的变化，能够更加准确评估肿瘤治疗的效果。乳腺癌、结肠癌及前列腺癌的研究已证实，外周血CTC数量的降低，预示着较好的疗效和预后；治疗期间CTC数量增高，提示患者病情恶化[24]。另外，CTC的检测已经被纳入研发新型靶向治疗药物的Ⅰ期和Ⅱ期临床试验中，经过阿比特龙治疗后，近一半患者的CTC降到较低水平[25]。随后，一项Ⅲ期临床试验证实，阿比特龙可以改善雄激素抵抗性前列腺癌患者的总生存时间[26]。只要应用得当，CTC可作为反映抗肿瘤治疗疗效的指标，其在临床新型治疗方法的研发中也占据一席之地。

13.4.3 CTC对预后的评估

目前的研究已经证实，血液中检测到的CTC数量可以作为乳腺癌、前列腺癌和结肠癌等肿瘤的独立预后因素。检测到的 CTC 数量越多，提示患者预后越差。在转移性乳腺癌患者接受系统治疗之前，每 7.5 ml 血液中 CTC 计数超过 5 个，提示更短的无进展生存时间和总生存时间。在转移性结肠癌患者中，每 7.5 ml 血液中 CTC 计数超过 3 个，患者的中位生存期和无进展生存时间都明显缩短。与传统的影像学方法相比，CTC 计数能更早地反映患者的疾病状态及判断疾病预后，更能准确地预测患者的总生存时间。Fehm 等分别用 RT-PCR 法和 CellSearch CTC 检测系统检测早期乳腺癌患者血液中的 CTC，检出率分别为 20%～40%和 10%，并且无论患者是否接受辅助治疗或是否存在淋巴结转移，CTC 数量与无进展生存时间和总生存时间的长短呈负相关[27]。但在另一项关于早期结直肠癌的研究中并未得出此结论，该研究认为 CTC 的数量与淋巴结转移及肝转移有一定的相关性[28]。

13.4.4 CTC 的分子特征与靶向治疗

CTC 作为“液体活检”样本弥补了临床上获取患者肿瘤组织的不足，临床专家可以通过外周血富集分离 CTC，甚至可以通过在体外进行 CTC 培养，分析 CTC 的分子表观遗传学特征，对 CTC 进行一系列的基因检测，筛选出适合患者的化疗和靶向治疗药物，以期进一步指导个体化治疗。此外，CTC 也有助于研究人员更加清楚地理解肿瘤发展、复发、转移的分子机制及肿瘤干细胞在上皮-间质转化、肿瘤转移、耐药性方面所起的作用，对于指导抗肿瘤药物的研发也有很大的意义。尽管目前在 CTC 研究方面已经取得了很大的进展，但是多种检测与分离方法在临床上的顺利实施仍然是今后待解决的问题，每种检测技术的结果并不一致，这就要求尽快制订行业的标准。同时，可以结合体外动态检测系统、体内血液中残留的循环肿瘤 DNA 检测加强 CTC 的检测及对肿瘤进展的连续检测。

13.4.5 小结

CTC 对肿瘤的治疗有重要意义，早期准确地检测 CTC 有助于临床研究，更有利于制订个体化治疗方案。然而 CTC 非常罕见，只是血液中循环细胞的一小部分，因此除了计数以外的分子分析，从技术上来说非常具有挑战性。发现 CTC 的生物学全貌有助于靶定特异性细胞亚型，从而实现准确用药和个性化治疗的目标。这不是一件容易的事，因为 CTC 不仅罕见，而且异质性是肿瘤的基本特性。尽管目前在 CTC 研究方面已经取得了很大的进步,但是多种分离富集与检测方法仍难以满足临床实际工作的需要,每种技术的结果难以统一,理论和实践上都需要制订行业技术标准。如何进一步提高CTC检测的敏感性及特异性,发展适应临床CTC快速诊断需要的高通量、自动化仪器,完善CTC检测程序及标准化是今后研究的主要方向。CTC检测的前景不仅在于其对肿瘤的诊断、治疗、监测具有重要意义,而且对分选出的CTC进行化疗药物敏感性检测用于指导个体化治疗也是临床亟需和期盼的。相信在不久的将来,CTC一定会成为肿瘤治疗中一项常用的检测指标,用以指导患者个体化治疗的实施。

参考文献

[1] 周彩存. 循环肿瘤标志物在肺癌中的应用[J]. 中国肺癌杂志,2015,18(12):770-780.

[2] Krebs M G, Metcalf R L, Carter L, et al. Molecular analysis of circulating tumour cells-biology and biomarkers[J]. Nat Rev Clin Oncol, 2014, 11(3):129-144.

[3] Zhou C, Wu Y L, Chen G, et al. Erlotinib versus chemotherapy as first-line treatment for patients with advanced EGFR mutation-positive non-small-cell lung cancer (OPTIMAL, CTONG-0802): a multicentre, open-label, randomised, phase 3 study [J]. Lancet Oncol, 2011, 12(8): 735-742.

[4] Marrinucci D, Bethel K, Kolatkar A, et al. Fluid biopsy in patients with metastatic prostate, pancreatic and breast cancers [J]. Phys Biol, 2012, 9(1): 016003.

[5] Meng S, Tripathy D, Frenkel E P, et al. Circulating tumor cells in patients with breast cancer dormancy [J]. Clin Cancer Res, 2004, 10(24): 8152-8162.

[6] Gridelli C, Peters S, Sgambato A, et al. ALK inhibitors in the treatment of advanced NSCLC [J]. Cancer Treat Rev, 2014, 40(2): 300-306.

[7] Maheswaran S, Haber D A. Circulating tumor cells: a window into cancer biology and metastasis [J]. Curr Opin Genet Dev, 2010, 20(1): 96-99.

[8] Peters S, Adjei A A, Gridelli C, et al. Metastatic non-small-cell lung cancer(NSCLC): ESMO Clinical Practice Guidelines for diagnosis, treatment and follow-up [J]. Ann Oncol, 2012, 23 (Suppl 7): vii56-vii64.

[9] 孙雯雯,徐志红,高蓓莉,等. 循环肿瘤细胞的基因变异、生物学特性及临床进展[J]. 诊断学理论与实践,2015,14(3):283-287.

[10] Hunter K. Host genetics influence tumor metastasis [J]. Nat Rev Cancer, 2006, 6(2): 141-146.

[11] 支修益,石远凯,于金明. 中国原发性肺癌诊疗规范(2015年版)[J]. 中华肿瘤杂志,2015,37(1):67-78.

[12] Végran F, Boidot R. Survivin-3B promotes chemoresistance and immune escape by inhibiting caspase-8 and-6 in cancer cells [J]. Oncoimmunology, 2013, 2(11): e26328.

[13] Spiliotaki M, Mavroudis D, Kapranou K, et al. Evaluation of proliferation and apoptosis markers in circulating tumor cells of women with early breast cancer who are candidates for tumor dormancy [J]. Breast Cancer Res, 2014, 16(6): 485.

[14] Alix-Panabières C, Pantel K. Circulating tumor cells: liquid biopsy of cancer [J]. Clin Chem,

2013,59(1): 110-118.
[15] Dawson S J, Rosenfeld N, Caldas C. Circulating tumor DNA to monitor metastatic breast cancer [J]. N Engl J Med, 2013,369(1): 93-94.
[16] Ashworth T R. A case of cancer in which cells similar to those in the tumors were seen in the blood after death [J]. Aust Med J, 1869,14: 146-149.
[17] Lou J, Ben S, Yang G, et al. Quantification of rare circulating tumor cells in non-small cell lung cancer by ligand-targeted PCR [J]. PLoS One, 2013,8(12): e80458.
[18] Yu Y, Chen Z, Dong J, et al. Folate receptor-positive circulating tumor cells as a novel diagnostic biomarker in non-small cell lung cancer [J]. Transl Oncol, 2013,6(6): 697-702.
[19] Nieva J, Wendel M, Luttgen M S, et al. High-definition imaging of circulating tumor cells and associated cellular events in non-small cell lung cancer patients: a longitudinal analysis [J]. Phys Biol, 2012,9(1): 016004.
[20] Tanaka F, Yoneda K, Hasegawa S. Circulating tumor cells (CTCs) in lung cancer: current status and future perspectives [J]. Lung Cancer (Auckl), 2010,1: 77-84.
[21] Pantel K, Alix-Panabières C, Riethdorf S. Cancer micrometastases [J]. Nat Rev Clin Oncol, 2009,6(6): 339-351.
[22] 龚福生,黄伟炜,刘健,等. 乳腺癌患者循环肿瘤细胞检测的临床意义[J]. 中华肿瘤防治杂志, 2015,22(13): 1009-1013.
[23] Lobodasch K, Fröhlich F, Rengsberger M, et al. Quantification of circulating tumour cells for the monitoring of adjuvant therapy in breast cancer: an increase in cell number at completion of therapy is a predictor of early relapse [J]. Breast, 2007,16(2): 211-218.
[24] Paget S. The distribution of secondary growths in cancer of the breast [J]. Cancer Metastasis Rev, 1989,8(2): 98-101.
[25] de Bono J S, Logothetis C J, Molina A, et al. Abiraterone and increased survival in metastatic prostate cancer [J]. N Engl J Med, 2011,364(21) : 1995-2005.
[26] 任桐,林锦彬,刁勇. 阿比特龙在治疗前列腺癌方面的新进展[J]. 中国生化药物杂志,2016,36(7): 205-208,212.
[27] Fehm T, Müller V, Aktas B, et al. HER2 status of circulating tumor cells in patients with metastatic breast cancer: a prospective, multicenter trial [J]. Breast Cancer Res Treat, 2010, 124(2): 403-412.
[28] 魏俊杰. CTCs对结直肠癌肝转移的预测作用[D]. 衡阳: 南华大学,2016.

14 液态芯片技术与精准医学

传统生物芯片依赖于固态基材上的分子杂交，对其应用产生了一定的限制。液态芯片技术是在传统芯片技术基础上完成的技术革新，也称为悬浮式点阵，其介导的分子杂交在悬浮液体里完成。相对于固态芯片技术，液态芯片技术的检测速率大幅度提升，可在同一个反应体系中完成上百个位点的检测，目前已广泛应用于生物医学各个领域。

14.1 液态芯片技术的发展历史

生物芯片技术是在DNA杂交探针技术的基础上建立起来的，又结合了半导体工业技术，随着生物芯片产业不断壮大，该技术现已成为21世纪生物医学工程的前沿科技。生物芯片的种类很多，根据所用材料不同大致可分为硅基芯片、光纤芯片、玻璃片芯片、膜基芯片等几大类。它们的原理都是杂交测序方法。在基材表面固定上已知序列的核酸或蛋白质探针，芯片上面的某个位置就代表了某个基因或蛋白质，用荧光标记的核酸序列或蛋白质序列与芯片上的探针互补配对，可以得出靶核酸的序列。由于大量的探针可以被固定在固态基材上，所以一次性可以对成千上万个样品进行分析。但生物芯片有信息质量的稳定性和可重复性比较差的弱点，操作也较烦琐。因此，生物芯片的应用范围也受到一定的限制。

1977年，研究人员首次报道利用流式细胞术对单细胞中的蛋白质进行检测，进而进行细胞分类的实验[1]。随着基因组计划、蛋白质组计划的发展，生物技术也快速发展。目前，在生物技术研究领域出现了一种新的检测手段和技术，称为悬浮式点阵，它是对生物芯片的再创新，由于分子杂交在悬浮液体里进行，所以又叫液态芯片。1994年，

McHugh[2]发表在 *Methods in Cell Biology* 杂志上的文章第1次阐述了液态芯片技术的应用，人们越来越认识到该生物技术在分子检测领域中的价值。光电转换和数字信号处理的进步是液态芯片技术发展的必要条件。液态芯片技术的原理及过程如下：①把微小的颗粒染成不同的颜色，再把寡核苷酸或蛋白质探针共价结合到颜色不同的微球上。②把不同颜色的微球混合，加上荧光标记和被检测物，在悬液中微球与被检测物特异性结合。③一共用两束激光，分类激光识别微球的颜色，报告激光检测荧光信号强度，不同荧光编码不同的微球实现检测指标的分类，生物学反应所产生的荧光信号强度可以对被检测物进行定量分析。通过数字信号处理等技术，可高效地在同一反应中检测几十种荧光标记的目标分子。美国 Luminex 公司开发的液态芯片系统更为标准化，称为"xMap"技术。该技术首先把针对不同检测物的微小的乳胶颗粒用荧光染色的方法进行编码，每种荧光编码微粒代表一种检测标志物，在悬浮液中将彩色编码微粒混合，然后将样本加入其中，两者进行特异性地结合。跟固态基材相比，分子杂交过程是在悬浮溶液中进行，所以检测速度非常快，在一个反应体系中可以同时检测100个指标。该仪器在我国广泛使用，也称为"多功能流式点阵仪"。

14.2 液态芯片系统的主要平台技术

液态芯片系统包含了多种技术，如流式细胞术、荧光标记的微珠、激光以及数字信号处理等。然而，无论是用于蛋白质检测还是用于基因检测的液态芯片，其基本构成可分为以下几个部分：流式细胞仪、微球、计算机软件和硬件系统[3]。下面分别对流式细胞仪、计算机软件和硬件系统进行描述，凝胶微球将在14.3中详细介绍。

14.2.1 流式细胞仪

流式细胞仪是一种能够探测和计数以单细胞液体流形式穿过激光束的细胞的检测装置。由于在检测中使用的细胞标志示踪物质为荧光标记物，因此，用来分离、鉴定细胞的流式细胞仪又称为荧光激活细胞分选仪，是分离和鉴定细胞群及亚群的一种强有力的应用工具。多数流式细胞仪是一种零分辨率的仪器，它只能测量一个细胞的总核酸量、总蛋白量等指标，而不能鉴别和测出某一特定部位的核酸或蛋白质的多少。也就是说，它的细节分辨率为零。流式细胞仪主要由流动室和液流驱动系统、激光光源和光学系统、光电管和检测系统以及计算机和分析系统 4 部分组成。先将细胞用荧光染料染色，因为流式细胞仪以激光作为发光源，光束垂直照射在样品上，荧光染色的细胞就会在激光束的照射下产生散射光和激发荧光。然后将细胞过滤制成单细胞悬液，用一定的压力将待测样品压进活动室，不含细胞的磷酸盐缓冲液在高压下从鞘液管喷出，鞘液管进口方向与待测样品流成一定角度，这样，鞘液就能够包绕着样品高速活动，组成一个圆形的流束，待测细胞在鞘液的包被下单行排列，依次通过检测区域。细胞的分选是通过细胞分选器分离含有单细胞的液滴而实现的。在流动室的喷口上配有一个超高频电晶体，由喷嘴射出的液柱被分割成一连串的小水滴，待测定细胞就分散在这些液滴之中。将这些液滴充以正负不同的电荷，当液滴流经带有几千伏特的偏转板时，在高压电场的作用下偏转，落入各自的收集容器中，不予充电的液滴落入中间的废液容器，从而实现细胞的分离。目前，流式细胞仪有以下两大应用领域。①临床应用。在血液学中的应用包括 DNA 倍体分析及细胞周期分析、红细胞疾病诊断、多发性骨髓瘤、淋巴细胞亚群测定、血栓性疾病、淋巴瘤免疫分型、白血病免疫分型、干细胞移植等。在免疫学中的应用有免疫状态评价及药物/疫苗效果的评价、免疫功能监测及免疫疾病诊断等。在肿瘤学中的应用有肿瘤的细胞周期和倍体分析、肿瘤预后预测、肿瘤患者的免疫功能检测、肿瘤患者的黏附分子检查及多药耐药性检测等。在骨髓与器官移植中的应用有移植前配型、移植后的免疫监测等，还有血小板功能及相关疾病的应用，包括血小板的膜糖蛋白分析、抗体检测等。②科研应用。具体包括免疫功能研究（淋巴亚群分析、细胞活化分析、细胞因子分析）、干细胞研究和树突状细胞研究、细胞功能研究、细胞凋亡及凋亡相关蛋白研究、细胞分选和分选后培养及相关生物学研究。正是基于流式细胞仪在生物学多领域中的应用和性能上的特点，它才被作为建立液态芯片的核心技术。

14.2.2 计算机软件和硬件系统

计算机软件和硬件系统能够全程控制流式细胞仪，并且对荧光信号进行实时监控。计算机硬件系统能够将个人计算机与流式细胞仪的显示屏联系起来，此硬件系统每秒钟可进行 3 000 万次以上的数学运算。而计算机软件系统则包含多种模式的分析工具，能够对流式细胞仪中的信号进行自动分析。

液态蛋白质芯片顾名思义就是利用液态芯片技术进行蛋白质检测的方法。其基本原理是根据抗原抗体的特异性结合原理，将抗原或抗体与凝胶微球进行共价连接，然后用与其配对的抗体或抗原与带有分子靶标的凝胶微球进行杂交，根据凝胶微球编码及分子靶标上携带的荧光物质，通过计算机软件系统进行分析，对目标蛋白质进行定性和定量的分析。

液态基因芯片是指利用液态芯片技术进行核酸检测的方法。其基本原理是根据碱基互补配对原理，通过设计目标分子特异性的寡核苷酸探针，将探针与凝胶微球进行共价连接，然后与目标 DNA 进行杂交，通过流式细胞仪与计算机软件分析，根据橙、红、绿三种荧光对目标核酸序列进行定性和定量分析。

目前，液态芯片技术还处于实验室研发阶段，但其主要步骤已基本确定，主要包括：①乳胶颗粒的染色；②乳胶颗粒与抗原、抗体或核苷酸探针进行共价偶联；③将用不同颜色编码的微球混合，加入被检测物；④检测。

液态芯片在技术方面的主要特点有以下几点。①高通量、高速度。分析荧光速度最高可达5 000～15 000 个/s；可对同一样本中的多种不同目的分子同时进行实时、定性、定量分析，时间不到 3 h。②高灵敏度。液态芯片的微球表面积大于固相表面，固定的包被抗体可达 100 000 个，提高了检测的灵敏度，检测范围或达 3～5 个数量级，最低检测浓度可达 0.1 pg/ml。③快速。其孵育时间比传统的固相检测明显缩短，而 ELISA 每孔只能对一种指标进行检测，虽然有自动酶标仪，一次也最多只能检测几块板。采用液态芯片法可以提高检测速度。④特异性强、准确性好。因为是采用均相免疫检测，与异相免疫检测相比实验无须进行洗涤，减少了在操作过程中因洗涤带来的实验结果误差。在检测时采用了流式激光技术，在测定时是对每个微球进行检测，防止标本中的异抗原(抗体)的干扰。⑤标本用量小。由于在同一个反应孔中同时检测多种指标，与其他方法相比明显减少了标本用量，非常适合稀有标本与儿童样本的检测。⑥操作简便，无须复杂步骤。⑦数据均由计算机处理，稳定性高，准确性和重复性好。

目前，国外有 20 余家公司正在研究基于液态芯片技术的产品，涉及的领域主要有：①肿瘤标志物检测、细胞因子检测、组织分型、自身免疫病检测、心血管疾病标志物检测等；②SNP 检测、基因表达谱分析；③蛋白-蛋白相互作用分析、蛋白-DNA 相互作用分析；④高通量、大规模、并行进行药物筛选，直接在蛋白质水平寻找靶标、酶与底物的相互作用等。近几年，关于液态芯片方面的研究进展如表 14-1 所示。

表 14-1　液态芯片进展

年份	作　者	题　　目
1997	Fulton R J	利用液态芯片进行高通量分析
1998	Smith P L	利用液态芯片快速、灵敏检测病毒核酸
2000	Armstrong B	应用液态芯片技术进行高通量、多个 SNP 位点的分型
2000	Chen J	一种基于微滴的利用单碱基链延伸的 SNP 分析方法
2000	Iannone M A	利用寡核苷酸连接和流式细胞仪进行多重 SNP 分型
2000	Spiro A	一种基于磁珠的应用流式细胞仪进行 DNA 定性和定量的方法
2001	Taylor J D	流式细胞仪平台用于多重 SNP 分型
2001	Yang L	一种高通量的微珠芯片检测基因表达
2003	Wallace J	利用液态芯片快速廉价地评估急性白血病中的遗传危险性
2004	Lowe M	基于凝胶颗粒利用流式细胞仪进行多重、快速 DNA 检测的方法

14.3　液态芯片系统的技术方案

目前，液态芯片系统主要有 3 种技术方案：直接杂交法、竞争性 DNA 杂交法和微球捕获液态化学反应法。直接杂交法是液态芯片中最简单的方法，原理是荧光标记的寡核苷酸探针与生物素标记的 PCR 产物进行杂交，两束激光直接进行荧光分析，这一方法的优点是 DNA 链上任何一个错配碱基均能被寡核苷酸探针在进行退火时识别出来。在此方法中，加入四甲基氯化铵(TMAC)可以降低碱基组成对杂交结果的影响，同时，在杂交缓冲液中加入 3～4 mol/L 的 TMAC 可以减少因退火温度不同造成的差异，这样有助于实现液态芯片多重性的理念[4]。直接 DNA 杂交法的实验流程如图 14-1 所示。

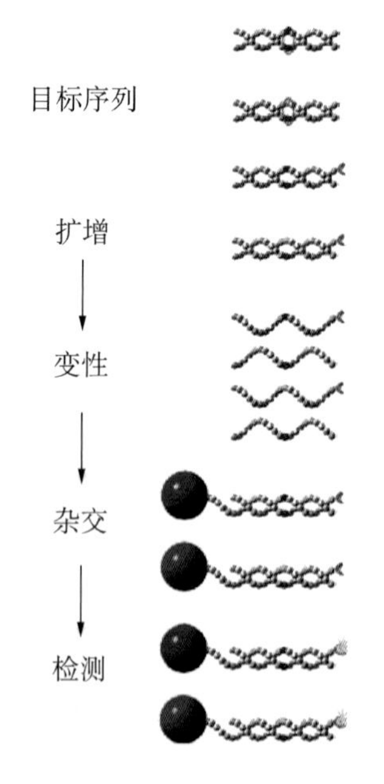

图 14-1　直接 DNA 杂交法的步骤

直接 DNA 杂交法的步骤包括：①目标片段进行 PCR 扩增(其中一条引物用生物素标记)；②将扩增产物进行变性处理；③变性后的目标产物与凝胶微球上的寡核苷酸探针进行

杂交;④通过流式细胞仪进行检测。

微球捕获液态化学反应法包括一个捕获序列,在酶促化学反应阶段,捕获序列可以与目标序列的一条链结合,待扩增完成之后,捕获序列又能与凝胶微球上的探针进行杂交,这样,当微球通过检测器时,通过激发光激发微球与引物上的生物素标记,不同的目标序列被检测到。这种方法的优点在于其拥有液相动力学的优点,并且通过加入合适的捕获序列及等位基因特异性的引物或探针,凝胶微球可以被应用到各种不同的实验中[4]。微球捕获液态化学反应法的实验步骤如图 14-2 所示。

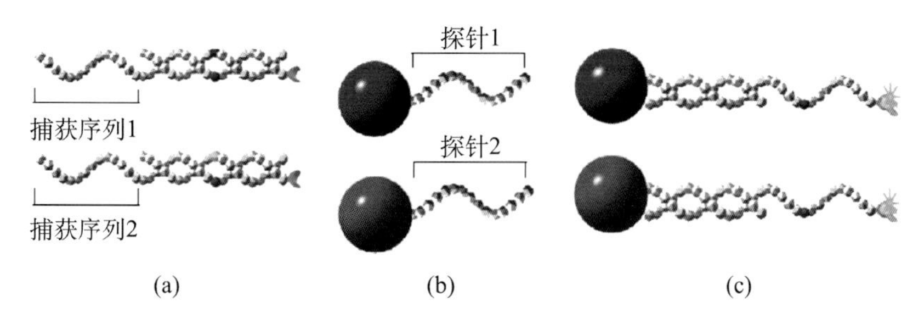

图 14-2 微球捕获液态化学反应法的实验步骤

微球捕获液态化学反应法的实验步骤包括:(a)捕获序列与目标片段杂交并进行酶促化学反应;(b)探针与凝胶微球进行共价连接;(c)捕获序列与凝胶微球上的探针序列进行杂交,并通过流式细胞仪进行检测

目前,实现微球捕获液态化学反应法的途径分别为等位基因特异性的引物延伸(ASPE)、寡核苷酸连接(OLA)和单碱基链延伸(SBCE)3 种。它们有各自的特点,ASPE 最大的特点是其生物素标记的方式有所不同,当捕获序列上的引物进行延伸时,若向反应体系中加入某种生物素标记的脱氧核糖核苷酸,那么扩增产物中就会有带有生物素标记的特定数量的碱基。而 OLA 则是通过带有报告基团的探针和 DNA 连接酶的作用将生物素标记引入产物中的。对于 SBCE 来说,它仅含有一种双脱氧核糖核苷酸,因而能够在引物延伸的第 1 个碱基处使反应停止,从而将生物素标记引入到产物中,在此反应中,针对每一个等位基因,捕获序列上的引物与目标序列结合时都是分开进行反应的。以上 3 种途径的实验流程如图 14-3 所示。

竞争性 DNA 杂交法的基本设计思路与直接 DNA 杂交法相似,只是在反应体系中加入一定量未标记的目标序列,这些双链 DNA 序列可与生物素标记的单链 DNA 序列竞争凝胶微球上的寡核苷酸探针,这种方法通常适合于不能用 PCR 或其他方法标记目标序列的情况。竞争性 DNA 杂交法的原理如图 14-4 所示。

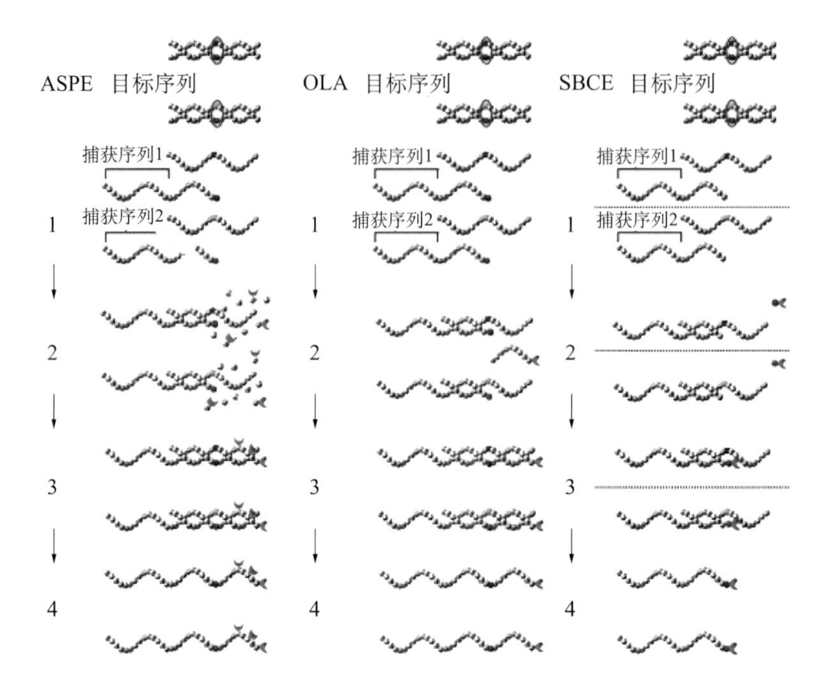

图 14-3 等位基因特异性的引物延伸(ASPE)、寡核苷酸连接(OLA)和单碱基链延伸(SBCE)的实验流程

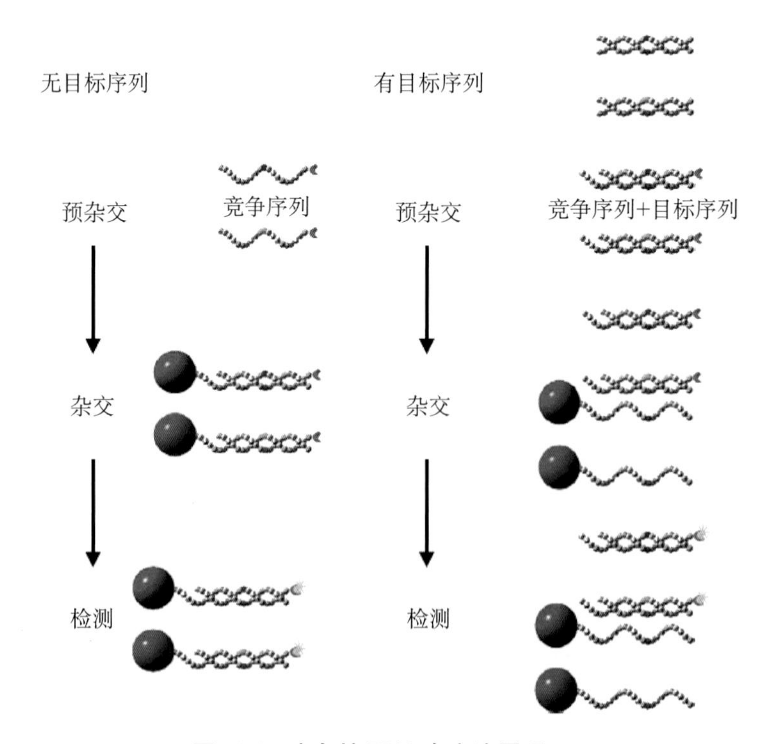

图 14-4 竞争性 DNA 杂交法原理

液态芯片中凝胶微球的制备是实现这种高通量分析的第 1 步。其所用的凝胶微球为聚苯乙烯凝胶微球，并且在其表面载有羧化物，其直径一般为 5.5 μm，并且这些凝胶微球被橙/红(吸收波长：橙为 585 nm；红>650 nm)两种荧光物以不同的比例进行着色，形成多种发散光谱。这些微球能被流式细胞仪所区别也正是基于这种原理。同时，寡核苷酸探针或抗原/抗体上所携带的异硫氰酸荧光素或生物素标记能发出绿色荧光(530 nm)，根据绿色荧光蛋白的荧光强度，计算机软件可对目标分子进行定量。凝胶微球的着色如图 14-5 所示。

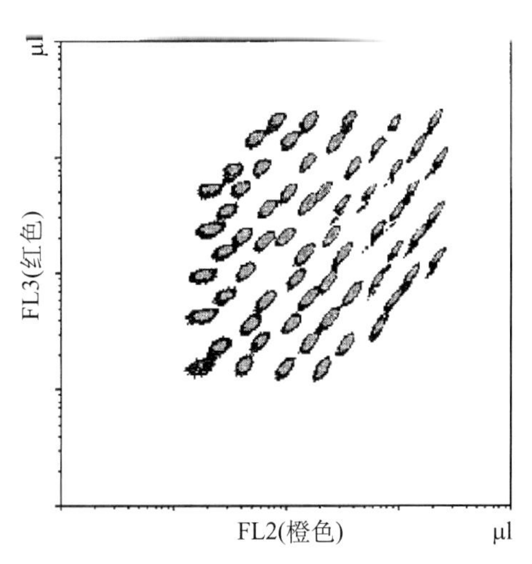

图 14-5　荧光染色后的凝胶微球

可以发现，当橙/红两种荧光物分别以 8 种不同的浓度进行配比时即可产生 64 种发射光，从而实现高通量的分析。每个凝胶微球表面可共价结合$(1\sim2)\times10^6$ 个靶分子。

第 2 步，针对目标抗原/抗体或核酸分子的配体或探针，设计配套的微球。下面分别从液态蛋白质芯片和液态基因芯片两方面介绍其具体的操作过程。液态蛋白质芯片以免疫球蛋白检测变应原的类型为例，具体操作过程如下。

(1) 首先制备羊抗犬的免疫球蛋白 E(IgE)、异硫氰酸荧光素标记的兔抗羊免疫球蛋白 G(IgG)及异硫氰酸荧光素(FITC)标记的羊抗兔 IgG。在这个实验中，还需要一些相关的试剂，如乙磺酸(MES)、牛血清白蛋白(BSA)、碳化二亚胺(EDC)及 N-羟基硫代琥珀酰亚胺钠盐(sulfo-NHS)。

(2) 变应原包被凝胶微球。将 16 种变应原分别与 16 种凝胶微球配对，利用微球表面的羧酸盐通过碳化二亚胺与变应原共价连接。将 20 μl 4 g/L 的凝胶微球用 100 μl 50 mmol/L磷酸钠缓冲液(包含 500 μg EDC 和 500 μg sulfo-NHS)活化，13 400 g 离心 30 s 获得微球。将活化洗涤过的微球与 50 μl 稀释的变应原混合，2 h 后将包被好的微球用 PBSTB(0.2 ml/L Tween 20，1 g/L BSA 溶于pH7.4的 PBS 中)100 μl 洗涤两次并重悬于 1 ml 的 PBSTB 中，用血细胞计数板对微球进行计数，并用 PBSTB 稀释到 3×10^9 个/L，2～8℃保存备用。

(3) 变应原特异性的 IgE 检测。将 16 种用不同变应原包被的凝胶微球等量混合，将 20 μl 混合好的凝胶微球加入 60 μl 用 PBSTB 稀释的犬血清中，混匀，37℃温育 30 min。然后将凝胶微球用 200 μl PBSTB 洗涤并重悬于 40 μl 50 mg/L 的羊抗犬 IgE 中，37℃温育 30 min 后，用 200 μl PBSTB 洗涤并重悬于 40 μl 的兔抗羊 IgG-FITC 中，37℃温育 30 min，之后用 PBSTB 将反应体系增加到 300 μl，进行流式细胞仪检测。阴性对照中仅加入犬血清而不加入羊抗犬 IgE 和兔抗羊 IgG-FITC。变应原特异性的羊抗犬 IgE 的量由阳性绿色荧光的平均荧光强度减去阴性对照孔中的绿色荧光强度。变应原特异性的 IgG 检测方法同 IgE。

(4) 流式细胞仪检测。一般实验要求的上样体积为 50～100 μl，但需提供充足的样品(300 μl)以防实验过程出现模糊的结果。样品经稀释后立即加入与液态芯片软件和硬件系统相连的流式细胞仪中，并选择相应的分析和数据获取模式，每种微球加入量至少为 100 粒，平均分析时间约为 20 s，计算机软件系统能随时根据微球上橙色和红色的配比识别不同的微球颗粒。绿色荧光强度的对数以直方图的方式展示，绿色荧光的平均荧光强度代表与其对应的微球上抗原与抗体杂交的程度。

液态基因芯片以人类白细胞抗原(HLA)的分型为例，具体操作过程如下。

(1) 探针设计。针对不同的 *HLA-DQA1* 等位基因设计 16 种不同的寡核苷酸探针，利用标准的自动合成技术合成这些不同的寡核苷酸探针及其互补序列，这些寡核苷酸序列的 5′端用少数氨基酸序列进行修饰，这些修饰的氨基酸序列包括 6 个 C—C 连接，在这些连接的前边为 9 个 C—C 键和脂肪族醚组成的间隔区。同时合成相应的没有标记的双链寡核苷酸序列。

(2) 寡核苷酸探针与凝胶微球共价连接。将 100 μl 0.001 mol/L 的寡核苷酸探针加入 1 ml 凝胶微球中(注：寡核苷酸探针与凝胶微球均以 pH 值为 4.5 的乙磺酸溶液稀释)。加入 50 μl 10 g/L 的碳化二亚胺溶液，混匀，室温温育 30 min 后，11 750 g 离心 4 min。然后将微球于含有吐温 20(Tween 20)的 PBS 中洗 1 次，再于含有十二烷基硫酸钠(SDS)的 PBS 中洗 2 次，最后将微球重悬于400 μl 0.1 mol/L 的乙磺酸溶液中，4℃保存。

(3) 荧光标记寡核苷酸探针。将等位基因特异性的寡核苷酸探针用氟硼二吡咯标记。首先将 400 μl 含有寡核苷酸探针的溶液(含有碳酸氢钠及二甲基亚砜)与氟硼二吡咯混匀，室温下温育 16～18 h，混合液在二羟基聚醚中脱盐除去未反应的染料，4℃保存。

(4) 竞争性杂交实验。将 40 fg 带有荧光标记的寡核苷酸探针与 24 μg 大马哈鱼的

DNA 分子和 500 fg 双链寡核苷酸混匀加入 26.7 μl 反应液中，100℃保温 10 min，之后将 25 μl 杂交缓冲液与其混合，55℃保温 15～30 min，然后将 2.5 μl 溶解于杂交缓冲液中的凝胶微球加入上述混合溶液中，涡旋混匀，55℃再温育 15 min，后用 250 μl 杂交缓冲液将其稀释，稀释后进行流式细胞仪检测、分析。同时，为了验证实验的特异性，提前向反应体系中加入与荧光标记等量的非标记 DNA 双链分子，结果显示在加入 500 fg 未标记的双链 DNA 分子时，其抑制荧光探针杂交的效果最好，对竞争性双链的形成特异性和影响都较为明显。

液态蛋白质芯片的实验结果如图 14-6 所示，根据不同的变应原能够分析出其特异性的免疫球蛋白 E 和免疫球蛋白 G。

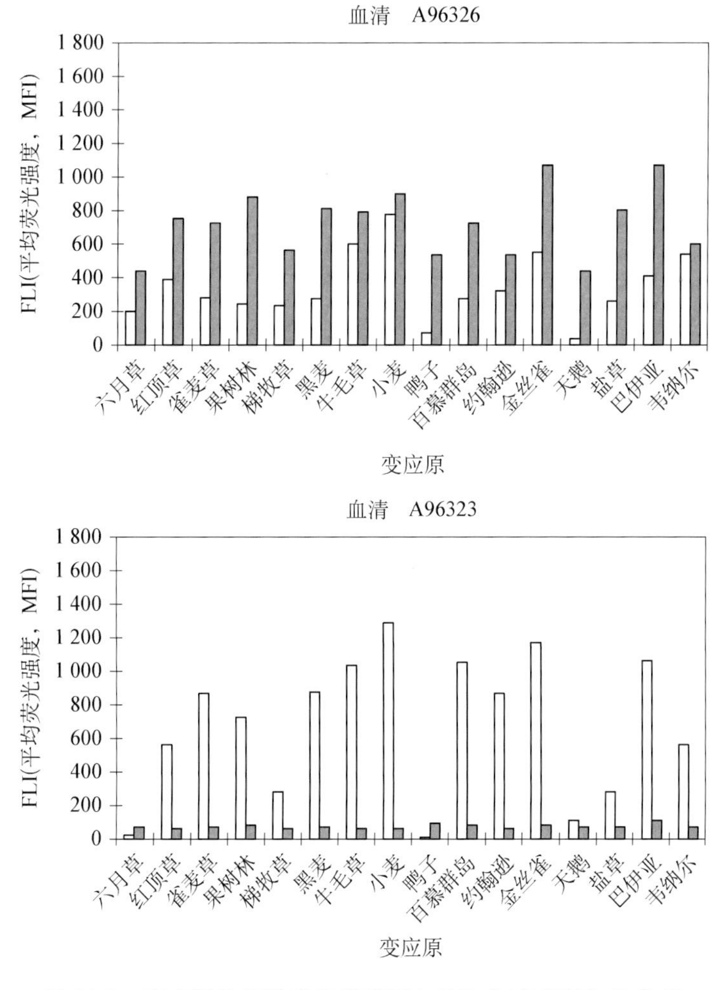

图 14-6 变应原特异性的免疫球蛋白 E 和免疫球蛋白 G 分析

白色柱子表示免疫球蛋白 E，深色柱子表示免疫球蛋白 G

14.4 液态芯片技术在精准医学临床检测中的应用

在其他生物学检测领域，液态基因芯片和液态蛋白质芯片也扮演了越来越重要的角色。Armstrong 等[5]关于 SNP 检测的很多研究发现，用 32 个寡核苷酸探针确认的 8 种不同的基因型，与 TaqMan 确定的基因型高度一致，用单碱基链延伸（SBCE）反应检测 633 位患者的 20 种 SNP 的结果与寡核苷酸连接（OLA）反应在基因分型的分配上有 99.3%的相似性。而通过等位基因特异性的引物延伸（ASPE）法检测 96 位患者的15 种 SNP 的结果表明，其与 OLA 基因型分配有 99.2%的一致性。同样地，研究者还利用液态蛋白质芯片进行抗体含量的定量分析。Opalka 等[6]运用该技术实现了对人乳头瘤病毒 4 种病毒颗粒和其中与表位抗体同步的定量测定。Biagini 等[7]运用这一技术完成了对患者血清中两种炭疽杆菌毒素抗体的定量分析，并与 ELISA 方法进行了对比。Toellner 等[8]用 A 型流感病毒和 HIV 抗原检测了病毒特异性抗体。Fouda 等[9]用液态芯片检测抗疟原虫抗体，结果表明其与用 ELISA 方法检测的结果有高度一致性。

近年来涌现出的多种多样的肿瘤分子标志物，使得肿瘤的实时监测已经成为临床上重要的指导手段之一。Linkov 等[10]建立了一种可以同时检测血清中多种颈部鳞状细胞癌标志物的多功能液态芯片检测平台。其具体方法是在不同的微球上特异性地标记 60 种不同的颈部鳞状细胞癌标志物探针，对 115 份治疗前的颈部鳞状细胞癌患者血清中的 60 项血清标志物进行测定，主要包括细胞因子、生长因子、肿瘤抗原等。同时还检验了 103 例非颈部鳞状细胞癌患者的血清，117 例非癌症吸烟患者的血清。在这 60 项指标中，25 种标志物具有比较重要的意义，其中包括表皮生长因子及其受体、IL-8、组织纤维蛋白溶酶原激活因子抑制物-1、甲胎蛋白、基质金属蛋白酶-2、基质金属蛋白酶-3、α 干扰素、γ 干扰素诱导蛋白-10、巨噬细胞相关蛋白-12、IL-7、IL-17、IL-1 受体拮抗因子、IL-2 等。用 ADE 运算系统进行统计分析发现，该诊断系统的敏感性为 84.5%，特异性为 98%，92%的活动期患者可以得到正确的诊断分类，这表明能够实现检测多项颈部鳞状细胞癌标志物的多功能液态芯片可作为一种新的检测方法在颈部鳞状细胞癌的早期诊断中发挥重要作用。

目前，液态芯片技术在国内发展也相当迅猛。2007 年，四川大学刘思瑶建立了用于检测 Y 染色体缺失的液态芯片。研究者首先挑选 Y 染色体上的 3 个无精症因子、5 个序列标记位点(sequence-tagged site, STS),设计相关的引物和探针,结合在患者中进行实验得到的结果,经过 PCR 及测序验证,证明该液态芯片在检测这些位点的变异上比较可靠,为后续开展的大规模研究分析奠定了基础[11]。2013 年,复旦大学陈沁利用液态芯片构建了呼吸道病毒的多重检测机制,该试验首先针对人体呼吸道常见的 10 种病毒设计特异性探针,直接经 PCR 或反转录后经 PCR 对病毒核酸目的序列进行扩增,然后将产物与核酸探针微球组进行杂交,用 Bio-Plex 200 悬液芯片系统检测其荧光信号值,经检测方法改良,各病毒的检测灵敏度分别能达到:IfA 约 3 个 DNA 拷贝;hMPV 和 PIV1 约 1 个 DNA 拷贝[12]。更有说服力的是,研究者对 29 个经传统方法鉴定为呼吸道病毒的临床样本在悬液芯片中进行检验,共检出阳性样本 27 个,检出率达到 93.1%。而且部分临床样本经测序分析的检测结果与液态芯片一致。2008 年,王博等[13]建立了基于液态芯片进行 HIV-1 RNA 检测的新方法,该方法是通过一步法反转录 PCR,将获得的产物与 HIV-1 特异性探针进行杂交,同时对于 HIV-1 病毒载量在 100～790 拷贝/ml 的样本实施 qPCR 检测。结果表明,HIV-1 RNA 总阳性率为 96.98%(193/199),液态芯片检测的敏感性与 NASBA 和 COBAS 方法相当($P>0.05$)。对于 HIV-1 RNA 载量在 180～790 拷贝/ml 的 13 个样本的 qPCR 未检测到信号,但液态芯片检测结果仍然为阳性。这一结果说明多区段液态芯片法检测 HIV-1 RNA 灵敏度高、特异性强、重复性好、漏检率低,而且具有操作简单、迅速、成本小的特点,把液态芯片技术应用于血液筛查将有利于提高 HIV-1 阳性血液的检出率和输血的安全性。2012 年,汪卿等[14]建立了以液态芯片方法检测腹泻性贝类毒素大田软海绵酸的方法。该方法通过运用间接竞争法免疫学原理,将自制的冈田酸(okadaic acid, OA)与卵清白蛋白(ovalbumin, OVA)的偶联物 OA-OVA 包覆微球为载体,同时制备抗 OA 单克隆抗体,基于液态芯片(Luminex 200™)系统构建了 OA 液态芯片定量测定方法。同时,研究人员验证了该方法的灵敏性和特异性,并对贝类模拟样本进行了检测。研究结果显示:液态芯片法对 OA 的检测线性范围为 0.2～63 μg/L,最低检测值可以达到 0.129 μg/L,均好于酶联免疫吸附法;除与鳍藻毒素 DTX-1 的交叉反应率为 54.2%外,与其他几种用于检测的贝类毒素没有任何交叉现象;在加标浓度为6.25～400 μg/L 时,回收率达到 84.96%～90.35%,变异系数为 3.20%～6.59%。

尽管现今海内外关于液态芯片技术的研发正在轰轰烈烈地进行,但却未能大规模与临床结合，产品数量仍然较少，而且应用范围也有限。这一现状可以归因于以下几个方面：①尽管液态芯片达到了高通量的检测级别，但在基因检测方面同传统的 PCR 方法相比，耗时较长，通常一次检测过程需要 4～6 h；②液态芯片技术的众多步骤需要分别进行制约了实验的准确性，如微球着色、杂交温度的优化等，同时实验中探针之间的相互影响也会制约实验的准确性；③任何一种液态芯片的检测都必须依赖流式细胞仪这一仪器，而仪器的购置和维护也成为制约这一技术在实验室顺利开展的一大因素。

未来，液态芯片不仅要保持现有的特性，还要往自动化、一体化的方向发展，不用去逐个探索条件和分别对微球进行染色再混合，这样可以极大地缩短反应的时间，提高检测效率。现在液态芯片在许多领域如癌症、环境等方面的检测才刚刚有了雏形。随着技术的进步以及人们对分子与疾病和环境质量等的认知更新，液态芯片技术未来在这些领域必将逐步发展成为应用更为广泛的技术。另外，目前在液态蛋白质芯片领域开展的研究还处于起步阶段，但其必将成为今后液态芯片发展的热门方向。

编码微球液态芯片是继液态基因芯片之后的一种新型芯片技术，该技术将微球体作为反应载体，在维持高通量检测的同时，将反应体系由液相-固相反应改良为接近生物系统内部环境的完全理想反应体系，这对于确保建立在高级结构之上的真实蛋白质相互作用尤为重要。该技术必将在核酸、蛋白质等生物分子的大规模分析中展现出巨大的应用潜力。

随着研究的不断深入，配套试剂的不断研发成功，以及同样品自动化处理技术的联合应用，液态芯片技术将广泛应用于临床诊断、基础研究、高通量药物筛选、环境监测等领域。可以预见，液态芯片技术作为生物信息学的先进操作技术必将有更广阔的应用前景。

参考文献

[1] Horan P K, Wheeless L L Jr. Quantitative single cell analysis and sorting [J]. Science, 1977, 198(4313): 149-157.

[2] McHugh T M. Flow microsphere immunoassay for the quantitative and simultaneous detection of multiple soluble analytes [J]. Methods Cell Biol, 1994, 42(Pt B): 575-595.

[3] Fulton R J, McDade R L, Smith P L, et al. Advanced multiplexed analysis with the FlowMetrix system [J]. Clin Chem, 1997, 43(9): 1749-1756.

[4] Dunbar S A. Applications of Luminex xMAP technology for rapid, high-throughput multiplexed nucleic acid detection [J]. Clin Chim Acta, 2006, 363(1-2): 71-82.

[5] Armstrong B, Stewart M, Mazumder A. Suspension arrays for high throughput, multiplexed single nucleotide polymorphism genotyping [J]. Cytometry, 2000,40(2): 102-108.
[6] Opalka D, Lachman C E, MacMullen S A, et al. Simultaneous quantitation of antibodies to neutralizing epitopes on virus-like particles for human papillomavirus types 6,11,16, and 18 by a multiplexed luminex assay [J]. Clin Diagn Lab Immunol, 2003,10(1): 108-115.
[7] Biagini R E, Sammons D L, Smith J P, et al. Rapid, sensitive, and specific lateral-flow immunochromatographic device to measure anti-anthrax protective antigen immunoglobulin g in serum and whole blood [J]. Clin Vaccine Immunol, 2006,13(5): 541-546.
[8] Toellner L, Fischlechner M, Ferko B, et al. Virus-coated layer-by-layer colloids as a multiplex suspension array for the detection and quantification of virus-specific antibodies [J]. Clin Chem, 2006,52(8): 1575-1583.
[9] Fouda G G, Leke R F, Long C, et al. Multiplex assay for simultaneous measurement of antibodies to multiple Plasmodium falciparum antigens [J]. Clin Vaccine Immunol, 2006,13(12): 1307-1313.
[10] Linkov F, Lisovich A, Yurkovetsky Z, et al. Early detection of head and neck cancer: development of a novel screening tool using multiplexed immunobead-based biomarker profiling [J]. Cancer Epidemiol Biomarkers Prev, 2007,16(1): 102-107.
[11] 刘思瑶.液态基因芯片技术的建立及其在Y染色体微缺失检测中的应用[D].成都:四川大学,2007.
[12] 陈沁.一种基于悬液芯片的呼吸道病毒多重检测方法[D].上海:复旦大学,2013.
[13] 王博,吕立夏,陈鸿萍,等.液态芯片的高敏感性检测 HIV-1 RNA [J].同济大学学报(医学版),2008,29(4): 39-43.
[14] 汪卿,柳俊秀,王权,等.腹泻性贝类毒素大田软海绵酸液态芯片检测方法的建立[J].海洋环境科学,2012,31(2): 263-267.

15 患者源性直观抗癌药物筛选

当前临床对肿瘤实施的药物治疗主要参考权威的诊疗指南或专家共识，但受限于当前的诊断技术水平和医疗成本，现有通行的治疗方案中包含的所谓精准医疗的治疗方法，也并非完全的个体化医疗。由于肿瘤患者存在较大的个体差异，需要进一步提升个体化诊疗水平，以实现肿瘤患者治疗方案的个体化。

15.1 患者源性直观抗癌药物筛选概述

现有的精准医疗模式旨在通过对患者的基因组信息及其他相关信息进行尽可能全面的分析，为患者的临床治疗提供更多的药物靶点和最优的治疗方案。然而，这种治疗模式也并非屡试不爽。例如，曲妥珠单抗在 HER2 过表达的乳腺癌患者术后辅助治疗和转移性一线治疗中的作用显著，但在一个 HER2 抗体的Ⅱ期临床试验中，41 例中度至高度表达膜 HER2 的复发性或持续性卵巢癌或原发性腹膜癌患者，在进行曲妥珠单抗治疗后，仅有 7.3%的患者(3 例)对药物治疗产生应答。这项研究表明，单独的药物靶点还不足以预测药物治疗的疗效[1]。因此，在治疗前或治疗过程中进行肿瘤药敏试验，对于药物的选择和化疗策略的制订具有一定的指导意义。根据患者的个体差异选择个性化的治疗方案是药物个体化治疗最重要的依据。

Nakamura 等根据噻唑蓝比色法(MTT)药敏试验结果，将 202 例Ⅲ期或Ⅳ期胃癌手术后的患者分为药物敏感组、药物不敏感组和非化疗组，在Ⅲ期胃癌患者中，药物敏感组患者的生存率显著高于另外两个组别患者的生存率[2]。在 Ugurel 等进行的药敏试验对黑色素瘤预后影响的Ⅱ期临床研究中，实验结果显示，化疗的有效率、停止进展、总生存率在试验敏感组和抵抗组均有显著差异。此外，药敏试验还用于检测患者的耐药性，检测的准确率通常高于药物敏感性的准确率[3]。Fruehauf 等的相关研究表明，乳腺癌化疗药物的耐药性检测准确率高达 86%～100%，而药物敏感性检测准确率仅为 47%～91%；卵巢癌化疗药物的耐药性检测准确率可达 62%～100%，敏感性检测准确率为 58%～91%[4]。

根据细胞来源不同，肿瘤细胞可分为传代肿瘤细胞和患者来源的肿瘤细胞。传代肿瘤细胞来源于特定的患者，易于在实验室进行二维培养，但经过几十年的传代培养，肿瘤细胞失去了原代肿瘤细胞在体内所具有的特性，因此传代细胞与患者体内的肿瘤细胞存在一定的差异，在药物的评价和治疗中应用价值不大。本章主要讨论以患者来源的肿瘤细胞作为抗癌药物筛选的方法，以及这些方法的优点和缺点。患者源性肿瘤细胞的药敏试验分为体内和体外两大系列，体外试验主要是肿瘤细胞的二维培养、三维培养，体内试验主要是肿瘤相关细胞和组织在小鼠体内的移植和检测。

肿瘤细胞的二维培养指单细胞体外培养法，以胶原酶、胰酶或机械法将肿瘤组织分离为单细胞悬液，以单细胞悬液加测试药物进行培养，以观察克隆形成、MTT 实验颜色、MTS 颜色、ATP 荧光值、放射性掺入变化测定等不同检测终点，评价肿瘤细胞对药物的敏感性[5, 6]。该类方法具有检测方法简单，无须特殊设备，便于开展，实验时间短等优势。

该类方法的缺点包括：第一，未能模拟体内微环境，不能对如环磷酰胺等需经肝脏氧化酶代谢后才能产生抗癌作用的药物进行药敏试验；第二，原代肿瘤细胞培养分离成单细胞后，大多数细胞发生失巢凋亡；第三，不可避免地混杂有肿瘤间质细胞，如成纤维细胞（比肿瘤细胞更易生长）等，可能对药敏试验的结果造成影响。因此，该类方法指导临床选择化疗药物/方案与临床结果符合率低、可靠性差，未在临床上被普遍接受和实施。

15.2 患者源性肿瘤组织异种移植

裸鼠由于缺乏 T 细胞，异种移植时排斥反应不明显，是进行肿瘤药敏试验的理想模型。因此，有研究者将肿瘤组织块接种于裸鼠的皮下或肾包膜下，以模拟体内的微环境。植入肿瘤可保持原有的生物学特性及对抗癌药物的敏感性，也可评估经代谢后起作用的药物敏感性。1969 年，Rygaard 和 Povlsen 等首次成功将人结肠癌细胞植入裸鼠皮下，之后许多研究者证实荷瘤裸鼠与患者的化疗敏感性一致[7]。这种模型被称为患者源性肿瘤组织异种移植（patient-derived tumor xenograft, PDTX）模型。PDTX 模型分为异位移植模型和正位移植模型。异位移植模型包括皮下移植的 PDTX 模型和肾筋膜下移植的 PDTX 模型。

15.2.1 经典的 PDTX 模型

皮下移植的 PDTX 模型是最早、最简单的移植肿瘤模型，因此是最为常见的移植方法，现已在多种肿瘤组织中建立了稳定移植模型，广泛应用于抗肿瘤治疗及化疗耐药性研究中。常规操作步骤为：将肿瘤组织在无菌条件下处理成 2 mm×2 mm×3 mm 大小的组织，随后将其移植到麻醉好的免疫缺陷鼠皮下。常见的移植部位为双侧腹股沟或前侧腋窝皮下。经一定时间的培养，将移植鼠处死，取出移植肿瘤组织并按照前述方法多次移植，从而建立起稳定的 PDTX 模型。通常移植操作至 3 次后，建立的 PDXT 模型即可进行药敏试验。作为一种经典的 PDTX 模型，该方法具有麻醉手术时间短、操作简单和移植鼠成活率相对较高的优势；同时移植的肿瘤组织位于小鼠皮下位置表浅，便于实验者进行观察和用游标卡尺测量。此移植方法广泛应用于恶性程度较高和侵袭性较强的肿瘤模型的建立。由于移植鼠皮下缺乏肿瘤组织生长相关的微环境，尤其是肿瘤相关基质成分，这种模型很难表现出肿瘤的转移潜能，并且对于某些恶性程度较低的肿瘤 PDTX 模型的建立仍较困难，总成瘤率小于 30%。

肾筋膜下移植的 PDTX 模型，是在肾癌或肾母细胞瘤原位移植的基础上形成并发展的一种异位肿瘤移植模型。与皮下移植途径相比，肾筋膜下含丰富的基质成分，因此将相应肿瘤组织移植到免疫缺陷鼠一侧的肾筋膜下，移植的肿瘤组织可利用肾筋膜原有的微环境产生与肿瘤自身发展相关的基质，支持移植瘤组织进行生长、增殖和浸润等拟生物活动。在肾筋膜下，高分化、低恶性程度的肿瘤组织依然可通过复杂的基质-上皮关系稳定生长，建立稳定的 PDTX 模型。总之，与皮下移植的 PDTX 模型相比较而言，肾筋膜下移植的 PDTX 模型更加理想、更能反映肿瘤组织生物学特性，成瘤率更高（>95%），几乎适用于所有移植肿瘤模型的建立。但是由于肾筋膜下微环境与肿瘤的相关微环境并不完全吻合，所以不可避免会导致肿瘤相关分子表型的变化，继而影响移植瘤生物学行为以及抗肿瘤靶向药物的特异性。

为获得与原始肿瘤更加接近的肿瘤微环境，并充分体现原始肿瘤的异质性，部分研究采用 PDTX 模型的原位移植。PDTX 模型的原位移植是将肿瘤组织移植到免疫缺陷鼠相应的靶器官，使移植瘤充分表现原始肿瘤生长、浸润和转移等各种生物学特征。肿瘤原位移植的优点是能提供与原始肿瘤理论上几乎相同的肿瘤微环境，而且移植部位血供比较丰富，更容易发生移植瘤局部浸润和远端转移。不足之处是某些用作肿瘤移植的靶器官解剖位置深，操作难度大，适用移植的肿瘤类型有限，因此仍不能用于肿瘤免疫相关的研究。

此外，还有几种改进的模型，旨在提高移植肿瘤的临床相关性。为减少移植肿瘤传代过程中的组织差异，将待移植肿瘤组织及同一个体的其他组织或细胞成分(如骨髓干细胞等)一起移植到免疫缺陷鼠中，这种方法称为人源化的体内模型。伴随移植的成分可以提供在人体内类似的微环境，促进了抗肿瘤转移、肿瘤免疫学及毒理研究等。Kuperwasser 等建立了一个乳腺癌进展的异种移植模型[8]。在小鼠乳腺脂肪垫中加入人类乳腺间质和上皮细胞，产生小鼠“人源化乳腺脂肪垫”。移植在小鼠乳腺脂肪垫中的患者来源肿瘤，更大程度上保留了人乳腺肿瘤的生物学特征。然而，这种新兴的模型需要进行多种成分的移植，同时涉及包括基因工程和细胞生物学在内多种生物技术的应用，所以就现有的技术理论来看，很难保证这些移植成分能建立有效的移植模型并发挥作用。

另外一种是将肿瘤患者的循环肿瘤细胞或者外周血细胞移植入小鼠体内。循环肿瘤细胞来自肿瘤病灶上脱落的细胞，具有和肿瘤细胞相同的特征，与肿瘤的发展程度以及转移有相关性。但是循环肿瘤细胞数量小，分离效率低，难以广泛操作。所以可以使用外周血代替循环肿瘤细胞。外周血移植无须分离循环肿瘤细胞，省时省力，并且避免循环肿瘤细胞的损失。这种方法打破了循环肿瘤细胞移植的局限性。另外，外周血还含有大量血小板等物质，血小板对循环肿瘤细胞的转移起辅助作用。人源细胞还会分泌一些外泌体，更好保持了人体内对肿瘤细胞的生长调节方式。

15.2.2 建立 PDTX 模型的优点和缺点

15.2.2.1 PDTX 模型的优点

应用 PDTX 模型具有一系列优点。第一，治疗前，可利用小鼠对已有的多种方案进行体内筛选，选择疗效最佳的治疗方案，进行患者的临床治疗。剔除低效或有毒药物。

其结果一致性高，减少了无效治疗。第二，治疗中，对小鼠体内肿瘤的转录组和蛋白质组进行检测和数据分析，可以帮助识别转移途径、药物靶标和潜在生物标志物。第三，治疗后，对 PDTX 模型持续的药物治疗可能会导致肿瘤复发，可以作为患者预后的提示。另外，还可以寻找小鼠中肿瘤复发的治疗方案，同样适用于此类患者。

基于 PDTX 模型，有研究者提出了“共同临床试验”(co-clinic trial)的概念。共同临床试验是指在药物开发的Ⅰ/Ⅱ期临床试验中，药物试验在动物模型(PDTX 模型或基因工程模型)和人类患者中同时进行。将鼠和人肿瘤的试验数据进行收集、比较和整合。这些数据包括突变背景，单核苷酸多态性，治疗应答情况，病理影像学资料，肿瘤 RNA、蛋白质和代谢概况。根据对小鼠的数据分析，可以对患者做更多的分层，对抗癌药物的机制有更深入的研究。

15.2.2.2 PDTX 模型的缺点

PDTX 模型是一种异种移植系统，随着肿瘤细胞在小鼠体内的传代数增加，其肿瘤特征与人体内原始肿瘤的生物学特性差异越来越大。通常使用第 3 代的移植小鼠进行药敏试验，同时将该代多余的肿瘤细胞冷冻存储。当需要进一步试验时，将第 3 代小鼠的冻存肿瘤细胞移植到下一代小鼠，以减少多次传代引起的差异。

PDTX 模型的缺点表现在两个方面，包括科学的和非科学的。

从科学上看，PDTX 模型的缺点主要有如下几点。第一，由于使用免疫缺陷小鼠作为移植模型，不能正确分析肿瘤与免疫系统的作用。第二，人源性肿瘤在小鼠体内的移植成功率不稳定；不同癌症类型之间的移植效率差异显著，目前临床上没有标准的操作规程。第三，皮下移植或原位移植不能准确反映肿瘤微环境。虽然基质组分伴随人源性肿瘤植入可抵消这个问题，但是鼠基质逐渐取代了人类基质，可能导致混淆的结果。第四，多种肿瘤在患者体内的转移与 PDTX 模式不同，从而严重影响和制约对患者治疗的指导。第五，肿瘤在小鼠体内的生物学特征发展无法准确地反映患者的肿瘤遗传、病理组织学及微环境生态的变化。

从非科学角度分析，最关键的缺点是使用和维持 PDTX 模型的相关成本较高。需要专门设立一个生物样本库，对各种肿瘤组织进行冷冻保存及管理；需要专门的 SPF 级别无菌和恒温的小鼠实验室，其建设、维持都花费巨大。另外，还需要有配套的组织病理学和其他相关实验设施。在国外采用 PDTX 模型进行治疗，一位患者的费用在 2.5 万美元左右，在中国估计相关费用在 30 万元人民币左右。所以，相当多的中低收入群体患者暂时无法利用这些个性化的精准医疗实验方法。

15.3 三维细胞培养

近年,三维细胞培养技术在肿瘤学、干细胞生物学和器官再造等领域得到了普遍应用;同时,大量的研究表明,利用三维培养在病毒监测、药物筛选和评估实验等方面得出的结论与动物实验的结果十分相似,因此对三维细胞培养技术的研究已成为热点。大量的实验证据表明,三维培养的细胞更适用于抗癌药物的筛选,能够有效预测与肿瘤相关的机制。Chetty 等将肝癌细胞分别在二维和三维培养条件下进行药物处理,结果发现,肝癌细胞在三维培养体系中对药物的敏感性比二维条件下低,更接近于体内肿瘤细胞对药物的敏感性[9]。Leslie 等的研究发现,使用三维培养技术传代培养乳腺上皮细胞可以观察 IL-6 的分泌,并可以激活 STAT3 通路;同时,在异种移植物和人类肿瘤中也证明这一现象确实存在,而在二维培养条件下,却不能得出同样的结论[10]。

三维细胞培养技术是为了更好地模拟细胞在体内的生长环境,从而将动物细胞与具有三维结构的支架材料进行体外共同培养,促使细胞在载体的三维立体空间中生长、增殖和迁移,最终形成三维的细胞-细胞或细胞-载体复合物。目前三维细胞培养技术主要分为需要支架的三维细胞培养技术和不需要支架的三维细胞培养技术。细胞支架主要是在三维空间内构建供细胞附着和生长的多孔结构,细胞依附于支架进行三维生长和迁移,主要的支架材料有胶原和水凝胶等,价格较为低廉且操作简单。而不需要支架的三维培养技术主要是通过物理方法使贴壁细胞悬浮于培养基中以达到三维培养的目的。

支架材料是三维培养的核心,目前绝大多数三维培养均借助支架材料。理想的生物支架材料应具备以下特点:良好的组织相容性、无毒性、可降解、硬度好、多孔性、可渗性好、弹性好等。常用的三维细胞培养支架材料有天然生物材料、人工合成高分子材料等。天然高分子材料来源于动物或人体,其网状结构、成分、生物力学环境适合细胞的增殖、黏附及新陈代谢,而且该种材料抗原性低、无毒性、可降解、能促进细胞生长和黏附。天然高分子材料主要包括胶原、基质胶(matrigel)、壳聚糖、明胶等。人工合成高分子材料主要包括聚乳酸、聚乙醇酸及其共聚物、聚己内酯等脂肪族聚酯等。相对于天然材料,人工合成高分子材料更利于进行标准化生产,它具有良好的可塑性,可以加工成各种实验所需要的结构形状。但是人工合成高分子材料亲水性差、对细胞的黏附性较弱,易引发无菌性炎症,因此在某些方面还有待于进一步改进。

为了更好地模拟体内微环境,Kobayashi 建立了胶原凝胶包埋培养药物敏感性实验(collagen gel droplet embedded culture-drug sensitivity test, CD-DST)。该法首先通过酶消化获得单细胞成分,将获得的单细胞成分包埋于胶原凝胶中,构成与体内相似的微环境并进行三维培养,之后加入化疗药物对细胞进行药物试验,最后利用图像分析系统计算肿瘤细胞体积的变化,并依此评价肿瘤对化疗药物的敏感性。Kobayashi 对 183 例实体肿瘤进行了 CD-DST 法研究,结果表明真阳性率为 79.8%,真阴性率为 88.8%,敏感度与特异度分别为 88.2%和 80.6%,总体预测准确率为 84.1%[11]。Nagai 等对86 例子宫癌和卵巢癌患者进行了临床相关性研究,统计结果表明 CD-DST 法对不同肿瘤标本的总体评价率为 82%,准确率为 79.8%[12]。Kawamura 等关于 CD-DST 法在非小细胞肺癌化疗中应用的研究发现,用 CD-DST 法指导用药的患者治疗有效率明显高于不做药敏试验、按传统化疗方案给药的对照组,22 例应用敏感药物的患者中,16 例临床治疗有效,中位生存期为 15 个月;11 例按传统化疗方案给药的患者中,临床治疗无一例有效,中位生存期仅为 6 个月[13]。Takamura 等以 CD-DST 法指导 70 例乳腺癌患者的临床治疗,其中 59 例标本可评价,标本评价率为 84.3%。32 例对药物敏感的患者中,28 例患者临床治疗有效;27 例对药物不敏感的患者中,仅有 1 例临床治疗有效。另外,在 20 例可评价的乳腺癌复发患者中,药物敏感组患者的中位缓解期为 15.9 个月,药物抵抗组患者的中位缓解期为 2.5 个月[14]。Maniwa 等报道了 1 例弥漫性恶性胸膜间皮瘤Ⅳ期患者在采用以多柔比星(阿霉素)为基础的化疗失败后,采用 CD-DST 法选药进行常规剂量化疗,延长了疾病稳定期(SD)。此案例提示,对弥漫性恶性胸膜间皮瘤患者,即使无标准的临床治疗方案,但运用药敏试验检测亦可选择有效且可耐受的治疗方案[15]。Higashiyama 等也用该方法指导了 14 例恶性胸膜间皮瘤患者进行化疗,使用敏感药物的 10 例患者中,3 人部分缓解,4 人病情稳定,3 人疾病进展;而使用不敏感药物的 4 人中,1 人病情稳定,3 人疾病进展。目前该方法已广泛应用于临床,但成功率仍不高,并且费用高[16]。

微组织块培养法药物敏感性试验(histoculture drug response assay, HDRA)是 Hoffman 于 20 世纪 90 年代初建立的组织块培养法[17]。该方法是将肿瘤组织以组织块的形式在胶原上进行培养,然后加入化疗药物,观察组织块对化疗药物的敏感性。微组织块培养法具有维持组织形态和功能的特点，同时有利于保持细胞间接触，组织培养的条件更接近机体实体瘤内环境，临床效果相关性好，非常适合于临床应用。研究表明，HDRA 法可有效指导临床化疗用药，提高多种肿瘤的临床疗效，如卵巢癌、乳腺癌、肺癌、食管癌、骨肉瘤、头颈部鳞状细胞癌等[18-21]。Tanahashi 等报道了 70 例用 HDRA 法检测药敏肺癌患者的案例，其中 16 例Ⅲ期肺癌患者接受了诱导化疗，39 例Ⅲ期肺癌患者接受了辅助化疗，两类化疗方式的患者均按照采用两种敏感药物化疗、一种敏感药物化疗和不敏感药物化疗分成 3 组。研究结果表明对于采用诱导化疗的患者，采用不同化疗药物组合的 3 组患者的治疗有效率分别为 100%、50%和 0，采用两种敏感药物化疗组的 3 年存活率高于后两组[22]。对于采用辅助化疗的患者，使用两种敏感药物共同进行化疗的组别具有更高的存活率（$P=0.03$），研究结果表明采用 HDRA 指导化疗有助于提高临床疗效和延长患者的生存时间。Gallion 等应用 HDRA 法预测 23 例Ⅲ期和Ⅳ期子宫内膜癌患者接受顺铂化疗的疗效，发现 7 例患者由于对铂类药物敏感，在化疗后无复发病例出现；16 例对铂类药物敏感性低的患者，在 6 个月内有 8 例复发或疾病恶化[23]。而且高敏患者和低敏患者的 5 年无疾病进展生存率分别为 100%和 42.9%，两者有显著性差异。在 Yoshimasu 等关于 359 例肺癌标本的研究中，HDRA 的可评价率是 97.4%，真阳性率和真阴性率分别是 73.2%和 100%，总准确率为 83.0%[24]。研究者在后续的 22 例非小细胞肺癌标本的研究中也发现，HDRA 可用于评价非小细胞肺癌对吉非替尼的敏感性。Pathak 等用 HDRA 指导 57 例口腔癌患者进行肿瘤药敏试验，准确率也达到 74%[25]。另外，袁庶强等报道了用 HDRA 检测到胃癌对表柔比星的敏感性与多药抗药性基因的关系[26]。

三维细胞培养技术对于细胞生长、分化以及细胞间相互作用机制的研究具有十分重要的意义，同时将会有更多的应用价值被发掘出来。三维细胞培养在支架材料、操作方法和抗肿瘤药物筛选及组织工程应用等方面具有显著的优势。但是三维细胞培养技术的发展还有诸多局限性，如细胞在三维培养体系中的生长状态受到影响，三维培养体系与体内的细胞生长环境还有一定的差别；支架材料的选择、辅助的培养方式等不够完善。相信随着三维细胞培养技术与微流控、微制造、微芯片等前沿技术的融合以及相关学科的发展，这些问题会逐一解决。三维细胞培养技术在肿瘤学、干细胞生物学、组织形成、血管发育、器官再造等领域的应用具有巨大的发展潜力，是目前值得深入研究的课题。

参考文献

[1] Michalski C W, Erkan M, Sauliunaite D, et al. Ex vivo chemosensitivity testing and gene expression profiling predict response towards adjuvant gemcitabine treatment in pancreatic cancer [J]. Br J Cancer, 2008,99(5): 760-767.

[2] Nakamura R, Saikawa Y, Kubota T, et al. Role of the MTT chemosensitivity test in the prognosis of gastric cancer patients after postoperative adjuvant chemotherapy [J]. Anticancer Res, 2006,26(2B): 1433-1437.

[3] Ugurel S, Schadendorf D, Pföhler C, et al. In vitro drug sensitivity predicts response and survival after individualized sensitivity-directed chemotherapy in metastatic melanoma: a multicenter phase II trial of the Dermatologic Cooperative Oncology Group [J]. Clin Cancer Res, 2006,12(18): 5454-5463.

[4] Fruehauf J P. In vitro assay-assisted treatment selection for women with breast or ovarian cancer [J]. Endocr Relat Cancer, 2002,9(3): 171-182.

[5] Ulukaya E, Ozdikicioglu F, Oral A Y, et al. The MTT assay yields a relatively lower result of growth inhibition than the ATP assay depending on the chemotherapeutic drugs tested [J]. Toxicol In Vitro, 2008,22(1): 232-239.

[6] Hatok J, Babusikova E, Matakova T, et al. In vitro assays for the evaluation of drug resistance in tumor cells [J]. Clin Exp Med, 2009,9(1): 1-7.

[7] Rygaard J, Povlsen C O. Heterotransplantation of a human malignant tumour to "Nude" mice [J]. Acta Pathol Microbiol Scand, 1969,77(4): 758-760.

[8] Kuperwasser C, Chavarria T, Wu M, et al. Reconstruction of functionally normal and malignant human breast tissues in mice [J]. Proc Natl Acad Sci U S A, 2004,101(14): 4966-4971.

[9] Chetty A S, Vargha V, Maity A, et al. Development of thermoresponsive poly (propylene-g-N-isopropylacrylamide) non-woven 3D scaffold for smart cell culture using oxyfluorination-assisted graft polymerisation [J]. Colloids Surf A Physicochem Eng Asp, 2013,419: 37-45.

[10] Leslie K, Gao S P, Berishaj M, et al. Differential interleukin-6/Stat3 signaling as a function of cellular context mediates Ras-induced transformation [J]. Breast Cancer Res, 2010,12(5): R80.

[11] Kobayashi H, Tanisaka K, Doi O, et al. An in vitro chemosensitivity test for solid human tumors using collagen gel droplet embedded cultures [J]. Int J Oncol, 1997,11(3): 449-455.

[12] Nagai N, Minamikawa K, Mukai K, et al. Predicting the chemosensitivity of ovarian and uterine cancers with the collagen gel droplet culture drug-sensitivity test [J]. Anticancer Drugs, 2005,16(5): 525-531.

[13] Kawamura M, Gika M, Abiko T, et al. Clinical evaluation of chemosensitivity testing for patients with unresectable non-small cell lung cancer (NSCLC) using collagen gel droplet embedded culture drug sensitivity test (CD-DST) [J]. Cancer Chemother Pharmacol, 2007,59(4): 507-513.

[14] Takamura Y, Kobayashi H, Taguchi T, et al. Prediction of chemotherapeutic response by collagen gel droplet embedded culture-drug sensitivity test in human breast cancers [J]. Int J Cancer, 2002,98(3): 450-455.

[15] Maniwa Y, Yoshimura M, Hashimoto S, et al. Chemosensitivity of lung cancer: Differences between the primary lesion and lymph node metastasis [J]. Oncol Lett, 2010,1(2): 345-349.

[16] Higashiyama M, Oda K, Okami J, et al. In vitro-chemosensitivity test using the collagen gel

droplet embedded culture drug test (CD-DST) for malignant pleural mesothelioma: possibility of clinical application [J]. Ann Thorac Cardiovasc Surg, 2008,14(6): 355-362.
[17] Furukawa T, Kubota T, Hoffman R M, et al. Clinical applications of the histoculture drug response assay [J]. Clin Cancer Res, 1995,1(3): 305-311.
[18] Yoshimasu T, Oura S, Hirai I, et al. Data acquisition for the histoculture drug response assay in lung cancer [J]. J Thorac Cardiovasc Surg, 2007,133(2): 303-308.
[19] Fujita Y, Hiramatsu M, Kawai M, et al. Histoculture drug response assay predicts the postoperative prognosis of patients with esophageal cancer [J]. Oncol Rep, 2009, 21(2): 499-505.
[20] Lee S Y, Jeon D G, Cho W H, et al. Preliminary study of chemosenstivity tests in osteosarcoma using a histoculture drug response assay [J]. Anticancer Res, 2006,26(4B): 2929-2932.
[21] Hasegawa Y, Goto M, Hanai N, et al. Evaluation of optimal drug concentration in histoculture drug response assay in association with clinical efficacy for head and neck cancer [J]. Oral Oncol, 2006,43: 749-756.
[22] Tanahashi M, Yamada T, Moriyama S, et al. The effect of the histoculture drug response assay (HDRA) based perioperative chemotherapy for non-small cell lung cancer [J]. Kyobu Geka, 2008,61(1): 26-30.
[23] Gallion H, Christopherson W A, Coleman R L, et al. Progression-free interval in ovarian cancer and predictive value of an ex vivo chemoresponse assay [J]. Int J Gynecol Cancer, 2006,16(1): 194-201.
[24] Yoshimasu T, Oura S, Hirai I, et al. Data acquisition for the histoculture drug response assay in lung cancer [J]. J Thorac Cardiovasc Surg, 2007,133(2): 303-308.
[25] Pathak K A, Juvekar A S, Radhakrishnan D K, et al. In vitro chemosensitivity profile of oral squamous cell cancer and its correlation with clinical response to chemotherapy [J]. Indian J Cancer, 2007,44(4): 142-146
[26] 袁庶强,周志伟,梁永钜,等. 三维培养药敏实验测定的结直肠癌化疗敏感性与多药耐药基因蛋白表达的关系[J]. 癌症,2009,28(9): 932-938.

16 基因组编辑技术与精准医学

过去十多年里，一种新方法的出现，使得研究人员几乎可以人为操纵各种不同类型的细胞和生物的任何一个基因。该项核心技术，通常被称作基因组编辑（genome editing）[1]。如同纠正打字错误一样，对基因组进行编辑就是人为地操控基因组特定区域的DNA片段，包括插入或删除（insertions or deletions，InDel）。基因组编辑技术主要包括近年来出现的锌指核酸酶（zinc-finger nuclease，ZFN）、转录激活因子样效应物核酸酶（transcription activator-like effector nuclease，TALEN）和CRISPR/Cas9三大技术，其共同特点是基于一个可编辑的模块对基因组进行精准修饰，该模块包含两个基本部分：特异性DNA识别域和非特异性核酸内切酶。2015年，美国总统奥巴马宣布开展精准医疗计划（Precision Medicine Initiative），立即引起举世关注。其基本点是根据个体的不同遗传背景和健康状态制定个体化疾病预防和治疗方案。基因组编辑技术结合人体诱导性多能干细胞（induced pluripotent stem cells，iPSC）技术，为精准医疗提供了一个独特的平台，可用于个体化基因水平疾病的矫正、疾病机制的研究，以及大规模的药物筛选。

16.1 基因组编辑技术的发展简史

16.1.1 传统方法

早期基因组编辑主要是导入外源基因的转基因技术。转基因技术在哺乳动物中的应用最早起源于转基因小鼠。1974年，美籍德裔科学家Rudolf Jaenisch等将猴病毒40

(SV40)注入小鼠附植前囊胚腔,产生了世界首批携带外源基因的小鼠[2]。生产转基因小鼠通常有两种方法:插入突变(insertional mutagenesis)与基因打靶(gene targeting)[3]。插入突变是在基因中插入外源DNA片段,导致其结构破坏而产生突变。基因打靶是利用同源重组(homologous recombination,HR)的办法将外源DNA导入小鼠胚胎干细胞,然后囊胚注射产生嵌合体动物。此方法受限于耗力耗时,而且并非每个物种都有建好的胚胎干细胞系。此后四十余年中,各种各样的转基因技术应运而生,并被广泛应用到包括人类的多种哺乳动物,为精准研究基因功能提供了技术支持,并给人类医学的发展提供了新的路径。

16.1.2 加速替代方法

ZFN技术的出现宣告基因组编辑时代的正式到来。它的出现大大提高了基因组编辑的精准度和效率。ZFN是将可以识别特异DNA序列的锌指蛋白融合到限制性核酸内切酶*Fok* I,从而可以进行基因组编辑的方法[4]。2005年,美国桑加莫生物科学公司(Sangamo Bioscience)的科学家Holmes带领的团队利用ZFN技术,成功修复了导致人X连锁严重联合免疫缺陷(X-linked severe combined immune deficiency, SCID)的*IL2Rγ*基因突变,产生了在无选择压力下超过18%的修复率,并且有7%的细胞在两条X染色体上都获得了理想的基因突变[5]。这样的基因操作与传统的反转录病毒技术相比,具有较为明显的优势:它没有造成人们所不希望的基因重组,因为它修正错误的序列,而非增加一个正确的拷贝。这给利用ZFN进行基因修复带来希望。

TALEN技术是继ZFN之后的另一项提高基因组编辑效率的新方法。TALEN是一种源于植物致病菌的靶向基因操作技术。人们发现来自植物细菌*Xanthomonas* sp.的TAL蛋白核酸结合域的氨基酸序列与其靶位点的核酸序列有恒定的对应关系,一个模块单元识别一个碱基,简单且特异性极好。通过组合各类模块,可对任意核苷酸序列进行靶向特异性敲除或内源基因的表达调控。2009年,TAL效应物氨基酸序列与核酸靶序列的密码被德国的Boch小组与美国的Bogdanove小组同时破译[6,7]。2013年,韩国首尔国立大学的Kim小组建立了一个全基因组规模的TALEN体系,系统地选取了人类基因组中高度特异性的序列作为靶点以避开脱靶效应。通过高通量克隆体系,一次性组装了18 740个蛋白编码基因的TALEN质粒[8]。TALEN技术自发明以来在多种动植物模式生物上得到应用,包括果蝇、斑马鱼、酵母、拟南芥和水稻等。

16.1.3 革命性方法

很多重大的科学发现都在某种程度上源于一些偶然事件，CRISPR 就是这样一项源于细菌免疫系统的带有传奇色彩的发现[9]。这项技术的发现归功于全世界多家实验室科学家的贡献，它为基因组编辑带来革命性的发展[10]。最早可以回溯到 1987 年，日本大阪大学的科学家 Nakata 发现大肠杆菌（*Escherichia coli*）基因组 3′端有很多奇怪的重复序列，但未引起足够重视[11, 12]。直到 1993 年，还在读博士的西班牙人 Mojica 在一种嗜盐古细菌（*Haloferax mediterranei*）的基因组中发现了类似的奇怪序列：一段串联的重复序列（tandem repeats）每段长 30 个碱基，其间包含 11 个碱基的短回文重复序列（short palindromic repeats），之后每隔 35～39 个碱基的间隔序列（spacers）这样夹杂回文结构的序列再度出现[13]。这项研究引起了人们足够的重视，后来发现超过 40％的细菌基因组及大约 90％的古细菌基因组中分布着这样的规律成簇间隔短回文重复序列，即所谓的 CRISPR。

长久以来，人们一直认为这些序列是一些无用的冗余序列。直到 2003 年，已经成为教授的 Mojica 发现 CRISPR 与噬菌体（phage）的高度同源性后，猜想这些序列可能参与了细菌免疫[14]。这个猜想不久后就被丹麦的丹尼斯克公司（DANISCO）的科学家们所证实。丹尼斯克是一家立足于丹麦的世界大型食品公司，他们大量使用食品微生物如一种叫嗜热链球菌（*Streptococcus thermophilus*）的细菌生产加工酸奶，这种细菌可以将牛奶中的乳糖分解成乳酸。令人头疼的是噬菌体污染给公司带来很大损失。研究人员发现一些酸奶的培养基总是被病毒毁掉，另一些则不然。为了探寻究竟，他们将细菌和噬菌体共培养，并研究活下来的有免疫力的细菌，结果发现活下来的细菌的 CRISPR 序列与噬菌体序列高度匹配。如果删除这些序列，细菌便丧失抵抗能力[15]。这项研究首次证明了 CRISPR 在细菌免疫中的机制。简单地说，CRISPR 这一串神奇的 DNA 序列可以识别入侵的病毒并利用特殊的酶来将这些病毒粉碎，用剩下的病毒碎片形成初级免疫系统。

2012 年，法国微生物学家 Charpentier 和美国结构生物学家 Doudna 联合发现了可以进行基因组编辑的 CRISPR/Cas9 系统[16]。同年，美国科学家开始将此系统应用于哺乳动物基因编辑。翌年 2 月，两个研究小组同时在《科学》（*Science*）杂志上报道了利用 CRISPR/Cas9 技术在人和小鼠细胞系中进行多基因敲除，分别为来自麻省理工学院的华裔科学家张锋团队[17]和来自哈佛大学的George Church团队[18]。此项技术与以往不同,它利用靶点特异性的RNA将核酸内切酶Cas9带到基因组上的具体靶点,从而对特定基因位点切割,导致突变。科学家迅速研究出如何合成向导RNA(guide RNA,gRNA),并且将它们输送到每一个细胞里去。一旦Cas9锁定了匹配的DNA序列,它就能剪切和粘贴核苷酸,如同Word里的查找与替换功能一样精确。此后,该技术迅速被运用到基因敲除小鼠和大鼠模型的构建之中,其亮点是快速高效,可一步进行多基因编辑[19, 20]。这是此前的基因打靶、ZFN和TALEN等技术所无法企及的。此后,人们成功地利用CRISPR/Cas9技术编辑了多种模式生物,包括小鼠、大鼠、斑马鱼、果蝇、线虫、细菌、酵母、玉米等的基因组,充分体现了该技术的广泛应用前景。

16.2 基因组编辑技术的原理

16.2.1 ZFN技术原理

1985年,Miller等研究者在非洲爪蟾(*Xenopus laevis*)的卵母细胞中发现了C_2H_2锌指[21]。这是所有多细胞动物最常见的DNA结合基序(DNA binding motif),也就是转录因子与DNA结合的那一小部分。锌指基序是由保守氨基酸的小基团与锌离子结合成的类似手指状的DNA结合结构域。它是DNA结合蛋白的一个通用基序,锌指结构通常由相对独立的结构域串联重复排列在一起形成。每一个锌指通过单一α螺旋(α-helix)识别DNA上3～4个碱基对,几个锌指可以串联起来高度特异识别广泛的DNA序列。

1996年,美国约翰·霍普金斯大学的Chandrasegaran小组将两种不同的锌指蛋白连接到限制性核酸内切酶*Fok* Ⅰ的剪切结构域组成了融合蛋白,这就是最初的ZFN——一种"人工核酸内切酶",可以特异性地切割DNA[4]。ZFN由一个DNA识别域和一个非特异性核酸内切酶构成,其中DNA识别域由一系列锌指蛋白串联组成,每个锌指蛋白识别并结合一个特异的三联体碱基。多个锌指蛋白串联起来形成的锌指蛋白组,识别一段特异的碱基序列,具有很强的特异性和可塑性,适用于ZFN设计。与锌指蛋白组相连的非特异性核酸内切酶*Fok* Ⅰ来自海床黄杆菌(*Flavobacterium okeanokoites*),它可以根据锌指蛋白的指令特异性地切割DNA序列。一个重要的特异性机制源于需要两个 ZFN 精确定位，绑定相同的基因位点，因为只有在 *Fok* Ⅰ形成二聚体时才能切割 DNA，形成双链断裂（double strand break，DSB）。真核生物细胞 DSB 的修复，可以通过易于出错的非同源末端连接（nonhomologous end joining，NHEJ）的方式，这种方式可导致个体在切割位点携带缺失或插入突变；也可以通过同源性修复（homology-directed repair，HDR），即用一个同源 DNA 片段填补断裂处缺失的信息。

在 ZFN 介导下，同源重组的精确性和效率大大提高了。2005 年，Sangamo 公司的科学家用 ZFN 精确切割修复人类遗传性疾病的热点基因，其精确率达到 20%[5]。如此高的同源重组效率，加之 ZFN 理论上可以针对任何序列，使得 ZFN 介导的基因组编辑技术成为一个强有力的研究人类遗传学的工具，并为通过基因矫正治疗人类遗传性疾病提供了很好的平台。

16.2.2 TALEN 技术原理

植物病原菌主要有 5 个属，其中假单胞杆菌（*Xanthomonas*）可以引起严重的作物疾病。致病性主要依赖效应物蛋白通过Ⅲ型分泌系统转运进入植物细胞胞质内。大的转录激活因子样（transcription activator-like，TAL）效应物家族成员是假单胞杆菌的关键毒性因子。它们是植物病原菌分泌的天然蛋白，可以识别特异性 DNA 碱基对，通过模仿真核转录因子重新编程宿主细胞[22]。TAL 效应物介导的基因转导引起植物发育变化，从而产生疾病表征。尽管包括一些易感基因在内的植物靶点已经被发现，大多数 TAL 效应物的靶点尚不清楚。

2009 年，Ⅲ型 TAL 效应物（TAL-type III effectors）的 DNA 结合特异性密码子被德、美两国科学家同时破解[6, 7]。其中德国科学家 Boch 等发现植物病原菌 *Xanthomonas* 的 TAL 效应物通过一个串联重复序列中心域直接绑定到 DNA 上，每个重复序列的两个高变的氨基酸残基识别靶标 DNA 的一个碱基对。同时，TAL 效应物家族的成员高度保守，区别主要在于氨基酸排序和重复序列的个数。重复序列的数目和排序决定了效应物的特异活性。例如，辣椒细菌性疮痂病菌（*Xanthomonas campestris pv. vesicatoria*）的 TAL 效应物 AvrBs3 包含了 17.5 个重复序列，每一个重复序列由极为近似的 34 个氨基酸重复单元组成，其微弱差别仅在于第 12 号和第 13 号氨基酸所呈现的多态性[6, 22]。AvrBs3 在辣椒类植物中上调 *UPA* 基因，包括 *Bs3* 抗性基因。AvrBs3 的重复序列对于其绑定 DNA 至关重要，因为其代表了一个独特的 DNA

结合域[6]。这种模块化蛋白质结构使得组建新的特异性的人工效应物成为可能。

2011 年，来自美国麻省理工学院的科学家 Jaenisch 联合 Sangamo 公司的科学家将转录激活因子样效应物(transcription activator-like effector，TALE)连接到 *Fok* Ⅰ核酸内切酶的切割域组成了 TALEN，成功编辑了人类基因组[23，24]。和 ZFN 类似，这种酶也是人工合成的核酸内切酶，由一个 DNA 识别域和非特异性核酸内切酶组成，即 TALE 与 *Fok* Ⅰ的复合体。TALEN 可以用来对基因组进行大规模删除、破坏、添加或单核苷酸修改[23]，其编辑效率可高达 25%[24]。

16.2.3 CRISPR/Cas9 技术原理

和真核生物一样，细菌也会“生病”，袭扰它们的是一种叫作噬菌体(phage)的病毒。平均每两天，地球上一半的细菌就会被噬菌体所消灭。那么细菌是如何保护自己免受噬菌体攻击的呢？答案存在于细菌基因组中的规律成簇间隔短回文重复序列中，即 CRISPR。为了搞清楚 CRISPR 的起源，科学家通过大量的序列比较，揭示出 CRISPR 上每一个未知序列都是一个入侵病毒的 DNA 片段[14]。之后，细菌获得性免疫的机制被发现：当噬菌体入侵细菌时，其 DNA 片段被整合进细菌基因组形成记忆，当噬菌体再次入侵时，细菌已经对噬菌体形成免疫，可利用核酸内切酶将噬菌体 DNA 降解[15]。

由化脓性链球菌(*Streptococcus pyogenes*)得到的核酸内切酶 Cas9(CRISPR-associated 9)，在 CRISPR 编码的 RNA 引导下，可以对外源 DNA 进行精准切割降解。CRISPR/Cas9 介导的宿主防御体系需要四大部件协同工作：crRNA(CRISPR RNA)、反式激活 crRNA(trans-activating crRNA，tracrRNA)，RNase Ⅲ和 Cas9[25]。抵御入侵主要有如下几步[10]。①记忆：由 *cas1*、*cas2* 和 *cns2* 基因编码的蛋白质行使功能，采集入侵 DNA 片段，并以新的间隔序列的形式存储于 CRISPR 中。②转录：当有病毒或外源 DNA 入侵时，CRISPR 系统就开启了。细菌将含有重复序列和间隔序列的 CRISPR 转录成一段长链 RNA，称作 pre-crRNA，这是 crRNA 的前体。其成熟需要 tracrRNA 的协助，这是一段 24 个核苷酸的短链 RNA，与 pre-crRNA 剪接体的重复序列互补。③杂交：这两段 RNA 通过互补序列杂交，在 DNA 内切酶 Cas9 与双链 RNA 特异性核酸酶 RNase Ⅲ的协助下，剪切成更短的成熟 RNA 分子。④定位：接下来 DNA 内切酶 Cas9 与 RNA 的复合体(Cas9+tracrRNA+crRNA)开始寻找与间隔序列(即形成记忆的入侵病毒序列)相匹配的序列，绑定靶点需要前间区序列邻近基序

(protospacer adjacent motif, PAM),它相当于Cas9的分子抓手。也就是说,该系统靶向要求为PAM序列(5′-NGG-3′),即靶序列后面必须为NGG才能被RNA复合体所识别,在人类基因组中平均每8个碱基就可以出现一个NGG。⑤剪切:一旦Cas9绑定到crRNA与靶DNA相匹配的位点上,它就从PAM位点上游三个碱基开始酶切。Cas9包含两个核酸内切酶域HNH和RuvC,这两个酶域分别切割靶DNA的互补链(complementary strand)和非互补链(non-complementary strand),形成平端(blunt end)。

当细菌的CRISPR/Cas9系统被破解以后[16],人们发现其价值远远超出细菌免疫:它被成功用于真核生物的基因组编辑。与ZFN和TALEN系统类似,CRISPR/Cas9系统也包括了两大要素:对于基因组精确定位与非特异性酶切。与前两者不同的是,该技术利用RNA引导核酸酶切除外源基因片段。细菌中的双链RNA复合体tracrRNA∶crRNA,当被人为设计成一段单链嵌合体RNA时,也可以指导Cas9对双链DNA进行精确酶切,这就是向导RNA(guide RNA, gRNA)[16]。简单地讲,CRISPR/Cas9技术可以在体外(*in vitro*)利用gRNA将Cas9核酸酶引至一段特异的基因组序列(gRNA和靶DNA有20个核苷酸互补),Cas9诱导双链DNA断裂。切断以后,断口处加入非同源末端形成插入或删除,或在有修复模板的情况下,形成同源修复。所以,CRISPR/Cas9是一个复合体,利用CRISPR特异性识别核酸外源序列,并利用Cas9蛋白的非特异性核酸内切酶功能将外源核酸切断。

16.3 基因组编辑技术的案例分析

16.3.1 利用ZFN技术治疗艾滋病

艾滋病(acquired immunodeficiency syndrome, AIDS)仍是困扰当今人类的一大顽疾,由人类免疫缺陷病毒(human immunodeficiency virus, HIV)引起。HIV是一种能够攻击人体免疫系统,尤其是能感染人类$CD4^+$ T细胞的慢病毒。该疾病对人类健康造成极大危害,并且至今无有效治疗方法。

CCR5(C-C chemokine receptor type 5),也称CD195,是一种白细胞表面抗原,承担着趋化因子受体的作用。CCR5也是主要的HIV-1病毒的共同受体,病毒利用CCR5

进入并感染宿主细胞。当 *CCR5* 基因在编码区发生 32 个碱基对的缺失，形成的突变基因称作 *CCR5-Δ32*。该缺失造成移码突变(frameshift mutation)，产生无功能蛋白质，并导致该蛋白质不在细胞膜上表达[26]。某些携带 *CCR5-Δ32* 纯合突变的个体，可以逃避 HIV 病毒的攻击[27]。

正是 CCR5 的这个特性，激发人们用阻断 HIV 与 CCR5 的相互作用治疗艾滋病。利用 CCR5 拮抗剂也就成为治疗携带 HIV-1 抗药株的有效治疗方案。2010 年，美国南加州大学的 Cannon 小组联合 Sangamo 公司的科学家，尝试利用 ZFN 技术产生 *CCR5* 的突变体以治疗艾滋病[28]。首先，他们用 ZFN 技术永久性地破坏了人 $CD34^+$ 细胞，即人造血干/祖细胞(human hematopoietic stem/progenitor cells, HSPC)中 *CCR5* 基因的开放阅读框，效率高达 17%。基因被破坏的 HSPC 保留了移植免疫缺陷小鼠(NOD/SCID/IL2rγ^{null}, NSG)的能力，可以在小鼠体内生成人的各种前体和后代血细胞，这个实验是用于在体测量人干细胞潜能的“金标准”。当对照组 *CCR5* 基因完好的 HSPC 移植进小鼠后，在接受 HIV-1 病毒时 $CD4^+$ T 细胞显著减少。与之相对，当 ZFN 处理过的 HSPC 移植进小鼠后，用 HIV-1 病毒感染小鼠时，纯合突变 $CCR5^{-/-}$ 细胞在筛选中迅速胜出，病毒数量显著低于对照组。该实验证明了少量的 $CCR5^{-/-}$ HSPC 就可以在感染艾滋病病毒的小鼠体内扩增，并产生 HIV-1 抗性。这项研究开创了用 ZFN 修饰自体造血干细胞治疗艾滋病的先河，该方法目前处于临床试验阶段。

16.3.2 利用 TALEN 技术治疗线粒体疾病

线粒体(mitochondrion)是一类非常重要的细胞器，是细胞进行有氧呼吸的主要场所。在一个细胞中线粒体可以产生超过 90%的 ATP，因此它们是细胞的能量工厂，也称作“细胞的发电站”(powerhouses of the cell)。线粒体 DNA(mitochondrial DNA, mtDNA)独立于核基因组，是一条 16.6 kb 的环状 DNA，包括了 37 个线粒体基因。与核 DNA(nuclear DNA, nDNA)不同，mtDNA 遵循母系遗传的规律，并且每个细胞里都有多个拷贝数，数量取决于不同组织对生物能量的需求[29]。线粒体疾病通常由 mtDNA 突变引起，其患病率可高达约 1/5 000，这使其成为最常见的遗传性疾病之一[30]。

大多数情况下，线粒体疾病患者的 mtDNA 呈现异质性(heterogenous mtDNA)，即突变型和野生型共存于细胞中。大多数情况下即使有突变也不会发病，一旦突变型的比例超出临界点(如 mtDNA 突变超过 70%)，就会有生化和临床的表征出现[29]。基于此，研究者试图通过选择性降低突变 mtDNA 将突变型与野生型 mtDNA 的比例调回临界点以下，用以治疗线粒体疾病。然而在活细胞中的尝试并未奏效，难点在于缺乏针对临床相关突变的灵活性，不能产生稳定改变等。2013 年，美国迈阿密大学米勒医学院的科学家 Moraes 针对 mtDNA 设计出线粒体特异的 TALEN 平台（mitoTALEN），以清除突变的 mtDNA[31]。

在 mtDNA 中有一段长约 5 kb 的常见缺失（common deletion），大约 30% 的 mtDNA 缺失患者以及正常衰老组织的问题都出在此处（m. 8483_13459del4977）。mitoTALEN 的设计即根据此段缺失，两个单体分别绑定缺失两端的序列。只有在两个单体靠得足够近形成 *Fok* I 二聚体时才有酶切活性。所以野生型的 mtDNA 可以避开酶切，而常见缺失突变的 mtDNA 将会被切掉。另外，通过 BLAST 调查发现核基因组中并没有该 TALEN 的同源序列，因此保证了酶切的安全性。该平台成功用于含有常见缺失的人骨肉瘤（human osteosarcoma）细胞系BH10. 9，以及由 *MT-ND6* 基因点突变（m. 14459G→A）所引起的莱伯遗传性视神经病变伴肌张力障碍（Leber hereditary optic neuropathy plus dystonia）患者的细胞中。mitoTALEN 的表达永久性降低了缺失或突变 mtDNA，这使得用 TALEN 技术治疗线粒体疾病成为可能[31]。

16. 3. 3 利用 CRISPR/Cas9 技术治疗视网膜黄斑病变

视网膜色素变性（retinitis pigmentosa，RP）是一类常见的眼底致盲性病变。近年来，科学家们尝试用患者自体成纤维细胞生成的诱导性多能干细胞（iPSC）进行视网膜下注射治疗此类疾病。自体细胞注射可以解决免疫排斥的问题。然而移植自体细胞之前，必须先修复患者原先潜在的基因突变，以确保注射的细胞是健康的。这里精确的基因修复用到了 CRISPR/Cas9 技术。2016 年初，美国爱荷华大学眼科与视觉科学系的 Mahajan 小组与哥伦比亚大学眼科系的 Tsang 小组利用此项技术研究由 *RPGR* 基因点突变引起的 X 连锁视网膜色素变性（X-linked retinitis pigmentosa，XLRP）[32]。

首先，通过患者眼底检查，发现了黄斑区的病变，呈现超荧光牛眼状损伤，光学相干断层扫描显示感光层缺失。接着对患者进行全外显子组测序检查分子病理，发现了一个全新的 *RPGR* 基因突变（c. 3070G→T，pGlu1024X），位于开放阅读框第 15 号外显子上。采集该患者皮肤穿刺活检组织，培养成纤维细胞。将这些成纤维细胞诱导成为患者特异的 iPSC，可以分化为 3 个胚层，并表达多能标志物 Oct4、Sox2、SSEA4、TRA-1-60 和

AP 等[32]。此阶段，这些 iPSC 可以被诱导成为视网膜细胞，但关键性的限制因素在于细胞中仍然含有致病突变，所以不能直接用于移植。

关键性的一步在于精准基因编辑修复致病突变。基因编辑自体细胞移植的意义就在于既修复了致病突变，又无免疫排斥。该患者 *RPGR* 基因第 3070 位置上的 G 突变为 T，引起了翻译的终止。通过给患者皮肤细胞生成的 iPSC 转导 CRISPR 向导 RNA (gRNA)、Cas9 核酸内切酶、一段健康供体同源模板，13%的 *RPGR* 基因被矫正为野生型[32]。

这项研究首次报道了利用 CRISPR 技术精准修复光感受器退变患者的含有病理突变的 iPSC，为利用自体 iPSC 移植个体化治疗视网膜疾病提供了坚实的基础。该研究小组此前有在围产期小鼠眼底注射干细胞的技术平台[33]。结合患者自体 iPSC 的精准基因修复，个体化治疗视网膜病变将不再遥不可及。

16.4 基因组编辑技术面临的问题和发展趋势

16.4.1 ZFN 技术与 TALEN 技术面临的问题和发展趋势

与传统方法相比，ZFN 技术虽然可以显著提高同源重组基因的定点整合率，但是脱靶效应(off-target effect)，即错误酶切，会产生意想不到的基因突变。ZFN 的剪切机制决定了它的特异性还不够强：限制性核酸内切酶 *Fok* I 只有在二聚体状态下才有酶切活性。每个 *Fok* I 与一个串联的锌指蛋白组构成一个 ZFN，识别基因组上的特定位点。当识别位点间距为 6～8 个碱基对时，两个单体 ZFN 相互作用产生酶切，从而达到定点剪切 DNA 的目的。剪切需要两个单体 ZFN 的二聚化，和至少一个单体结合 DNA。因为二聚化过程独立于 DNA 剪切，两种单体分别形成的同源二聚体(homodimer)也可以剪切 DNA，且与异源二聚体(heterodimer)识别的部位有所不同。甚至在某些特殊条件下，单体 ZFN 结合 DNA(识别序列只有 9～12 个碱基对)也会造成剪切。这些非特异性切割造成了 ZFN 的细胞毒性(cytotoxicity)，因此在一定程度上限制了该技术的使用范围。2007 年，来自美国 Sangamo 公司的科学家[34]和来自欧美几个研究机构的科学家[35]同时报道了 ZFN 的技术改进路线。他们重新设计了锌指蛋白的结构，有效阻止了同源二聚体的形成，从而增强了酶切特异性，降低了细胞毒性。

比起 ZFN 技术，TALEN 技术设计更简单，特异性更好，可以靶向更长的 DNA 序列，且编辑效率更高。但也具有一定的细胞毒性，并且模块组装过程烦琐，一般需要求助于外包公司。ZFN 和 TALEN 的 DNA 识别元件都是蛋白质，这就决定了这两种方法既笨拙又昂贵。定制这些蛋白质并不是一件简单的事，可能耗时几个月，且每一对 ZFN 或 TALEN 都需要重新合成，制备好的蛋白质在使用前还需要进行测试，这个过程既耗时又费力。另一方面这些外源蛋白质可能会引起免疫攻击，从而引起除了脱靶效应带来的毒性以外的风险。随着 CRISPR/Cas9 技术横空出世，ZFN 和 TALEN 技术逐渐边缘化，甚至有可能最终沦为过渡技术。

16.4.2 CRISPR/Cas9 技术面临的问题和发展趋势

CRISPR/Cas9 技术的“DNA 定位系统”主要依靠一条单链向导 RNA，这就决定了它几乎可以完胜依靠蛋白质定位的 ZFN 与 TALEN 技术。因为 gRNA 的制作远比 ZFN 与 TALEN 的定制蛋白简单轻便和易于操作：前者只需几星期甚至更短，而后者可能需要几个月。除了简单以外，CRISPR/Cas9 技术还可以进行多基因操作，这是 ZFN 和 TALEN 技术所不具备的[19]。

但是，任何技术都有其局限性，CRISPR/Cas9 也不例外。确保基因组编辑技术安全有效的前提是“指哪打哪”，然而脱靶效应在 CRISPR/Cas9 上同样不能免除。美国麻省总医院的 Joung 小组在用该系统操纵斑马鱼胚胎的基因组时，发现与 gRNA 序列相似的非靶 DNA 也可能会被剪切、激活或灭活[9]。而在操纵人基因组时，gRNA 的错配率可高达 5 个碱基[36]。他们试图通过缩短 gRNA 互补序列的长度，以及寻找核酸酶 Cas9 的变异体(Cas9 variants)甚至替代物降低脱靶效应，取得了良好的效果[37]。

由于 CRISPR/Cas9 系统的特异性、简单性和多用途性，近年来该系统已经在多种物种中成为一种强有力的基因组编辑工具。来自美国蒙大拿州立大学的生物化学家 Wiedenheft 说：“我认为在任何领域里都没有发展如此迅速的个案”[9]。这项技术可以用于研究目的基因的功能，或修正细胞中的基因突变，以期为基因治疗做铺垫。然而，在该技术广泛应用于治疗之前，需要改进 CRISPR/Cas9 的修复效率，尤其是增加基因的修正率，降低脱靶效应，并且开发出更有效的输送方法。

16.4.3 最新的基因编辑方法

基因组编辑是一个飞速发展的领域。2016 年 5 月，《自然 · 生物技术》(*Nature*

Biotechnology)杂志发表了河北科技大学韩春雨小组关于基因组编辑的最新方法NgAgo技术[38]。NgAgo是格氏嗜盐碱杆菌(*Natronobacterium gregoryi*)中的一种核酸内切酶Argonaute。与CRISPR/Cas9不同,它由长约24个核苷酸的单链向导DNA(guide DNA, gDNA)引导,对基因组进行精准编辑。另外,NgAgo不需要PAM基序确保酶与DNA的绑定,向导靶标错配率(guide-target mismatch)低,对GC含量高的基因组目标编辑效率高[38]。然而,这项被称作"第4代基因组编辑技术"的全新方法的编辑效率及可重复性存在很大争议,还需要进一步验证和完善。

参考文献

[1] Gaj T, Gersbach C A, Barbas C F 3rd. ZFN, TALEN, and CRISPR/Cas-based methods for genome engineering [J]. Trends Biotechnol, 2013,31(7): 397-405.

[2] Jaenisch R, Mintz B. Simian virus 40 DNA sequences in DNA of healthy adult mice derived from preimplantation blastocysts injected with viral DNA [J]. Proc Natl Acad Sci U S A, 1974,71(4): 1250-1254.

[3] Capecchi M R. Gene targeting in mice: functional analysis of the mammalian genome for the twenty-first century [J]. Nat Rev Genet, 2005,6(6): 507-512.

[4] Kim Y G, Cha J, Chandrasegaran S. Hybrid restriction enzymes: zinc finger fusions to Fok I cleavage domain [J]. Proc Natl Acad Sci U S A, 1996,93(3): 1156-1160.

[5] Urnov F D, Miller J C, Lee Y L, et al. Highly efficient endogenous human gene correction using designed zinc-finger nucleases [J]. Nature, 2005,435(7042): 646-651.

[6] Boch J, Scholze H, Schornack S, et al. Breaking the code of DNA binding specificity of TAL-type III effectors [J]. Science, 2009,326(5959): 1509-1512.

[7] Moscou M J, Bogdanove A J. A simple cipher governs DNA recognition by TAL effectors [J]. Science, 2009,326(5959): 1501.

[8] Kim Y, Kweon J, Kim A, et al. A library of TAL effector nucleases spanning the human genome [J]. Nat Biotechnol, 2013,31(3): 251-258.

[9] Pennisi E. The CRISPR craze [J]. Science, 2013,341(6148): 833-836.

[10] Lander E S. The heroes of CRISPR [J]. Cell, 2016,164(1-2): 18-28.

[11] Ishino Y, Shinagawa H, Makino K, et al. Nucleotide sequence of the iap gene, responsible for alkaline phosphatase isozyme conversion in Escherichia coli, and identification of the gene product [J]. J Bacteriol, 1987,169(12): 5429-5433.

[12] Nakata A, Amemura M, Makino K. Unusual nucleotide arrangement with repeated sequences in the Escherichia coli K-12 chromosome [J]. J Bacteriol, 1989,171(6): 3553-3556.

[13] Mojica F J, Juez G, Rodríguez-Valera F. Transcription at different salinities of Haloferax mediterranei sequences adjacent to partially modified Pst I sites [J]. Mol Microbiol, 1993,9(3): 613-621.

[14] Mojica F J, Díez-Villaseñor C, García-Martínez J, et al. Intervening sequences of regularly spaced prokaryotic repeats derive from foreign genetic elements [J]. J Mol Evol, 2005,60(2):

174-182.
[15] Barrangou R, Fremaux C, Deveau H, et al. CRISPR provides acquired resistance against viruses in prokaryotes [J]. Science, 2007,315(5819): 1709-1712.
[16] Jinek M, Chylinski K, Fonfara I, et al. A programmable dual-RNA-guided DNA endonuclease in adaptive bacterial immunity [J]. Science, 2012,337(6096): 816-821.
[17] Cong L, Ran F A, Cox D, et al. Multiplex genome engineering using CRISPR/Cas systems [J]. Science, 2013,339(6121): 819-823.
[18] Mali P, Yang L, Esvelt K M, et al. RNA-guided human genome engineering via Cas9 [J]. Science, 2013,339(6121): 823-826.
[19] Wang H, Yang H, Shivalila C S, et al. One-step generation of mice carrying mutations in multiple genes by CRISPR/Cas-mediated genome engineering [J]. Cell, 2013,153(4): 910-918.
[20] Yang H, Wang H, Shivalila C S, et al. One-step generation of mice carrying reporter and conditional alleles by CRISPR/Cas-mediated genome engineering [J]. Cell, 2013, 154 (6): 1370-1379.
[21] Miller J, Mc Lachlan A D, Klug A. Repetitive zinc-binding domains in the protein transcription factor IIIA from Xenopus oocytes [J]. EMBO J, 1985,4(6): 1609-1614.
[22] Boch J, Bonas U. Xanthomonas Avr Bs3 family-type III effectors: discovery and function [J]. Annu Rev Phytopathol, 2010,48: 419-436.
[23] Hockemeyer D, Wang H, Kiani S, et al. Genetic engineering of human pluripotent cells using TALE nucleases [J]. Nat Biotechnol, 2011,29(8): 731-734.
[24] Miller J C, Tan S, Qiao G, et al. A TALE nuclease architecture for efficient genome editing [J]. Nat Biotechnol, 2011,29(2): 143-148.
[25] Deltcheva E, Chylinski K, Sharma C M, et al. CRISPR RNA maturation by trans-encoded small RNA and host factor RNase III [J]. Nature, 2011,471(7340): 602-607.
[26] Mc Nicholl J M, Smith D K, Qari S H, et al. Host genes and HIV: the role of the chemokine receptor gene CCR5 and its allele [J]. Emerg Infect Dis, 1997,3(3): 261-271.
[27] Liu R, Paxton W A, Choe S, et al. Homozygous defect in HIV-1 coreceptor accounts for resistance of some multiply-exposed individuals to HIV-1 infection [J]. Cell, 1996, 86 (3): 367-377.
[28] Holt N, Wang J, Kim K, et al. Human hematopoietic stem/progenitor cells modified by zinc-finger nucleases targeted to CCR5 control HIV-1 in vivo [J]. Nat Biotechnol, 2010,28(8): 839-847.
[29] Schon E A, Di Mauro S, Hirano M. Human mitochondrial DNA: roles of inherited and somatic mutations [J]. Nat Rev Genet, 2012,13(12): 878-890.
[30] Schaefer A M, Mc Farland R, Blakely E L, et al. Prevalence of mitochondrial DNA disease in adults [J]. Ann Neurol, 2008,63(1): 35-39.
[31] Bacman S R, Williams S L, Pinto M, et al. Specific elimination of mutant mitochondrial genomes in patient-derived cells by mito TALENs [J]. Nat Med, 2013,19(9): 1111-1113.
[32] Bassuk A G, Zheng A, Li Y, et al. Precision medicine: genetic repair of retinitis pigmentosa in patient-derived stem cells [J]. Sci Rep, 2016,6: 19969.
[33] Wert K J, Skeie J M, Davis R J, et al. Subretinal injection of gene therapy vectors and stem cells in the perinatal mouse eye [J]. J Vis Exp, 2012(69). doi: 10.3791/4286.
[34] Miller J C, Holmes M C, Wang J, et al. An improved zinc-finger nuclease architecture for highly

specific genome editing [J]. Nat Biotechnol, 2007,25(7): 778-785.

[35] Szczepek M, Brondani V, Büchel J, et al. Structure-based redesign of the dimerization interface reduces the toxicity of zinc-finger nucleases [J]. Nat Biotechnol, 2007,25(7): 786-793.

[36] Fu Y, Foden J A, Khayter C, et al. High-frequency off-target mutagenesis induced by CRISPR-Cas nucleases in human cells [J]. Nat Biotechnol, 2013,31(9): 822-826.

[37] Fu Y, Sander J D, Reyon D, et al. Improving CRISPR-Cas nuclease specificity using truncated guide RNAs [J]. Nat Biotechnol, 2014,32(3): 279-284.

[38] Gao F, Shen X Z, Jiang F, et al. DNA-guided genome editing using the Natronobacterium gregoryi Argonaute [J]. Nat Biotechnol, 2016,34(7): 768-773.

附录 单链测序文库制备方法

单细胞测序涉及细胞分离、文库建立、高通量测序和数据分析等相关技术。这些技术都涉及相关仪器的使用，配有标准的实验方案。通常，研究者会在每一步结合研究对象的特点对方案稍作调整。这里将推荐一种新发明的单链测序文库制备方法，使用该方法制备片段化的微量样本，与传统的双链DNA制备的样本库相比较，库容量提高5～6倍。

单链测序文库的具体制备方法如下所述。

(1) 制备前处理。此文库是为Illumina测序系统制定。将样本片段化的扩增步骤，取决于研究人员自己的方案。在开始第2步之前，核酸被碎片化成100～200 bp左右的片段。

(2) 接头2的制备：取TE(pH 8)4.5 μl、1 mol/L NaCl 0.5 μl、500 μmol/L接头2.1和接头2.2各10 μl，在95℃温育10 s，并以0.1℃/s的速率退火至14℃。

(3) DNA片段去磷酸化：取0.5～10 ng DNA片段，加入2×CircLigase Ⅱ缓冲液(Epicentre)10 μl，5 mmol/L $MnCl_2$和去磷酸化酶1 U，补充去离子水至20 μl，在37℃孵育30 min。加热至95℃变性3 min，立即转移至冰水混合物中。

(4) 在反应物中加入生物素修饰的接头CL78(5 pmol)、20% PEG-6000 (*w*/*v*)和200 U CircLigase Ⅱ (Epicentre)，用去离子水补充至40 μl，在60℃旋转温育过夜，加热至95℃变性3 min，立即转移至冰水混合物中。

(5) 对于每个样品，取20 μl MyOne C1磁珠(Life Technologies公司)，先用磁珠结合缓冲液(10 mmol/L Tris-HCl、1 mol/L NaCl、1 mmol/L EDTA、0.05% Tween 20、0.5%SDS, pH8)洗涤两次，并重新悬于250 μl磁珠结合缓冲液。加入连接了接头的片段，室温下旋转60 min，使片段与磁珠结合。用磁力架收集磁珠，弃上清。

(6) 磁珠用500 μl洗涤缓冲液A(WBA)(10 mmol/L Tris-HCl、1 mol/L NaCl、1 mmol/L EDTA、0.05%Tween 20、0.5%SDS, pH8)洗涤一次，再用500 μl洗涤缓冲

液B(WBB)(10 mmol/L Tris-HCl、1 mol/L 的 NaCl、1 mmol/L EDTA、0.05% Tween 20，pH8)洗涤一次。

(7) 磁珠加入 1× 等温扩增缓冲液(NEB)、2.5 μmol/L oligo CL9、250 μmol/L dNTP(每种)、24 U *Bst* 2.0 DNA 聚合酶(NEB)，补充去离子水至 50 μl，缓慢摇动，以 1℃/min 的速率稳定地从 15℃升高到 37℃，并在 37℃保持 10 min。

(8) 收集磁珠，用 200 μl WBA 洗涤一次，再悬浮于 200 μl 严谨性洗涤缓冲液(SWB)(0.1×SSC，0.1%SDS)中，并在 45℃温育 3 min。

(9) 再次收集磁珠，并用 200 μl WBB 洗涤一次。磁珠随后加入 1×CutSmart Buffer (NEB)、0.025% Tween 20、100 μmol/L dNTP(每种)和 5 U T4 DNA 聚合酶(NEB)，在室温下温和振荡，孵育 30 min。

(10) 磁珠再用 WBA、SWB、WBB 依次各洗涤一次。随后加入 1×CutSmart Buffer (NEB)、5% PEG-6000、0.025% Tween 20、2μmol/L 双链接头 2 和 10 U T4 DNA 连接酶(NEB)，在室温下温和振荡，孵育 2 h。

(11) 磁珠再用 WBA、SWB、WBB 依次各洗涤一次，重悬于 25 μl TET 缓冲液(10 mmol/L Tris-HCl、1 mmol/L EDTA、0.05% Tween 20，pH8)。95℃加热，使用磁力架子回收磁珠，并将上清液转移到新的试管。用实时 PCR 监测文库扩增过程，平均每个库需要 4～6 个周期。

缩　略　语

英文缩写	英文全称	中文全称
A	adenine	腺嘌呤
ACMG	American College of Medical Genetics and Genomics	美国医学遗传学与基因组学学会
AIDS	acquired immunodeficiency syndrome	获得性免疫缺陷综合征，艾滋病
AML	acute myelocytic leukemia	急性髓性白血病
AMV	avian myeloblastosis virus	禽类成髓细胞瘤病毒
APAAP	alkaline phosphatase-anti-alkaline phosphatase	碱性磷酸酶抗碱性磷酸酶（桥联酶标技术）
ARMS	amplification refractory mutation system	扩增受阻突变系统
ASA	alleles specific amplification	等位基因特异性扩增
ATP	adenosine triphosphate	腺苷三磷酸
BAC	bacterial artificial chromosome	细菌人工染色体
CAGE	cap analysis of gene expression	帽分析基因表达
CCD	charge-coupled device	电荷耦合器件
C	cytosine	胞嘧啶
CD-DST	collagen gel droplet embedded culture-drug sensitivity test	胶原凝胶包埋培养药物敏感性实验
CFDA	China Food and Drug Administration	国家食品药品监督管理总局
ChIP-Seq	chromatin immunoprecipitation sequencing	染色质免疫共沉淀测序
CML	chronic myelocytic leukemia	慢性髓性白血病
CNV	copy number variation	拷贝数变异
CRISPR	clustered regularly interspaced short palindromic repeats	规律成簇间隔短回文重复序列
CRT	cyclic reversible termination	循环可逆终止技术
CTC	circulating tumor cells	循环肿瘤细胞
Ct	cycle threshold	循环阈值

（续表）

英文缩写	英文全称	中文全称
CTM	circulating tumor microemboli	循环肿瘤微栓
DNase	deoxyribonuclease	脱氧核糖核酸酶,DNA 酶
dPCR	digital PCR	数字 PCR
EDTA	ethylenediaminetetraacetic acid	乙二胺四乙酸
EGFR	epidermal growth factor receptor	表皮生长因子受体
ELISA	enzyme-linked immunosorbent assay	酶联免疫吸附测定
EMT	epithelial-mesenchymal transition	上皮-间质转化
FCM	flow cytometry	流式细胞术
FDA	Food and Drug Administration	美国食品药品监督管理局
FISH	fluorescence *in situ* hybridization	荧光原位杂交
FITC	fluorescein isothiocyanate	异硫氰酸荧光素
FPKM	fragments per kilobase of transcript per million fragments	每百万双端读段中比对到转录本每千碱基长度的双端读段数
FRET	fluorescence resonance energy transfer	荧光共振能量转移
G	guanine	鸟嘌呤
GMO	genetically modified organisms	转基因生物体
HDRA	histoculture drug response assay	微组织块培养法药物敏感性试验
HER	human epidermal growth factor receptor	人表皮生长因子受体
HGP	Human Genome Project	人类基因组计划
HIV	human immunodeficiency virus	人类免疫缺陷病毒
HR	homologous recombination	同源重组
HRM	high-resolution melting	高分辨率熔解
HSCT	hematopoietic stem cell transplantation	造血干细胞移植
HSV	herpes simplex virus	单纯疱疹病毒
HTS	high-throughput sequencing	高通量测序技术
IFC	integrated fluidic circuit	集成流体通路
IF	immunofluorescence	免疫荧光法
IGSM	immunogold-sliver method	免疫金银法
IPEP	improved primer extension preamplification	改良扩增前引物延伸
KRAS	Kirsten rat sarcoma viral oncogene	鼠类肉瘤病毒癌基因
LT-PCR	ligand-targeted PCR method	配体靶向 PCR 法
MALBAC	multiple annealing and looping-based amplification cycles	多重退火环状循环扩增技术

（续表）

英文缩写	英文全称	中文全称
MDA	multiple displacement amplification	多重置换扩增
MIDAS	micro-well displacement amplification system	微孔板置换扩增系统
MLPA	multiplex ligation-dependent probe amplification	多重连接探针扩增
MM	multiple myeloma	多发性骨髓瘤
mRNA	messenger RNA	信使 RNA
MSL	multilayer soft lithography	多层软刻蚀
NGS	next-generation sequencing	下一代测序技术
NSCLC	non-small-cell lung cancer	非小细胞肺癌
PAGE	polyacrylamide gel electrophoresis	聚丙烯酰胺凝胶电泳
PAP	peroxidase-anti-peroxidase	过氧化物酶-抗过氧化物酶
PBS	phosphate buffered saline	磷酸盐缓冲液
PCR	polymerase chain reaction	聚合酶链反应
PDTX	patient-derived tumor xenograft	患者源性肿瘤组织异种移植
PGD	preimplantation genetic diagnosis	胚胎植入前遗传学诊断
PGS	preimplantation genetic screening	胚胎植入前遗传学筛查
qPCR	quantitative real-time PCR	实时荧光定量 PCR
RIN	RNA integrity number	RNA 分子完整数
RNase	ribonuclease	核糖核酸酶
RPKM	reads per kilobase per million reads	每百万读段中比对到转录本每千碱基长度的读段数
RT-qPCR	real-time quantitative reverse transcription PCR	实时定量反转录 PCR
SABC	strept avidin-biotin complex	链霉抗生物素蛋白-生物素复合物
SAGE	serial analysis of gene expression	基因表达系列分析
SDS	sodium dodecylsulfate	十二烷基硫酸钠
SNP	single nucleotide polymorphism	单核苷酸多态性
SPR	surface plasmon resonance	表面等离子体共振
STM	scanning tunneling microscope	扫描隧道显微镜
STR	short tandem repeat	短串联重复
TALEN	transcription activator-like effector nuclease	转录激活因子样效应物核酸酶
TBS	tris buffered saline	三乙醇胺缓冲盐水溶液
TKI	tyrosine kinase inhibitors	酪氨酸激酶抑制剂
T_m	melting temperature	熔解温度

（续表）

英文缩写	英文全称	中文全称
TMRITC	tetramethyl rhodamine isothiocyanate	四甲基异硫氰酸罗达明
T	thymine	胸腺嘧啶
WGA	whole genome amplification	全基因组扩增
ZFN	zinc-finger nuclease	锌指核酸酶
ZMW	zero-mold waveguide	零模波导

索　引

Z

外文